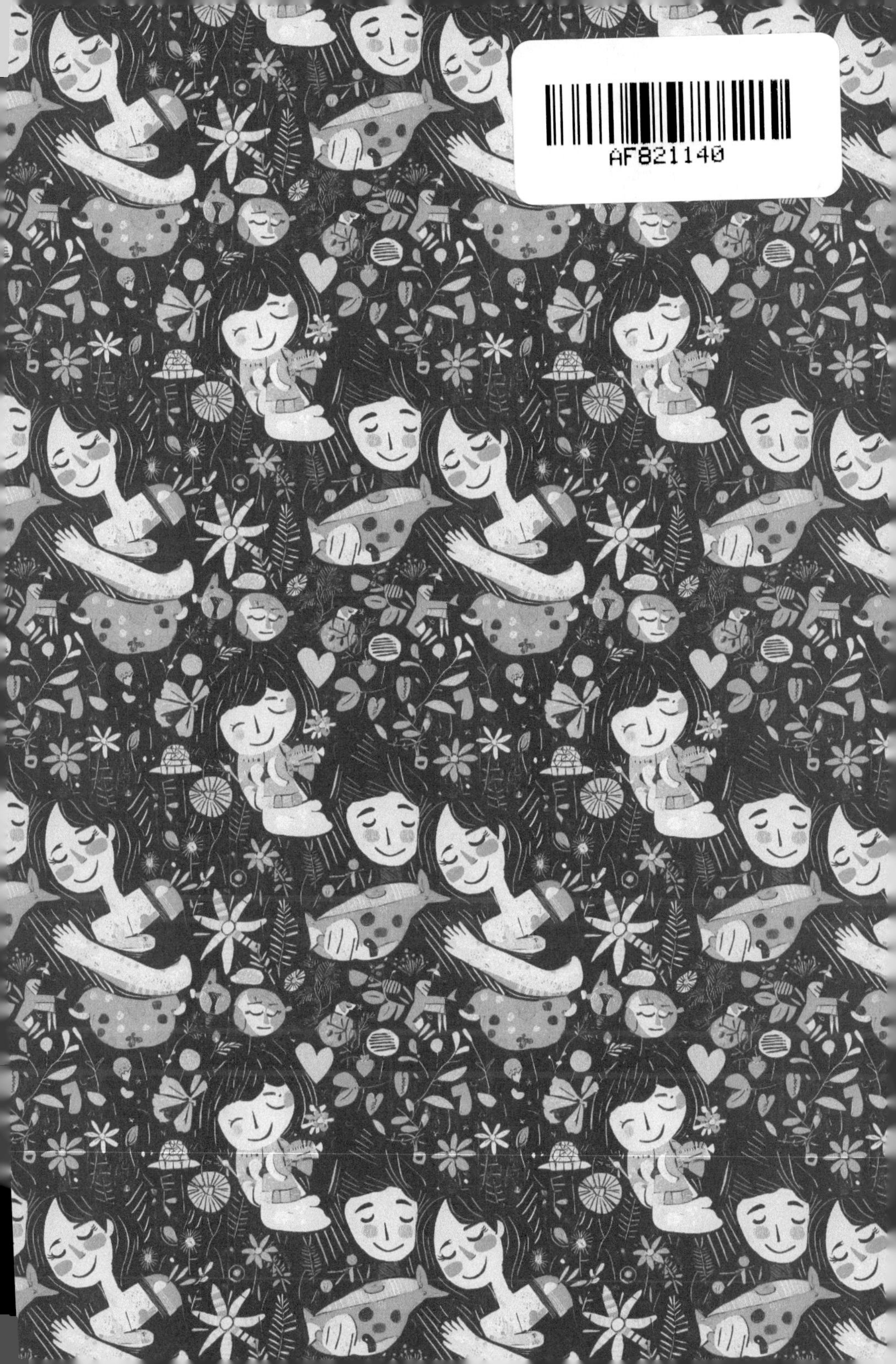

Inhaltsverzeichnis

- Bild-Quellen

Artemis Saage

Eltern werden: Der umfassende Ratgeber für werdende Mütter und Väter

Von der Familienplanung bis zur ersten Zeit als Familie - Ein Baby-Buch für Eltern mit praktischen Tipps zur Schwangerschaft, Geburt und Erziehung

392 Quellen
64 Fotos / Grafiken
19 Illustrationen

Impressum

Saage Media GmbH
c/o SpinLab – The HHL Accelerator
Spinnereistraße 7
04179 Leipzig, Germany
E-Mail: contact@SaageMedia.com
Web: SaageMedia.com
Commercial Register: Local Court Leipzig, HRB 42755 (Handelsregister: Amtsgericht Leipzig, HRB 42755)
Managing Director: Rico Saage (Geschäftsführer)
VAT ID Number: DE369527893 (USt-IdNr.)

Publisher: Saage Media GmbH
Veröffentlichung: 01.2025
Umschlagsgestaltung: Saage Media GmbH
ISBN-Softcover: 978-3-384-47886-3
ISBN-Ebook: 978-3-384-47887-0

Rechtliches / Hinweise

Die in diesem Buch aufgeführten externen Links und Quellenverweise wurden zum Zeitpunkt der Buchveröffentlichung geprüft. Auf die aktuellen und zukünftigen Gestaltungen und Inhalte der verlinkten Seiten hat der Autor keinen Einfluss. Für illegale, fehlerhafte oder unvollständige Inhalte sowie für Schäden, die durch die Nutzung oder Nichtnutzung der Informationen entstehen, haftet allein der Anbieter der verlinkten Website, nicht derjenige, der über Links auf die jeweilige Veröffentlichung verweist. Alle verwendeten externen Quellen sind im Literaturverzeichnis aufgeführt. Trotz sorgfältiger inhaltlicher Kontrolle übernehmen wir keine Haftung für die Inhalte externer Quellen. Für den Inhalt der zitierten Quellen sind ausschließlich deren Betreiber verantwortlich. Bilder und Quellen Dritter sind als solche gekennzeichnet. Die Vervielfältigung, Bearbeitung, Verbreitung und jede Art der Verwertung außerhalb der Grenzen des Urheberrechtes bedürfen der schriftlichen Zustimmung des jeweiligen Autors bzw. Erstellers.
Die in diesem Buch enthaltenen Quellenverweise und Zitate wurden sorgfältig recherchiert und sinngemäß wiedergegeben. Die Interpretation und Darstellung der zitierten Inhalte spiegelt die Auffassung des Autors wider und muss nicht zwangsläufig mit der Intention oder Meinung der ursprünglichen Autoren übereinstimmen. Bei sinngemäßen Zitaten wurden die Kernaussagen der Originalquellen nach bestem Wissen und Gewissen in den Kontext dieses Werkes eingebettet, können jedoch durch die Übertragung und Vereinfachung von den ursprünglichen Formulierungen und Bedeutungsnuancen abweichen. Alle verwendeten Quellen sind im Literaturverzeichnis vollständig aufgeführt und können dort im Original nachgelesen werden. Die Verantwortung für die Interpretation und kontextuelle Einbettung der zitierten Inhalte liegt beim Autor dieses Buches. Bei wissenschaftlichen Fragestellungen und Detailinformationen wird empfohlen, die Originalquellen zu konsultieren. Der Autor hat sich bemüht, komplexe wissenschaftliche Sachverhalte allgemeinverständlich darzustellen. Dabei können Vereinfachungen und Verallgemeinerungen nicht ausgeschlossen werden. Für die fachliche Richtigkeit und Vollständigkeit der vereinfachten Darstellungen kann keine Gewähr übernommen werden. Die sinngemäße Wiedergabe von Zitaten und wissenschaftlichen Erkenntnissen erfolgt nach bestem Wissen und Gewissen unter Beachtung des Zitatrechts gemäß § 51 UrhG. Bei der Vereinfachung und Übertragung und ggf. Übersetzung wissenschaftlicher Inhalte in eine allgemeinverständliche Sprache können Bedeutungsnuancen und fachliche Details verloren gehen. Für akademische Zwecke und bei der Verwendung als wissenschaftliche Referenz wird ausdrücklich empfohlen, auf die Originalquellen zurückzugreifen. Die vereinfachte Darstellung dient ausschließlich der populärwissenschaftlichen Information.
Die in diesem Ratgeber enthaltenen Informationen zu Schwangerschaft, Geburt, Säuglingspflege und Erziehung wurden sorgfältig recherchiert und geprüft. Dennoch können sich medizinische Erkenntnisse und Empfehlungen im Laufe der Zeit ändern. Eine Gewähr für die Aktualität, Richtigkeit und Vollständigkeit der bereitgestellten Informationen kann daher nicht übernommen werden. Die Inhalte dieses Buches dienen ausschließlich der allgemeinen Information und ersetzen keinesfalls die individuelle medizinische Beratung, Diagnose oder Behandlung durch qualifizierte Ärzte, Hebammen oder andere Fachkräfte im Gesundheitswesen. Bei gesundheitlichen Fragen oder Beschwerden während der Schwangerschaft, bei der Geburt oder in der Zeit danach sollten Sie umgehend medizinischen Rat einholen. Besonders bei der Säuglingspflege und Kindererziehung können individuelle Situationen stark voneinander abweichen. Die vorgestellten Methoden und Ratschläge sind als Orientierungshilfe zu verstehen und müssen an die persönliche Situation angepasst werden. Im Zweifelsfall konsultieren Sie bitte immer einen Kinderarzt oder eine andere qualifizierte Fachperson. Die Autoren und der Verlag schließen jegliche Haftung für Personen-, Sach- und Vermögensschäden aus, die sich aus der Anwendung oder Umsetzung der in diesem Buch beschriebenen Inhalte ergeben könnten. Alle im Buch genannten Medikamente, Präparate und Methoden wurden zum Zeitpunkt der Drucklegung sorgfältig geprüft. Eine Garantie kann jedoch nicht übernommen werden. Die Einnahme von Medikamenten während Schwangerschaft und Stillzeit sollte ausschließlich nach Rücksprache mit dem behandelnden Arzt erfolgen.
Dieses Buch wurde unter Verwendung von Künstlicher Intelligenz und anderen Tools erstellt. Unter anderem wurden Tools für die Recherche und Generierung der dekorativen Illustrationen eingesetzt. Trotz Kontrolle können Fehler nicht vollständig ausgeschlossen werden. Wir möchten betonen, dass der Einsatz von KI als unterstützendes Werkzeug dient, um unseren Lesern ein qualitativ hochwertiges und inspirierendes Leseerlebnis zu bieten.

Liebe Leserinnen, liebe Leser,

von Herzen danke ich Ihnen, dass Sie sich für dieses Buch entschieden haben. Mit Ihrer Wahl haben Sie mir nicht nur Ihr Vertrauen geschenkt, sondern auch einen Teil Ihrer wertvollen Zeit. Das weiß ich sehr zu schätzen.
Die Geburt eines Kindes verändert das Leben grundlegend - ein Moment voller Freude, aber auch neuer Herausforderungen. Werdende Eltern stehen vor vielen Fragen: Wie bereite ich mich optimal auf die Schwangerschaft vor? Was erwartet uns bei der Geburt? Wie gelingt der Start ins Familienleben? Dieser praxisnahe Ratgeber begleitet Sie Schritt für Schritt durch alle wichtigen Phasen - von der Familienplanung bis zu den ersten gemeinsamen Monaten. Profitieren Sie von fundierten Informationen zur pränatalen Entwicklung, Geburtsvorbereitung und Säuglingspflege sowie wertvollen Tipps für eine gelungene Eltern-Kind-Bindung. Das Buch verbindet aktuelle wissenschaftliche Erkenntnisse mit praktischer Alltagserfahrung und unterstützt Sie dabei, Ihre neue Rolle selbstbewusst zu gestalten. Ein verlässlicher Begleiter für alle werdenden Eltern, der Sicherheit gibt und hilft, die schönen Momente der Schwangerschaft und ersten Familienzeit bewusst zu genießen. Bereiten Sie sich jetzt optimal auf Ihr Leben als Familie vor - mit diesem umfassenden Ratgeber an Ihrer Seite.
Ich wünsche Ihnen nun eine inspirierende und aufschlussreiche Lektüre. Sollten Sie Anregungen, Kritik oder Fragen haben, freue ich mich über Ihre Rückmeldung. Denn nur durch den aktiven Austausch mit Ihnen, den Lesern, können zukünftige Auflagen und Werke noch besser werden. Bleiben Sie neugierig!

Artemis Saage
Saage Media GmbH

- support@saagemedia.com
- Spinnereistraße 7 - c/o SpinLab – The HHL Accelerator, 04179 Leipzig, Germany

Einleitung

Um Ihnen die bestmögliche Leseerfahrung zu bieten, möchten wir Sie mit den wichtigsten Merkmalen dieses Buches vertraut machen. Die Kapitel sind in einer logischen Reihenfolge angeordnet, sodass Sie das Buch von Anfang bis Ende durchlesen können. Gleichzeitig wurde jedes Kapitel und Unterkapitel als eigenständige Einheit konzipiert, sodass Sie auch gezielt einzelne Abschnitte lesen können, die für Sie von besonderem Interesse sind. Jedes Kapitel basiert auf sorgfältiger Recherche und ist durchgehend mit Quellenangaben versehen. Sämtliche Quellen sind direkt verlinkt, sodass Sie bei Interesse tiefer in die Thematik eintauchen können. Auch die im Text integrierten Bilder sind mit entsprechenden Quellenangaben und Links versehen. Eine vollständige Übersicht aller Quellen- und Bildnachweise finden Sie im verlinkten Anhang. Um die wichtigsten Informationen nachhaltig zu vermitteln, schließt jedes Kapitel mit einer prägnanten Zusammenfassung. Fachbegriffe sind im Text unterstrichen dargestellt und werden in einem direkt darunter platzierten, verlinkten Glossar erläutert.

Für einen schnellen Zugriff auf weiterführende Online-Inhalte können Sie die QR-Codes mit Ihrem Smartphone scannen.

Zusätzliche Bonus-Materialien auf unserer Website
Auf unserer Website stellen wir Ihnen folgende exklusive Materialien zur Verfügung:

- Bonusinhalte und zusätzliche Kapitel
- Eine kompakte Gesamtzusammenfassung
- Eine PDF-Datei mit allen Quellenangaben
- Weiterführende Literaturempfehlungen

Die Website befindet sich derzeit noch im Aufbau.

SaageBooks.com/de/eltern_werden-bonus-BC9ZT2

1. Der Weg zur Elternschaft

Der Weg zur Elternschaft ist einer der bedeutendsten Übergänge im Leben eines Menschen. Er wirft grundlegende Fragen auf: Bin ich bereit für ein Kind? Wie verändert sich meine Partnerschaft? Welche Voraussetzungen - körperlich, emotional und finanziell - sollten erfüllt sein? Die Entscheidung für ein Kind und die Zeit der Schwangerschaft sind geprägt von Vorfreude, aber auch von Unsicherheiten und neuen Herausforderungen. Medizinische Vorsorge, eine gesunde Lebensweise und die mentale Vorbereitung auf die neue Rolle als Eltern sind dabei zentrale Aspekte. Gleichzeitig gilt es, praktische Fragen zu klären - von der Wahl des Geburtsortes bis zur Erstausstattung für das Baby. Dieses Kapitel begleitet werdende Eltern durch diese intensive Zeit der Vorbereitung und Veränderung. Es vermittelt evidenzbasiertes Wissen und praktische Handlungsempfehlungen, damit Sie gut informiert und selbstbewusst in Ihre neue Lebensphase starten können. Lassen Sie uns gemeinsam die wichtigsten Schritte auf dem Weg zur Elternschaft erkunden - von den ersten Überlegungen bis zu den aufregenden ersten Wochen mit Ihrem Neugeborenen.

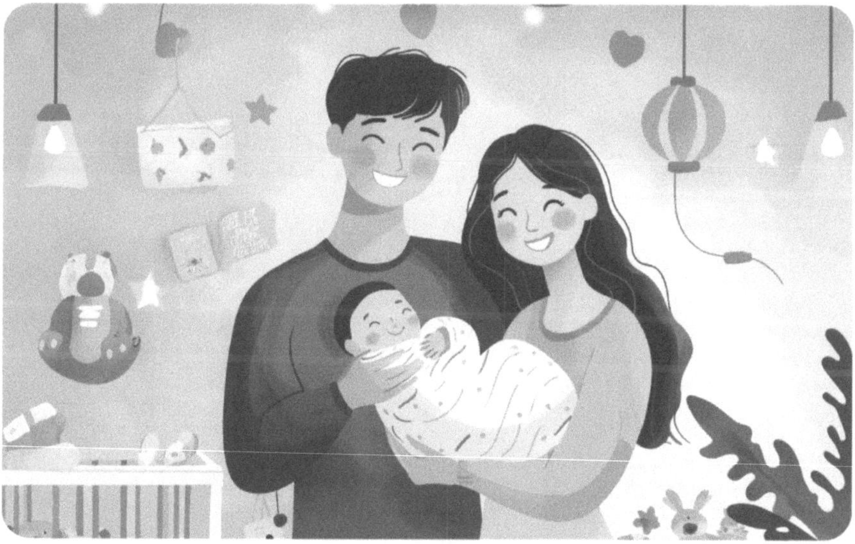

1. 1. Kinderwunsch und Familienplanung

Der Wunsch nach einem Kind gehört zu den tiefgreifendsten Entscheidungen im Leben eines Menschen oder Paares. Doch wann ist der richtige Zeitpunkt gekommen? Welche biologischen und emotionalen Voraussetzungen sollten erfüllt sein? Und wie können Partner gemeinsam zu einer ausgewogenen Entscheidung finden? Die Familienplanung umfasst weit mehr als nur den reinen Kinderwunsch - von der körperlichen und mentalen Vorbereitung über partnerschaftliche Abstimmungsprozesse bis hin zu finanziellen Überlegungen gilt es viele Aspekte zu berücksichtigen. Dabei zeigt sich immer wieder: Je fundierter die Auseinandersetzung mit dem Thema, desto selbstbewusster können Paare ihren individuellen Weg in die Elternschaft gestalten. Die folgenden Abschnitte beleuchten die wesentlichen Faktoren, die für eine bewusste Familienplanung relevant sind und geben konkrete Orientierung für diesen bedeutsamen Lebensabschnitt.

„Männliche Faktoren tragen allein oder in Kombination mit weiblichen Faktoren zu 50% der Unfruchtbarkeitsfälle bei.“

---

1. 1. 1. Biologische und emotionale Voraussetzungen

Die Entscheidung, Eltern zu werden, ist ein komplexer Prozess, der sowohl biologische als auch emotionale Komponenten umfasst. Die biologischen und emotionalen Voraussetzungen für eine Elternschaft sind dabei eng miteinander verwoben und beeinflussen sich gegenseitig. Aus biologischer Sicht ist die Fruchtbarkeit beider Partner von zentraler Bedeutung. Interessanterweise tragen männliche Faktoren allein oder in Kombination mit weiblichen Faktoren zu 50% der Unfruchtbarkeitsfälle bei [s1]. Dies widerlegt das weitverbreitete Vorurteil, dass Fruchtbarkeitsprobleme hauptsächlich ein "Frauenthema" sind. Bis zu 12% der Männer erleben Fruchtbarkeitsprobleme, wobei sich zeigt, dass das Wissen über Fruchtbarkeit und beeinflussende Faktoren bei Männern oft geringer ausgeprägt ist als bei Frauen [s1].

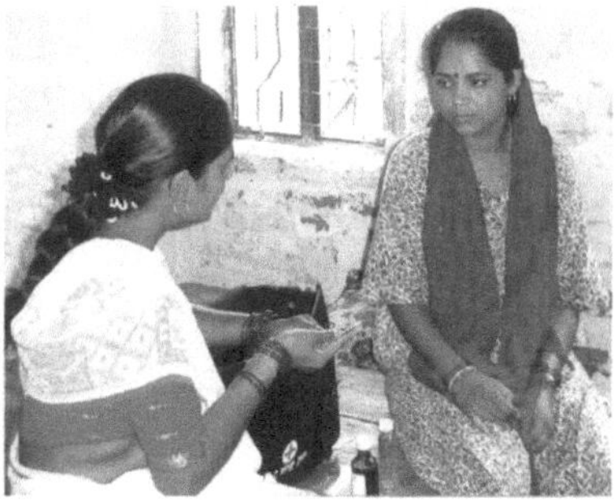

Fertilitätsabsicht [i1]

Die emotionalen Voraussetzungen sind ebenso wichtig wie die biologischen. Wahrgenommener Stress hat einen signifikant negativen Einfluss auf die Fertilitätsabsicht, besonders bei Frauen im gebärfähigen Alter ohne Kinder [s2]. Eine effektive familiäre Kommunikation und ein positives subjektives Wohlbefinden können dabei helfen, diese Stressoren zu bewältigen und die Fertilitätsabsichten positiv zu beeinflussen. Für eine verantwortungsvolle Elternschaft ist es wichtig, dass beide Partner ihre Pflichten gegenüber sich selbst, ihrer Familie und der Gesellschaft erkennen [s3]. Dies beinhaltet auch das Bewusstsein für biologische Prozesse und die Fähigkeit zur Kontrolle der eigenen Triebe und Emotionen. Ein praktischer Ansatz ist beispielsweise das Führen eines Zykluskalenders, um die natürlichen Rhythmen des Körpers besser zu verstehen. Besondere Aufmerksamkeit verdient die Situation von Menschen in der Midlife-Phase. Frauen sind bis etwa 54 Jahre potenziell fruchtbar und sollten entsprechende Verhütungsmethoden nutzen, bis sie ein Jahr lang keine Menstruation hatten [s4]. Die Menopause kann dabei die Familienplanung erschweren, da die Zyklen unregelmäßig werden. Für Transgender-Personen ergeben sich spezifische Herausforderungen. Es ist wichtig, vor Beginn einer Hormonbehandlung einen Fertilitätsspezialisten zu konsultieren, um Optionen zur Erhaltung der Fruchtbarkeit zu besprechen [s5]. Praktische Möglichkeiten wie das Einfrieren von Eizellen oder Spermien sollten frühzeitig in Betracht gezogen werden. Die ICPD hat die Rechte der Frauen auf reproduktive und sexuelle Gesundheit als fundamental anerkannt [s6]. Dies umfasst das Recht auf autonome Entscheidungen über Fruchtbarkeit und Sexualität ohne Zwang und Gewalt. Ein wichtiger praktischer Aspekt ist dabei der Zugang zu umfassenden Informationen und qualifizierter Gesundheitsversorgung. Die psychologische Komponente der Familienplanung zeigt sich besonders deutlich bei ungewollten Schwangerschaften, die zu erheblichen emotionalen Belastungen führen können [s4]. Eine vorausschauende Planung und offene Kommunikation zwischen den Partnern kann helfen, solche Situationen zu vermeiden. Für Paare, die sich Kinder wünschen, ist es ratsam, frühzeitig mit der Planung zu beginnen, da der Abstand zwischen dem idealen biologischen und dem idealen sozialen Alter für die Elternschaft zunehmend größer wird [s1]. Dies erhöht das Risiko unfreiwilliger Kinderlosigkeit oder einer geringeren Kinderzahl als ursprünglich gewünscht. Ein wichtiger praktischer Tipp ist die frühzeitige Konsultation von Fachleuten bei Fruchtbarkeitsproblemen. Besonders Männer, die oft zögern, über solche Themen zu sprechen, sollten ermutigt werden, psychologische Unterstützung in Anspruch zu nehmen, wenn sie ihre Unfruchtbarkeit als überwältigend empfinden [s1].

Glossar

Fertilität
Die Fähigkeit, Kinder zu zeugen oder zu empfangen. Wird durch verschiedene Faktoren wie Alter, Gesundheit und Lebensstil beeinflusst.

ICPD
Internationale Konferenz für Bevölkerung und Entwicklung - Ein UN-Gremium, das sich für reproduktive Rechte und Gesundheit weltweit einsetzt.

Menopause
Lebensphase der Frau, in der die Eierstöcke ihre Funktion einstellen. Tritt meist zwischen 45-55 Jahren ein und markiert das Ende der Fortpflanzungsfähigkeit.

1. 1. 2. Gesunde Lebensweise vor der Schwangerschaft

Eine gesunde Lebensweise vor der Schwangerschaft ist von fundamentaler Bedeutung für die erfolgreiche Empfängnis und die spätere Gesundheit von Mutter und Kind. Die Vorbereitung auf eine Schwangerschaft sollte idealerweise mehrere Monate vor der geplanten Konzeption beginnen, um optimale Voraussetzungen zu schaffen [s7]. Ein zentraler Aspekt ist das Körpergewicht. Ein gesunder Body-Mass-Index (BMI) zwischen 18,5 und 24,9 erhöht die Chancen auf eine erfolgreiche Empfängnis deutlich [s8]. Dabei ist es wichtig zu wissen, dass bereits kleine Veränderungen große Wirkung haben können - schon eine moderate Gewichtsreduktion von wenigen Kilogramm kann die Fruchtbarkeit merklich verbessern. Um dies zu erreichen, empfiehlt sich eine Kombination aus ausgewogener Ernährung und regelmäßiger Bewegung. Konkret bedeutet das: täglich 30 Minuten moderate körperliche Aktivität, beispielsweise zügiges Gehen, Schwimmen oder Yoga [s9].

Die Ernährung spielt eine Schlüsselrolle bei der Vorbereitung auf eine Schwangerschaft. Der Fokus sollte auf einer ausgewogenen, nährstoffreichen Kost liegen [s10]. Praktisch bedeutet dies:
- Reichlich frisches Obst und Gemüse
- Vollkornprodukte statt Weißmehlprodukte
- Hochwertiges Protein aus Hülsenfrüchten, magerem Fleisch und Fisch
- Gesunde Fette aus Nüssen, Avocados und hochwertigem Öl
- Ausreichend Milchprodukte für die Calciumversorgung

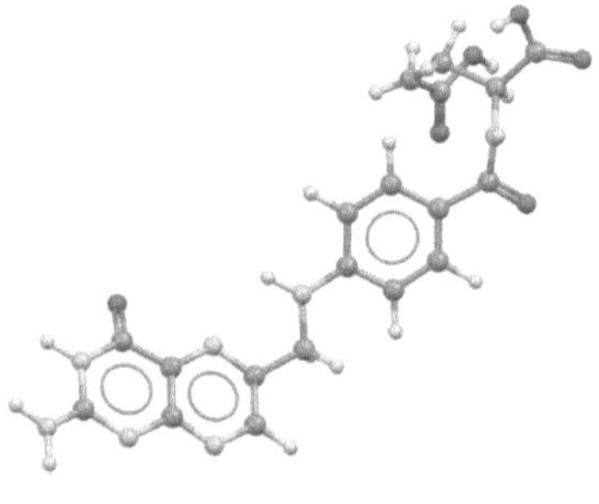

Folsäure [i2]

Besondere Aufmerksamkeit verdient die Folsäureversorgung. Mindestens drei Monate vor der geplanten Schwangerschaft sollte mit der Einnahme von pränatalen Vitaminen begonnen werden, die mindestens 400 Mikrogramm Folsäure enthalten [s9]. Dies reduziert nachweislich das Risiko von Neuralrohrdefekten beim ungeborenen Kind. Ein weiterer wichtiger Aspekt ist die Vermeidung von Risikofaktoren. Rauchen, Alkoholkonsum und Drogenkonsum sollten eingestellt werden, da sie nicht nur die Fruchtbarkeit beeinträchtigen, sondern auch das Risiko von Fehlgeburten erhöhen [s10]. Auch der Koffeinkonsum sollte auf ein moderates Maß beschränkt werden. Als praktische Faustregel gilt: nicht mehr als eine bis zwei Tassen Kaffee pro Tag. Die medizinische Vorsorge ist ebenfalls von großer Bedeutung. Ein präkonzeptioneller Gesundheitscheck beim Gynäkologen oder der Hebamme ermöglicht es, potenzielle Risikofaktoren frühzeitig zu erkennen und zu adressieren [s11]. Dabei sollten auch alle aktuellen Medikamente überprüft werden, da einige Wirkstoffe während der Schwangerschaft kontraindiziert sein können [s9]. Interessanterweise zeigt sich, dass Frauen mit Übergewicht oder Adipositas seltener Folsäure vor der Empfängnis einnehmen als normalgewichtige Frauen [s7]. Hier ist es besonders wichtig, professionelle Unterstützung in Anspruch zu nehmen, um sowohl das Gewichtsmanagement als auch die Nährstoffversorgung zu optimieren. Die psychische Gesundheit sollte ebenfalls nicht vernachlässigt werden. Stress kann sich negativ auf die Fruchtbarkeit auswirken [s12]. Entspannungstechniken wie Meditation, Yoga oder progressive Muskelentspannung können hier hilfreich sein. Auch regelmäßige Bewegung trägt zur Stressreduktion bei. Ein praktischer Tipp für den Alltag ist die Führung eines Gesundheitstagebuchs, in dem Ernährung, Bewegung und Wohlbefinden dokumentiert werden. Dies hilft nicht nur bei der Selbstreflektion, sondern liefert auch wertvolle Informationen für betreuende Gesundheitsfachkräfte. Die Vorbereitung auf eine Schwangerschaft ist also ein ganzheitlicher Prozess, der sowohl körperliche als auch psychische Aspekte umfasst. Je früher mit der Umsetzung einer gesunden Lebensweise begonnen wird, desto besser sind die Voraussetzungen für eine erfolgreiche Schwangerschaft und die Gesundheit des zukünftigen Kindes.

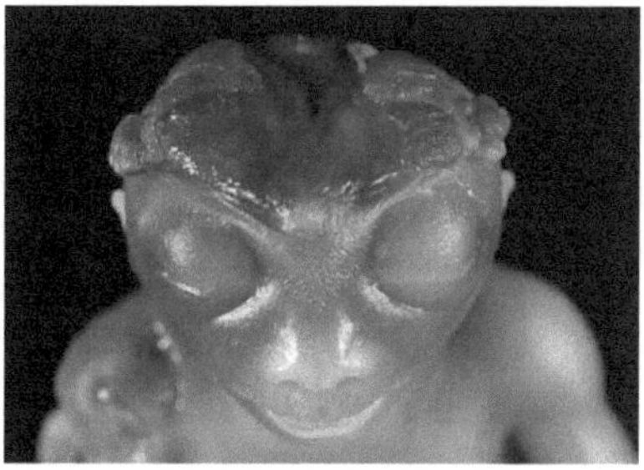

Neuralrohrdefekten [i3]

Glossar

Body-Mass-Index
Eine mathematische Formel zur Berechnung des Körpergewichts im Verhältnis zur Körpergröße. Die Berechnung erfolgt durch Division des Körpergewichts in Kilogramm durch das Quadrat der Körpergröße in Metern.

Folsäure
Ein B-Vitamin (B9), das besonders wichtig für die Zellteilung und das Wachstum ist. Der Körper kann es nicht selbst herstellen und muss es über die Nahrung oder Supplemente aufnehmen.

Neuralrohrdefekt
Eine Fehlbildung, die während der frühen Entwicklung des Embryos entstehen kann, bei der sich das Neuralrohr nicht vollständig schließt. Dies betrifft die Anlage des zentralen Nervensystems.

präkonzeptionell
Bezeichnet alle Maßnahmen und Untersuchungen, die vor der Empfängnis (Konzeption) stattfinden. Der Zeitraum kann mehrere Monate vor der geplanten Schwangerschaft umfassen.

1. 1. 3. Partnerschaftliche Entscheidungsfindung

Die partnerschaftliche Entscheidungsfindung beim Thema Kinderwunsch und Familienplanung ist ein dynamischer und interaktiver Prozess, der maßgeblich von der Qualität der Kommunikation zwischen den Partnern abhängt [s13]. Besonders wichtig ist dabei, dass beide Partner ihre Perspektiven, Wünsche und Bedenken offen äußern können und diese vom jeweils anderen respektiert werden. Studien zeigen, dass die Kommunikation zwischen Partnern entscheidend für die erfolgreiche Umsetzung von Familienplanungsmethoden ist [s14]. Ein praktischer Ansatz ist hier das regelmäßige "Beziehungsgespräch", bei dem beide Partner einen geschützten Raum haben, um ihre Gedanken und Gefühle zum Thema Familienplanung zu teilen. Dabei sollten feste Gesprächsregeln etabliert werden, wie beispielsweise das aktive Zuhören ohne Unterbrechungen und die Verwendung von "Ich-Botschaften". Die gemeinsame Entscheidungsfindung kann auch dann ethisch wertvoll sein, wenn sie nicht alle idealtypischen Standards der Autonomie erfüllt [s13]. Wichtig ist, dass beide Partner in den Prozess einbezogen werden und ihre Stimme Gehör findet. Ein konkretes Beispiel: Ein Paar könnte eine "Entscheidungsmatrix" erstellen, in der beide Partner ihre Prioritäten, Ängste und Wünsche bezüglich der Familienplanung dokumentieren und gemeinsam bewerten.

Für eine erfolgreiche partnerschaftliche Entscheidungsfindung ist es essentiell, ein gemeinsames Verständnis der zu behandelnden Themen zu entwickeln [s15]. Dies kann durch folgende praktische Schritte erreicht werden:
- Gemeinsames Recherchieren von Informationen zur Familienplanung
- Besuch von Informationsveranstaltungen oder Beratungsstellen als Paar
- Austausch mit anderen Paaren in ähnlichen Situationen
- Dokumentation wichtiger Erkenntnisse und Entscheidungen in einem gemeinsamen "Familienplanungs-Journal"

Positive Beziehungen zu Gesundheitsfachkräften können den Entscheidungsprozess unterstützen [s15]. Es ist ratsam, als Paar gemeinsam Vorsorgetermine wahrzunehmen und eine vertrauensvolle Beziehung zu einer Hebamme oder einem Gynäkologen aufzubauen, die beide Partner in ihren Anliegen ernst nimmt. In manchen Fällen kann professionelle

Unterstützung durch Mediation hilfreich sein [s16]. Mediatoren können als neutrale Dritte dabei helfen, konstruktive Gespräche zu führen und unterschiedliche Perspektiven zu verstehen. Dies ist besonders wertvoll, wenn Paare sich in einer Pattsituation befinden oder Kommunikationsschwierigkeiten haben. Die Berücksichtigung kultureller Perspektiven spielt ebenfalls eine wichtige Rolle [s17]. Paare mit unterschiedlichem kulturellem Hintergrund sollten sich Zeit nehmen, die jeweiligen kulturellen Erwartungen und Werte in Bezug auf Familienplanung zu verstehen und zu respektieren. Ein praktischer Ansatz könnte sein, gemeinsam eine "Kulturbrücke" zu bauen, indem beide Partner ihre kulturellen Vorstellungen von Familie und Elternschaft teilen und Wege finden, diese zu vereinen. Die soziale und emotionale Intelligenz der Partner ist entscheidend für eine erfolgreiche Zusammenarbeit [s17]. Übungen zur Stärkung der emotionalen Kompetenz, wie gemeinsame Reflexionsrunden oder der Besuch von Paarkommunikationskursen, können die Qualität der Entscheidungsfindung verbessern. Ein wichtiger praktischer Aspekt ist die Entwicklung eines Zeitplans für die Familienplanung, der die Bedürfnisse und Lebensziele beider Partner berücksichtigt. Dabei sollten auch externe Faktoren wie berufliche Entwicklung, finanzielle Situation und Unterstützungsnetzwerke einbezogen werden. Die partnerschaftliche Entscheidungsfindung sollte als kontinuierlicher Prozess verstanden werden, der sich über die Zeit entwickelt und anpasst [s18]. Regelmäßige "Check-ins" zwischen den Partnern helfen dabei, den Prozess lebendig und flexibel zu halten und auf veränderte Umstände oder neue Erkenntnisse reagieren zu können.

Glossar

Mediation

Ein strukturiertes Verfahren zur Konfliktlösung, bei dem eine neutrale Person (Mediator) die Beteiligten dabei unterstützt, eigenverantwortlich eine einvernehmliche Lösung zu finden

1. 1. 4. Finanzielle Aspekte der Familienplanung

Die finanzielle Planung einer Familie erfordert eine sorgfältige und umfassende Vorbereitung, die idealerweise bereits vor der Schwangerschaft beginnen sollte. Die Kosten für Familienplanung, Schwangerschaft und die ersten Lebensjahre eines Kindes können erheblich sein und sollten realistisch eingeschätzt werden [s19]. Für die Zeit vor und während der Schwangerschaft sollten etwa 4.000 Euro für die Grundausstattung des Hauses und weitere 4.000 Euro für medizinische Kosten eingeplant werden [s20]. Die pränatale Versorgung kostet durchschnittlich zwischen 2.000 und 4.000 Euro, während die Krankenhauskosten für die Geburt zwischen 5.000 und 11.000 Euro variieren können [s21]. Ein praktischer Tipp ist hier, frühzeitig die Krankenversicherung zu überprüfen und gegebenenfalls anzupassen, um die Selbstbeteiligung zu minimieren. Die monatlichen Ausgaben nach der Geburt setzen sich aus verschiedenen Posten zusammen. Allein für Windeln und Feuchttücher sollten etwa 50 Euro pro Monat eingeplant werden [s19]. Die Kosten für Babynahrung können stark variieren: Während stillende Mütter mit 200 bis 500 Euro pro Jahr rechnen müssen, können die Kosten für Flaschenbabys auf 1.200 bis 1.800 Euro jährlich steigen [s21]. Eine der größten finanziellen Herausforderungen stellt die Kinderbetreuung dar. Die durchschnittlichen Kosten liegen zwischen 9.000 und 22.000 Euro pro Jahr [s22]. Für eine Nanny müssen monatlich zwischen 2.400 und 4.000 Euro kalkuliert werden, was jährlich bis zu 48.000 Euro ausmachen kann [s21]. Ein praktischer Ansatz ist hier, verschiedene Betreuungsoptionen zu vergleichen und auch familiäre Unterstützungsmöglichkeiten in Betracht zu ziehen. Besonders wichtig ist die Planung des Einkommensausfalls während der Elternzeit. Bei einem monatlichen Nettoeinkommen von 2.500 Euro bedeuten drei Monate unbezahlter Urlaub einen Verlust von 7.500 Euro [s19]. Es empfiehlt sich daher, bereits vor der Schwangerschaft einen Notfallfonds aufzubauen [s23]. Für LGBTQ+ Familien können zusätzliche Kosten entstehen. Während eine Pflegekindadoption zwischen 0 und 2.600 Euro kostet, können internationale Adoptionen bis zu 70.000 Euro erreichen. Die Kosten für Leihmutterschaft können sogar zwischen 60.000 und 150.000 Euro liegen [s24]. Die Gesamtkosten für das erste Lebensjahr eines Babys belaufen sich auf etwa 15.000 bis 40.000 Euro [s21]. Langfristig betrachtet muss eine Familie mit mittlerem Einkommen bis zum 18.

Lebensjahr des Kindes mit Kosten von etwa 310.605 Euro rechnen [s24].

Ein praktischer Ansatz zur Kostenkontrolle ist die Erstellung eines detaillierten Budgetplans. Dieser sollte folgende Aspekte berücksichtigen:

- Medizinische Ausgaben und Versicherungskosten
- Grundausstattung und laufende Babyversorgung
- Kinderbetreuungskosten
- Einkommensausfall während der Elternzeit
- Notfallrücklagen

Staatliche Unterstützungsmöglichkeiten sollten ebenfalls geprüft werden. Neue Richtlinien eliminieren beispielsweise die Selbstbeteiligung für schwangerschaftsbezogene Leistungen in qualifizierten Gesundheitsplänen [s25]. Die finanzielle Planung sollte flexibel gestaltet werden, da nicht alle Ausgaben vorhersehbar sind [s23]. Ein regelmäßiger "Finanz-Check" hilft dabei, das Budget anzupassen und mögliche Einsparpotenziale zu identifizieren.

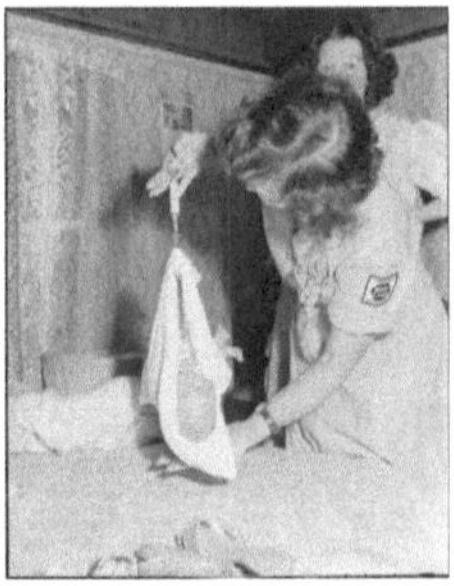

pränatale Versorgung [i4]

Glossar

LGBTQ+

Abkürzung für Lesbian, Gay, Bisexual, Transgender, Queer und weitere geschlechtliche und sexuelle Identitäten. Bezeichnet die Vielfalt verschiedener sexueller Orientierungen und Geschlechtsidentitäten.

pränatale Versorgung

Medizinische und gesundheitliche Betreuung während der Zeit vor der Geburt, die regelmäßige Vorsorgeuntersuchungen und Beratungen umfasst.

Zusammenfassung - 1. 1. Kinderwunsch und Familienplanung

- Männliche Faktoren tragen zu 50% der Unfruchtbarkeitsfälle bei, was das Vorurteil der "weiblichen Unfruchtbarkeit" widerlegt
- Wahrgenommener Stress hat einen signifikant negativen Einfluss auf die Fertilitätsabsicht, besonders bei kinderlosen Frauen
- Frauen sind bis etwa 54 Jahre potenziell fruchtbar und sollten entsprechende Verhütungsmethoden nutzen
- Transgender-Personen sollten vor Hormonbehandlungen Optionen zur Fruchtbarkeitserhaltung mit Spezialisten besprechen
- Der Abstand zwischen idealem biologischen und sozialem Alter für Elternschaft wird zunehmend größer
- Schon eine moderate Gewichtsreduktion von wenigen Kilogramm kann die Fruchtbarkeit merklich verbessern
- Frauen mit Übergewicht nehmen seltener Folsäure vor der Empfängnis ein als normalgewichtige Frauen
- Die pränatale Versorgung kostet durchschnittlich zwischen 2.000 und 4.000 Euro
- Kinderbetreuungskosten liegen zwischen 9.000 und 22.000 Euro pro Jahr
- Internationale Adoptionen können bis zu 70.000 Euro kosten, Leihmutterschaft sogar bis zu 150.000 Euro
- Die Gesamtkosten bis zum 18. Lebensjahr eines Kindes betragen bei mittlerem Einkommen etwa 310.605 Euro

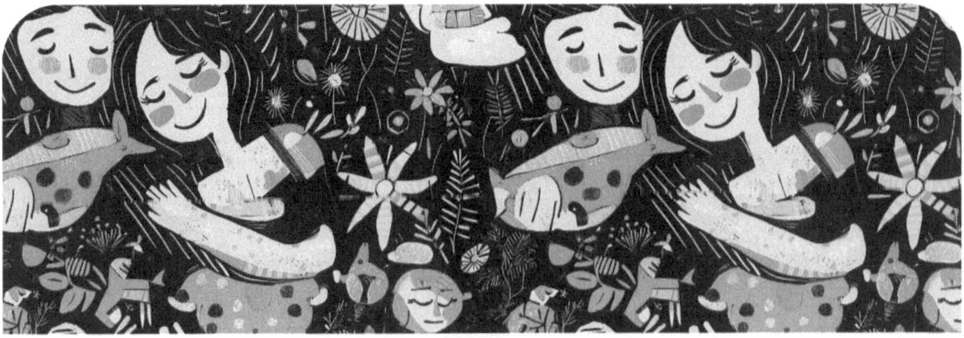

1. 2. Schwangerschaft und Geburtsvorbereitung

Die Schwangerschaft markiert den Beginn einer der bedeutendsten Veränderungen im Leben werdender Eltern. Wie bereitet man sich optimal auf die Geburt vor? Welche körperlichen und seelischen Anpassungen erwarten besonders die werdende Mutter? Und welche Rolle nimmt der Partner in dieser Zeit ein? Von der ersten Ultraschalluntersuchung bis zum Packen der Kliniktasche - die Schwangerschaft ist geprägt von vielen Meilensteinen und Entscheidungen. Während sich der Körper der werdenden Mutter auf die Geburt vorbereitet, gilt es auch praktische und emotionale Aspekte zu berücksichtigen: Von der richtigen Ernährung über die Wahl des Geburtsvorbereitungskurses bis zur Erstausstattung für das Baby. Die folgenden Kapitel beleuchten evidenzbasiert die wichtigsten Aspekte dieser besonderen Zeit und geben konkrete Handlungsempfehlungen für einen gelungenen Start in die Elternschaft.

> *„Die Herzleistung steigt während der Schwangerschaft um 30-50% bis zur Schwangerschaftsmitte."*

1. 2. 1. Körperliche Veränderungen während der Schwangerschaft

Die Schwangerschaft ist eine Zeit tiefgreifender körperlicher Veränderungen, die praktisch alle Organsysteme betreffen. Diese Anpassungen ermöglichen es dem mütterlichen Körper, die Bedürfnisse des heranwachsenden Kindes optimal zu unterstützen [s26]. Bereits in den ersten Wochen der Schwangerschaft setzen bedeutende hormonelle Veränderungen ein. Die Plazenta produziert verschiedene Hormone, insbesondere das humane Choriongonadotropin, das für die Aufrechterhaltung der Schwangerschaft essentiell ist [s26]. Diese hormonellen Umstellungen können zu den typischen Frühschwangerschaftsbeschwerden wie Müdigkeit und Übelkeit führen [s27]. Um diese Symptome zu lindern, empfiehlt sich häufiges Essen kleiner Portionen und ausreichend Ruhepausen im Tagesverlauf. Das Herz-Kreislauf-System passt sich den erhöhten Anforderungen an: Die Herzleistung steigt um 30-50% bis zur Schwangerschaftsmitte [s28]. Dies zeigt sich in einer Zunahme von Herzfrequenz und Schlagvolumen bei gleichzeitiger Abnahme des Gefäßwiderstands [s26]. Diese Veränderungen können zu Schwindel und Kreislaufproblemen führen - langsames Aufstehen und ausreichende Flüssigkeitszufuhr können hier vorbeugend wirken. Besonders bemerkenswert sind die Anpassungen der Muskulatur und des Bewegungsapparats. Die Bauchmuskulatur wird bis zur 38. Schwangerschaftswoche auf 115% ihrer ursprünglichen Größe gedehnt [s28]. Die Beckenbodenmuskulatur erfährt während der Geburt sogar eine Dehnung auf 250% [s28]. Um diese starke Beanspruchung zu unterstützen, ist gezieltes Beckenbodentraining bereits während der Schwangerschaft sinnvoll. Auch das Gehirn durchläuft erstaunliche Veränderungen: Studien zeigen eine symmetrische Reduktion der grauen Substanz in bestimmten Hirnarealen [s29]. Diese neuroplastischen Anpassungen sind mit der Entwicklung mütterlichen Verhaltens verbunden und können bis zu zwei Jahre nach der Geburt nachweisbar sein [s30]. Die Atmung passt sich ebenfalls an: Das Atemzugvolumen steigt um 30-50%, während die Atemfrequenz konstant bleibt [s26]. Dies führt zu einem erhöhten Sauerstoffverbrauch, was bei körperlicher Aktivität schneller zu Kurzatmigkeit führen kann [s28]. Schwangere sollten daher bei sportlichen Aktivitäten auf ihre Grenzen achten und Überlastung vermeiden. Die

Nierenfunktion intensiviert sich mit einer um 50% erhöhten Filtrationsrate [s26]. Dies führt zusammen mit dem Druck der wachsenden Gebärmutter zu häufigerem Harndrang. Regelmäßige Toilettengänge sollten eingeplant werden, besonders auf Reisen oder bei längeren Aktivitäten. Das Körpergewicht nimmt zu, bedingt durch das Baby, die Plazenta, das Fruchtwasser und das erhöhte Blutvolumen [s27]. Diese Gewichtszunahme verschiebt den Körperschwerpunkt und stellt neue Anforderungen an Kraft und Balance [s28]. Angepasste Bewegungsübungen können helfen, Rückenschmerzen vorzubeugen.

Viele Frauen erleben auch Hautveränderungen wie Hyperpigmentierung [s26] und können unter Ödemen, besonders in den Beinen und Füßen, leiden [s27]. Hochlagern der Beine und bequeme, nicht einengende Kleidung können diese Beschwerden lindern. Diese körperlichen Veränderungen sind normal und wichtig für eine gesunde Schwangerschaft. Allerdings können sie auch zu Beschwerden führen, die das Wohlbefinden beeinträchtigen. Regelmäßige körperliche Aktivität in angepasster Form kann dabei helfen, die kardiovaskuläre und respiratorische Leistung zu verbessern und das Risiko für Schwangerschaftskomplikationen wie Gestationsdiabetes zu reduzieren [s31].

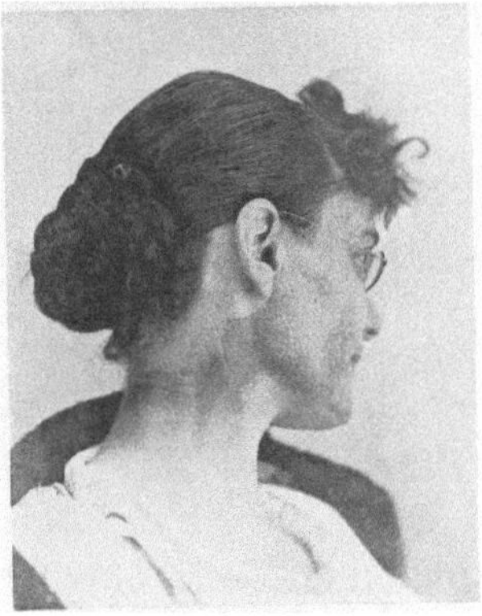

Hyperpigmentierung [i5]

Glossar

Gestationsdiabetes
Eine Form des Diabetes, die erstmals in der Schwangerschaft auftritt und durch erhöhte Blutzuckerwerte gekennzeichnet ist. Verschwindet meist nach der Geburt wieder.

Hyperpigmentierung
Verstärkte Bildung von Hautpigmenten, die zu dunkleren Hautflecken führt. Tritt häufig am Bauchnabel, im Gesicht und an den Brustwarzen auf.

Neuroplastisch
Beschreibt die Fähigkeit des Gehirns, sich durch Lernprozesse und neue Erfahrungen strukturell und funktionell zu verändern und anzupassen.

Plazenta
Ein temporäres Organ, das sich während der Schwangerschaft in der Gebärmutter entwickelt und den Stoffaustausch zwischen Mutter und Kind ermöglicht. Nach der Geburt wird sie als Nachgeburt ausgestoßen.

1. 2. 2. Ernährung und Bewegung in der Schwangerschaft

Eine ausgewogene Ernährung und angemessene Bewegung sind während der Schwangerschaft von zentraler Bedeutung für die Gesundheit von Mutter und Kind. Anders als der weitverbreitete Mythos "Essen für zwei" suggeriert, ist der zusätzliche Kalorienbedarf moderat: In den zweiten und dritten Trimestern werden lediglich etwa 1.400 bis 1.900 zusätzliche Kilojoule pro Tag benötigt - das entspricht beispielsweise einem Glas Milch oder einem belegten Vollkornbrot [s32].

Der Fokus sollte auf der Qualität der Ernährung und der ausreichenden Versorgung mit wichtigen Nährstoffen liegen. Besonders bedeutsam sind Folsäure, Eisen, Vitamin B12 und Jod [s32]. Folsäure spielt eine Schlüsselrolle bei der Prävention von neuralrohrdefekten und sollte bereits drei Monate vor der Schwangerschaft supplementiert werden. Die empfohlene Tagesdosis beträgt 600 μg während der Schwangerschaft [s32]. Ein praktischer Tipp ist hier, folsäurereiche Lebensmittel wie grünes Blattgemüse, Hülsenfrüchte und Vollkornprodukte regelmäßig in den Speiseplan einzubauen.

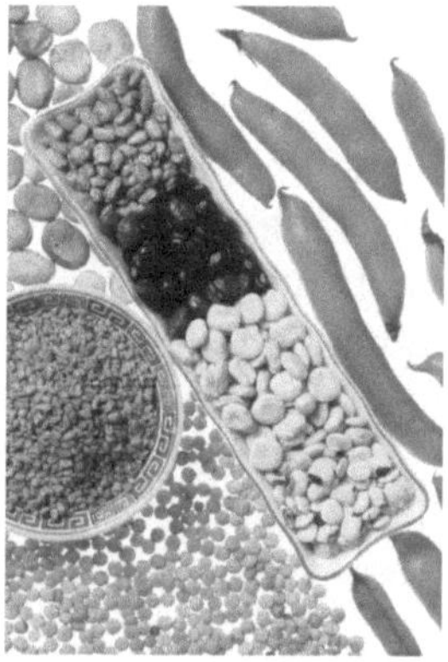

Hülsenfrüchte [i6]

Bezüglich der körperlichen Aktivität zeigen Studien eindeutige Vorteile: Schwangere ohne Komplikationen sollten zu regelmäßiger Bewegung ermutigt werden [s33]. Die Empfehlung liegt bei 150 Minuten moderater aerober Aktivität pro Woche, idealerweise aufgeteilt in mehrere Einheiten [s34]. Dies könnte beispielsweise durch dreimal wöchentlich 50-minütige Spaziergänge oder Schwangerschaftsyoga erreicht werden. Frauen, die vor der Schwangerschaft regelmäßig intensiv trainiert haben, können dies meist fortführen [s34]. Interessanterweise zeigt sich ein positiver Zusammenhang zwischen körperlicher Aktivität und Schlafqualität: Schwangere, die die Bewegungsempfehlungen befolgen, berichten von besserem Schlaf [s35]. Auch die Ernährung spielt hier eine Rolle - eine ausreichende Proteinzufuhr (≥1,1 g pro kg Körpergewicht täglich) wird mit längerer Schlafdauer und weniger nächtlichen Wachphasen in Verbindung gebracht [s35]. Bei der Bewegung gilt es, bestimmte Vorsichtsmaßnahmen zu beachten: Nach dem ersten Trimester sollten Übungen in Rückenlage vermieden werden [s36], da der Druck des wachsenden Babys den venösen Rückfluss zum Herzen beeinträchtigen kann. Auch Aktivitäten mit erhöhtem Sturz- oder Verletzungsrisiko sind nicht empfehlenswert [s33]. Stattdessen eignen sich besonders Schwimmen, moderates Krafttraining oder speziell konzipierte Schwangerschaftsgymnastik. Die regelmäßige körperliche Aktivität bietet weitere wichtige Vorteile: Sie kann das Risiko für schwangerschaftsbedingte Komplikationen wie Bluthochdruck und Präeklampsie reduzieren [s33] und wirkt sich positiv auf die psychische Gesundheit aus, insbesondere in Bezug auf die Prävention postpartaler Depressionen [s34]. Die Beratung durch Gesundheitsfachkräfte spielt eine wichtige Rolle: Studien zeigen, dass etwa 63% der Schwangeren Ratschläge zur körperlichen Aktivität und 56% zur Ernährung erhalten [s37]. Erfreulicherweise berichten die meisten Frauen, dass sich ihre Ernährungsgewohnheiten durch die erhaltenen Empfehlungen verbessert haben [s38]. Ein praktischer Ansatz für die Umsetzung könnte ein Wochenplan sein, der moderate Aktivitäten wie Schwimmen, Yoga oder Spaziergänge mit einer ausgewogenen Ernährung kombiniert. Dabei sollte auf ausreichende Flüssigkeitszufuhr geachtet und der Konsum von Alkohol sowie Lebensmitteln mit erhöhtem Listerienrisiko vermieden werden [s32]. Die Intensität der Aktivitäten sollte stets an das individuelle Wohlbefinden angepasst werden - das eigene Körpergefühl ist hier der beste Indikator [s33].

1. 2. 3. Geburtsvorbereitungskurse und -methoden

Geburtsvorbereitungskurse sind ein essentieller Baustein für werdende Eltern, um sich umfassend auf die Geburt und die erste Zeit mit dem Neugeborenen vorzubereiten. Die Kurse werden in verschiedenen Formaten angeboten - von mehrteiligen Präsenzkursen bis hin zu flexiblen Online-Modulen [s39]. Der ideale Zeitpunkt für den Kursbesuch liegt im siebten oder achten Schwangerschaftsmonat, wobei der Abschluss etwa vier bis sechs Wochen vor dem errechneten Geburtstermin erfolgen sollte [s40]. Die klassische Geburtsvorbereitung umfasst typischerweise einen Grundkurs von etwa 12-14 Stunden, aufgeteilt in mehrere Einheiten. Hier lernen die werdenden Eltern alles Wichtige über den Geburtsprozess, verschiedene Wehenphasen und Entspannungstechniken [s41]. Besonders wertvoll sind die praktischen Übungen: Partner lernen beispielsweise konkrete Massagetechniken für den unteren Rücken oder üben gemeinsam verschiedene Geburtspositionen. Ein praktischer Tipp ist es, diese Techniken zu Hause regelmäßig zu wiederholen, um sie im Ernstfall sicher anwenden zu können. Neben den klassischen Kursen gibt es spezialisierte Angebote wie Hypnobirthing oder Kurse für natürliche Geburt [s40]. Beim Hypnobirthing lernen die Teilnehmerinnen spezielle Atem- und Entspannungstechniken, die auf positiven Affirmationen und Visualisierungen basieren. Eine bewährte Übung ist das "Aufsteigende Atmen", bei dem die Atmung bildlich wie eine Welle visualisiert wird - diese Technik kann die Wehenbewältigung deutlich erleichtern. Für Frauen nach einem vorherigen Kaiserschnitt werden spezielle VBAC-Kurse (Vaginal Birth After Cesarean) angeboten [s42]. Hier werden individuelle Geburtsstrategien entwickelt und Risikofaktoren besprochen. Die Erfolgsquoten für eine natürliche Geburt nach Kaiserschnitt sind bei guter Vorbereitung durchaus ermutigend. Ein wichtiger Bestandteil vieler Kurse ist die Erstellung eines persönlichen Geburtsplans [s43]. Dieser sollte die eigenen Wünsche und Vorstellungen zur Geburt festhalten, aber auch flexibel genug sein, um auf unerwartete Situationen reagieren zu können. Ein praktischer Ansatz ist es, den Plan in Form einer übersichtlichen Checkliste zu gestalten und mit allen Beteiligten zu besprechen. Moderne Kurskonzepte integrieren zunehmend digitale Elemente [s44]. Online-Module ermöglichen es den Teilnehmern, Inhalte im eigenen Tempo zu erarbeiten und bei Bedarf zu wiederholen. Besonders wertvoll sind interaktive Elemente wie 3D-Animationen des Geburtsvorgangs oder Video-Tutorials zu Entspannungstechniken.

Viele Anbieter haben auch spezielle Kurse für besondere Zielgruppen im Programm, etwa Geschwisterkurse [s45] oder Väter-Vorbereitungskurse [s44]. Diese adressieren die spezifischen Bedürfnisse und Fragen der jeweiligen Gruppe. In Geschwisterkursen lernen Kinder spielerisch, was die Ankunft eines Babys bedeutet und wie sie sich als große Geschwister einbringen können. Ein oft unterschätzter Aspekt ist die soziale Komponente der Kurse [s46]. Der Austausch mit anderen werdenden Eltern kann sehr bereichernd sein und oft entstehen hier wertvolle Kontakte für die Zeit nach der Geburt. Viele Kursleiter fördern aktiv die Vernetzung der Teilnehmer, etwa durch gemeinsame Pausenzeiten oder die Einrichtung von WhatsApp-Gruppen. Die Kurse werden in der Regel von speziell ausgebildeten Hebammen oder Geburtsvorbereitern geleitet [s42]. Die Gruppengröße wird bewusst klein gehalten - meist 6-8 Paare - um eine intensive Betreuung zu gewährleisten [s40]. Dies ermöglicht auch individuelles Eingehen auf spezielle Fragen und Bedürfnisse der Teilnehmer.

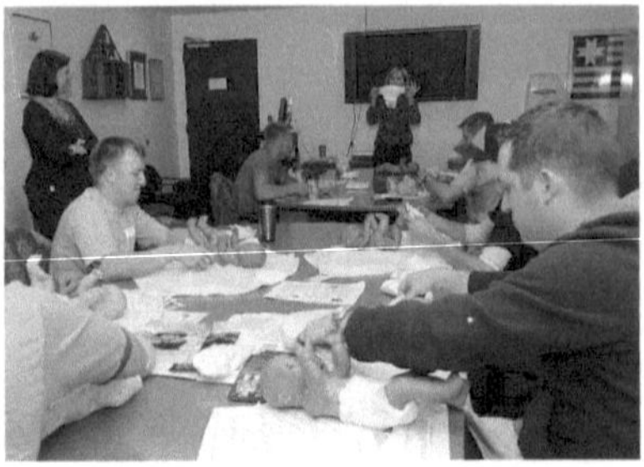

Väter-Vorbereitungskurse [i7]

Glossar

Affirmation

Positive Selbstbekräftigungssätze, die durch regelmäßige Wiederholung das Unterbewusstsein positiv beeinflussen sollen. In der Geburtsvorbereitung werden sie eingesetzt, um Ängste abzubauen und Selbstvertrauen aufzubauen.

Hypnobirthing

Eine moderne Geburtsmethode, die Hypnosetechniken mit Geburtsarbeit verbindet. Basiert auf der Erkenntnis, dass Angst und Anspannung den Geburtsvorgang erschweren können. Zielt darauf ab, durch mentales Training eine entspannte und selbstbestimmte Geburt zu ermöglichen.

VBAC

Abkürzung für 'Vaginal Birth After Cesarean'. Bezeichnet die Möglichkeit einer natürlichen Geburt nach einem vorangegangenen Kaiserschnitt. Die Erfolgsaussichten liegen bei etwa 60-80%, abhängig von den individuellen medizinischen Voraussetzungen.

1. 2. 4. Erstausstattung für das Baby

Die Vorbereitung der Erstausstattung für das Baby ist ein wichtiger Schritt in der Schwangerschaft, der gut durchdacht sein sollte. Eine systematische Herangehensweise hilft dabei, nichts Wichtiges zu vergessen und gleichzeitig nicht zu viel anzuschaffen. Besonders wichtig ist die rechtzeitige Vorbereitung der Kliniktasche, die idealerweise bis zur 32. Schwangerschaftswoche gepackt sein sollte [s47]. Experten empfehlen, zwei separate Taschen zu packen: eine kleine für die Geburt und eine größere für den postnatalen Aufenthalt [s48]. Dies erleichtert die Organisation und verhindert unnötiges Suchen in stressigen Situationen. Für das Baby selbst sind einige Grundausstattungen unverzichtbar. Strampler und Schlafanzüge sollten praktisch und leicht anzuziehen sein. Besonders bewährt haben sich Modelle mit Reißverschlüssen statt Knöpfen, die das An- und Ausziehen deutlich vereinfachen [s49]. Ein praktischer Tipp ist es, die Kleidung vor dem ersten Gebrauch zu waschen und nach Größen sortiert in beschrifteten Boxen aufzubewahren. Besondere Aufmerksamkeit verdient die Wärmeregulation des Neugeborenen. Socken spielen dabei eine wichtige Rolle und können kreativ auch als Fäustlinge verwendet werden, um unbeabsichtigte Kratzer zu vermeiden [s49]. Bei der Auswahl der Kleidung für die Heimfahrt sollte die Jahreszeit berücksichtigt werden - ein Fußsack mit Reißverschluss und eine passende Mütze sind dabei Standard [s50]. Ein oft unterschätzter aber essentieller Bestandteil der Erstausstattung ist der Autositz. Dieser sollte nicht nur rechtzeitig besorgt, sondern auch korrekt installiert werden. Es wird dringend empfohlen, die Installation von einem zertifizierten Techniker überprüfen zu lassen [s47]. Ein praktischer Tipp ist es, die Handhabung des Sitzes vorab zu üben, um in der Situation der Heimfahrt sicher damit umgehen zu können. Für den Klinikaufenthalt selbst sind verschiedene Utensilien wichtig. Neben der Grundausstattung wie Windeln, die meist vom Krankenhaus gestellt werden, sollten eigene Spucktücher und Wickeltücher nicht fehlen [s49]. Diese können auch als Unterlage oder zum Zudecken verwendet werden. Ein praktischer Tipp ist es, mehrere dünne Schichten statt einer dicken Decke zu verwenden, um die Temperatur besser regulieren zu können. Auch an die Bedürfnisse der Eltern muss gedacht werden. Für die Mutter sind bequeme Kleidung, Still-BH und persönliche Hygieneartikel unverzichtbar [s50]. Der Partner sollte ebenfalls an Wechselkleidung und grundlegende Toilettenartikel denken. Nicht zu vergessen sind Snacks und ausreichend Getränke, da Krankenhausaufenthalte sich manchmal länger als erwartet hinziehen können. Ein oft übersehener Aspekt ist die technische Ausstattung. Neben Telefonen und Ladegeräten kann ein Geräuschgerät für besseren Schlaf des Babys sehr hilfreich sein [s50]. Dabei sollte auf ausreichend lange Ladekabel geachtet werden, da Steckdosen in Krankenhäusern oft ungünstig platziert sind.

Die Erstausstattung sollte auch die Zeit nach dem Krankenhausaufenthalt berücksichtigen. Ein Schnuller kann dabei helfen, das Risiko für plötzlichen Kindstod zu reduzieren [s49]. Allerdings ist es ratsam, sich vorab über die Politik der gewählten Klinik bezüglich Schnuller zu informieren, da nicht alle Einrichtungen diese zur Verfügung stellen.

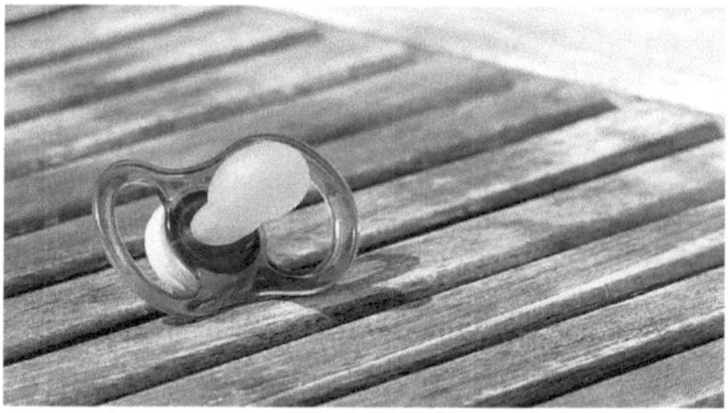

Schnuller [i8]

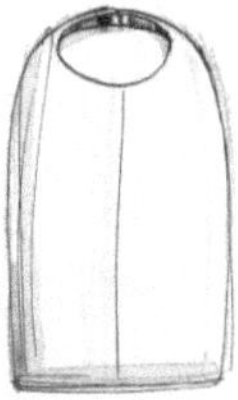

Spucktuch [i9]

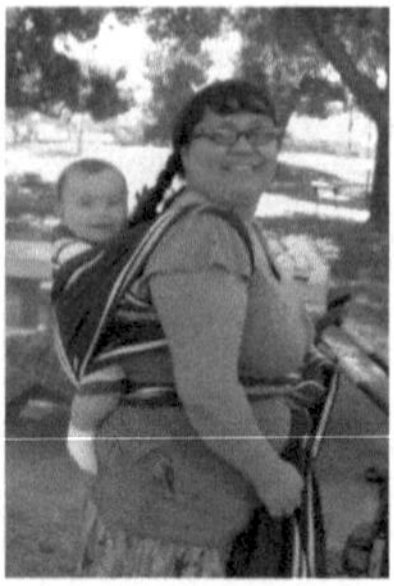

Wickeltuch [i10]

1. 2. 5. Vater werden - Rolle und Vorbereitung

Die Rolle des werdenden Vaters durchläuft während der Schwangerschaft einen tiefgreifenden Wandel, der von verschiedenen Emotionen und Herausforderungen geprägt ist. Studien zeigen, dass dieser Übergang zur Vaterschaft von Aufregung und Vorfreude, aber auch von Zweifeln und Ängsten begleitet wird [s51]. Diese ambivalenten Gefühle sind völlig normal und ein Zeichen dafür, dass sich werdende Väter aktiv mit ihrer neuen Rolle auseinandersetzen. Die Vorbereitung auf die Vaterschaft umfasst mehrere wichtige Aspekte. Ein zentraler Punkt ist die Entwicklung der eigenen Vaterschaftsidentität [s52]. Dabei sollten sich werdende Väter bewusst mit Fragen auseinandersetzen wie: Welche Art von Vater möchte ich sein? Welche Werte möchte ich vermitteln? Eine hilfreiche Übung kann das Erstellen eines persönlichen "Vater-Leitbilds" sein, in dem die eigenen Vorstellungen und Ziele schriftlich festgehalten werden. Die emotionale Vorbereitung spielt eine wichtige Rolle. Häufig äußern sich Ängste und Sorgen in verstärkter Aktivität, sei es bei der Arbeit oder durch übermäßiges Engagement im Haushalt [s51]. Ein konstruktiver Umgang damit kann sein, diese Gefühle in einem Tagebuch festzuhalten oder sich mit anderen werdenden Vätern auszutauschen, beispielsweise in speziellen Vätergruppen oder Online-Foren. Die Partnerschaft erfährt während der Schwangerschaft bedeutende Veränderungen. Offene Kommunikation über Erwartungen, Ängste und Bedürfnisse ist dabei essentiell [s53]. Ein praktischer Ansatz ist das Einplanen regelmäßiger "Beziehungsgespräche", in denen beide Partner ihre Gedanken und Gefühle teilen können. Dabei sollte auch die körperliche Nähe nicht vernachlässigt werden - gemeinsame Entspannungsübungen oder Massagen können die Verbindung stärken. Studien zeigen, dass viele Väter sich mehr Anleitung und Unterstützung bei der Vorbereitung auf ihre neue Rolle wünschen [s52]. Spezielle Väter-Vorbereitungskurse können hier sehr hilfreich sein [s54]. Diese vermitteln nicht nur praktische Fähigkeiten wie das Wickeln oder Baden des Babys, sondern bieten auch Raum für den Austausch über emotionale Themen. Ein wichtiger Aspekt ist das Verständnis für die körperlichen und emotionalen Veränderungen der Partnerin während der Schwangerschaft [s51]. Väter können aktiv unterstützen, indem sie an Vorsorgeuntersuchungen teilnehmen, sich über den Schwangerschaftsverlauf informieren und bei der Vorbereitung auf die Geburt helfen. Eine praktische Möglichkeit ist das gemeinsame Erstellen einer "Schwangerschafts-Bucket-List" mit Aktivitäten, die das Paar noch vor der Geburt unternehmen möchte. Die Zeit nach der Geburt bringt neue Herausforderungen mit sich. Väter können ein Gefühl des Verlusts erleben, wenn sich die Aufmerksamkeit der Partnerin verstärkt auf das Baby richtet [s53]. Um dem vorzubeugen, ist es wichtig, bereits während der Schwangerschaft über die Rollenverteilung nach der Geburt zu sprechen und konkrete Pläne zu machen, wie beide Elternteile eingebunden werden können. Gesundheitsfachkräfte spielen eine wichtige Rolle bei der Unterstützung werdender Väter [s55]. Allerdings zeigen Studien, dass es oft an maßgeschneiderten Informationsressourcen mangelt [s52]. Väter sollten sich aktiv um Unterstützung bemühen und nach spezifischen Angeboten für werdende Väter fragen. Die Vorbereitung auf die Vaterschaft ist ein Prozess, der Zeit und Geduld erfordert [s51]. Es ist wichtig zu verstehen, dass nicht alles perfekt sein muss und dass das Lernen der neuen Rolle eine natürliche Entwicklung ist. Ein hilfreicher Ansatz kann sein, sich kleine, erreichbare Ziele zu setzen und diese Schritt für Schritt anzugehen.

1. 2. 6. Mutter werden - körperliche und emotionale Aspekte

Der Übergang zur Mutterschaft ist eine Zeit tiefgreifender körperlicher und emotionaler Veränderungen. Diese Phase erfordert besondere Aufmerksamkeit für die psychische Gesundheit der werdenden Mutter, da etwa 15% der Frauen während der Schwangerschaft Depressionen oder Angstzustände entwickeln [s56]. Die emotionale Achterbahn beginnt oft bereits in der Schwangerschaft. Viele Frauen erleben eine Mischung aus Vorfreude und Sorgen, was völlig normal ist. Hormonelle Veränderungen können diese Gefühle noch verstärken [s56]. Ein praktischer Ansatz ist das Führen eines Stimmungstagebuchs, um Emotionen besser zu verstehen und gegebenenfalls frühzeitig Hilfe suchen zu können. Besonders herausfordernd ist die Zeit nach der Geburt. Mehr als jede zehnte Frau entwickelt innerhalb des ersten Jahres eine postnatale Depression [s57]. Die sogenannten "Baby Blues" in der ersten Woche nach der Geburt sind häufig und normalerweise vorübergehend. Halten die Symptome wie anhaltende Traurigkeit, Energiemangel und Schlafprobleme jedoch länger als zwei Wochen an, sollte professionelle Hilfe in Anspruch genommen werden [s57]. Überlastung wurde als wichtigster Stressor identifiziert, der sowohl die physische als auch psychische Gesundheit beeinträchtigt [s58]. Um dem entgegenzuwirken, ist es essentiell, bereits während der Schwangerschaft ein Unterstützungsnetzwerk aufzubauen. Ein praktischer Tipp ist das Erstellen eines "Hilfe-Plans" mit konkreten Aufgaben, die Familie und Freunde übernehmen können. Achtsamkeitsbasierte Interventionen haben sich als wirksame Strategie erwiesen, um mit den Herausforderungen der postpartalen Phase umzugehen [s59]. Einfache Achtsamkeitsübungen, wie bewusstes Atmen oder kurze Meditationen, können in den Alltag integriert werden und helfen, Stress zu reduzieren. Die neurobiologischen Veränderungen während der Schwangerschaft und nach der Geburt sind bemerkenswert. Sie unterstützen die Entwicklung vom Ich-bezogenen Denken hin zur fürsorglichen Mutter [s60]. Diese Anpassungen können jedoch auch die Anfälligkeit für psychische Störungen erhöhen. Besonders wichtig ist die Erkenntnis, dass unbehandelte psychische Probleme nicht nur die Mutter, sondern auch die Entwicklung des Kindes beeinträchtigen können [s61]. Eine depressive Mutter kann Schwierigkeiten haben, sich selbst und ihr Baby angemessen zu versorgen. Frühzeitige Intervention ist daher entscheidend. Faktoren wie Armut, Migration, extremer Stress oder häusliche Gewalt erhöhen das Risiko für psychische Störungen während der Schwangerschaft und im ersten Jahr nach der Geburt [s61]. Ein regelmäßiger Austausch mit der Hebamme oder dem behandelnden Arzt über solche Belastungsfaktoren ist wichtig. Die Integration von Selbstfürsorge-Strategien in den Alltag ist fundamental. Dies kann durch regelmäßige Bewegung, ausgewogene Ernährung und ausreichend Schlaf erfolgen [s58]. Ein praktischer Ansatz ist die "Schlaf-wenn-das-Baby-schläft"-Regel und das Delegieren von Haushaltsaufgaben. Mütterlicher Stress während der Schwangerschaft kann langfristige Auswirkungen auf die kindliche Entwicklung haben [s62]. Entspannungstechniken wie progressive Muskelentspannung oder geführte Imaginationen können helfen, Stresslevels zu reduzieren.

Glossar

Baby Blues
Ein kurzzeitiges Stimmungstief, das durch den plötzlichen Hormonabfall nach der Geburt ausgelöst wird und bei bis zu 80% aller Mütter in den ersten Tagen auftritt. Klingt meist ohne Behandlung wieder ab.

postnatale Depression
Eine psychische Erkrankung, die durch ein Ungleichgewicht der Botenstoffe im Gehirn entsteht und typischerweise zwischen der zweiten Woche und dem sechsten Monat nach der Geburt auftritt. Unterscheidet sich von normalen Stimmungsschwankungen durch ihre Intensität und Dauer.

postpartale Phase
Der Zeitraum von etwa sechs bis acht Wochen nach der Geburt, in dem sich der Körper der Mutter wieder zurückbildet. In dieser Zeit finden wichtige hormonelle und körperliche Anpassungsprozesse statt.

Zusammenfassung - 1. 2. Schwangerschaft und Geburtsvorbereitung

- Die Plazenta produziert Hormone wie humanes Choriongonadotropin für die Aufrechterhaltung der Schwangerschaft.
- Die Herzleistung steigt während der Schwangerschaft um 30-50%.
- Die Bauchmuskulatur wird bis zur 38. SSW auf 115% gedehnt, die Beckenbodenmuskulatur während der Geburt sogar auf 250%.
- Das Atemzugvolumen steigt um 30-50% bei konstanter Atemfrequenz.
- Die Nierenfunktion intensiviert sich mit 50% erhöhter Filtrationsrate.
- Der zusätzliche Kalorienbedarf beträgt in den zweiten und dritten Trimestern nur 1.400-1.900 Kilojoule pro Tag.
- Die empfohlene Folsäure-Tagesdosis während der Schwangerschaft beträgt 600 μg.
- 150 Minuten moderate aerobe Aktivität pro Woche werden für Schwangere empfohlen.
- Eine ausreichende Proteinzufuhr (≥1,1g/kg) wird mit besserer Schlafqualität assoziiert.
- Geburtsvorbereitungskurse umfassen typischerweise 12-14 Stunden in mehreren Einheiten.
- Der ideale Zeitpunkt für Geburtsvorbereitungskurse liegt im 7.-8. Schwangerschaftsmonat.
- Die Kliniktasche sollte bis zur 32. SSW gepackt sein.
- Etwa 15% der Frauen entwickeln während der Schwangerschaft Depressionen oder Angstzustände.
- Mehr als 10% der Frauen entwickeln im ersten Jahr eine postnatale Depression.
- Achtsamkeitsbasierte Interventionen haben sich als wirksame Strategie in der postpartalen Phase erwiesen.

1. 3. Geburt und erste Zeit danach

Die Geburt eines Kindes markiert den Beginn einer völlig neuen Lebensphase. Wie bereitet man sich optimal auf dieses einschneidende Ereignis vor? Welcher Geburtsort entspricht den eigenen Bedürfnissen und wie gestaltet sich die erste Zeit mit dem Neugeborenen? Die Entscheidungen und Herausforderungen in dieser Phase werfen bei werdenden Eltern viele Fragen auf. Von der Wahl des Geburtsortes über die Wochenbettbetreuung bis hin zu notwendigen Behördengängen - die ersten Wochen mit einem Neugeborenen erfordern gute Vorbereitung und Organisation. Besonders die Ernährung des Babys und die neue Rolle als Vater stellen Eltern vor bedeutende Aufgaben. Die folgenden Abschnitte bieten evidenzbasierte Informationen und praktische Hilfestellung für einen gelungenen Start ins Familienleben. Sie zeigen auf, welche Möglichkeiten Eltern heute zur Verfügung stehen und worauf in der ersten Zeit nach der Geburt besonders zu achten ist.

> *„Die große Mehrheit der Geburten findet in Krankenhäusern statt, die den Vorteil bieten, dass bei Komplikationen sofort medizinisches Fachpersonal und entsprechende Ausrüstung zur Verfügung stehen.“*

1. 3. 1. Geburtsmöglichkeiten und -orte

Werdende Eltern stehen heute vor der wichtigen Entscheidung, wo und wie sie ihr Kind zur Welt bringen möchten. Die Hauptoptionen umfassen Krankenhäuser, Geburtshäuser und Hausgeburten, wobei jede dieser Möglichkeiten ihre spezifischen Vor- und Nachteile bietet [s63]. Die große Mehrheit der Geburten findet in Krankenhäusern statt, die den Vorteil bieten, dass bei Komplikationen sofort medizinisches Fachpersonal und entsprechende Ausrüstung zur Verfügung stehen [s64]. Moderne Kreißsäle in Krankenhäusern sind heute oft wohnlich gestaltet und bieten verschiedene Gebärmöglichkeiten wie Gebärhocker, Gebärbäder oder spezielle Entspannungshilfen. Für Paare, die sich dennoch Sorgen um die möglicherweise zu medizinische Atmosphäre machen, kann es hilfreich sein, vorab eine Kreißsaalbesichtigung zu vereinbaren. Eine zunehmend beliebte Alternative stellen Geburtshäuser dar, die eine heimische Atmosphäre mit medizinischer Sicherheit verbinden [s65]. Diese Einrichtungen sind speziell für Frauen mit risikoarmer Schwangerschaft konzipiert und legen den Fokus auf natürliche Geburten. Die Räume sind mit komfortablen Queensize-Betten, privaten Badezimmern und Gebärwannen ausgestattet [s66]. Ein wichtiger Aspekt: Viele Geburtshäuser befinden sich in unmittelbarer Nähe zu Krankenhäusern, sodass bei Bedarf eine schnelle Verlegung möglich ist [s67]. Die Hausgeburt stellt für einige Familien eine attraktive Option dar, wird aber nur bei komplikationsfreier Schwangerschaft empfohlen [s68]. Der große Vorteil liegt in der vertrauten Umgebung und der Möglichkeit, die Geburt sehr individuell zu gestalten. Wichtig ist hier die vorherige Absprache mit einer Hebamme, die während der gesamten Geburt anwesend sein wird. Werdende Eltern sollten jedoch bedenken, dass bei Komplikationen der Transport ins Krankenhaus Zeit in Anspruch nimmt [s69]. Ein besonderes Modell sind die krankenhausintegrierten Geburtszentren, die gewissermaßen einen Mittelweg darstellen [s70]. Sie verbinden die häusliche Atmosphäre eines Geburtshauses mit der Sicherheit eines Krankenhauses. Hier arbeiten Hebammen und Ärzte eng zusammen, um eine personalisierte Betreuung zu gewährleisten [s66]. Nach der Geburt gibt es je nach gewähltem Geburtsort verschiedene Optionen für den weiteren Aufenthalt. In Geburtszentren können Familien beispielsweise bereits nach 6-12 Stunden nach Hause gehen, sofern Hebamme und Kinderarzt zustimmen [s67]. Vor der Entlassung werden wichtige Untersuchungen wie das Neugeborenen-

Hörscreening und die Messung des Sauerstoffgehalts durchgeführt.

Für die Entscheidungsfindung ist es ratsam, folgende Aspekte zu berücksichtigen:
- Den eigenen Gesundheitszustand und mögliche Risikofaktoren
- Die Entfernung zum nächsten Krankenhaus
- Die gewünschte Art der Geburt (z.B. mit oder ohne Schmerzmittel)
- Die verfügbare Nachsorge
- Die Kostenfrage und Versicherungsabdeckung [s71]

Viele Einrichtungen bieten auch zusätzliche Dienstleistungen wie Geburtsvorbereitungskurse, Stillberatung und Nachsorgebetreuung an [s66]. Es empfiehlt sich, mehrere Optionen zu besichtigen und mit verschiedenen Anbietern zu sprechen, um die beste Wahl für die eigene Situation zu treffen. Ein wichtiger Trend ist die zunehmende Fokussierung auf familienzentrierte Betreuung, bei der das Baby direkt nach der Geburt bei den Eltern bleiben kann [s72]. Dies fördert die frühe Bindung und hilft den Eltern, die Bedürfnisse ihres Neugeborenen besser kennenzulernen.

Glossar

Queensize-Bett

Ein standardisiertes Bettmaß von 160x200 cm, das mehr Platz als ein klassisches Doppelbett bietet und ursprünglich aus dem amerikanischen Raum stammt

1. 3. 2. Wochenbettbetreuung

Die Zeit nach der Geburt, das sogenannte Wochenbett, ist eine besonders sensible Phase für Mutter und Kind, die eine intensive medizinische und soziale Betreuung erfordert [s73]. Diese erstreckt sich über die ersten sechs Wochen nach der Entbindung und ist entscheidend für das Wohlergehen der gesamten Familie. In den ersten Tagen nach der Geburt steht die körperliche Überwachung von Mutter und Kind im Vordergrund. Die Hebamme kontrolliert bei der Mutter regelmäßig Temperatur, Puls und Blutdruck sowie die Rückbildung der Gebärmutter. Die vaginale Blutung (Lochia) wird bis zur 12. Woche beobachtet [s74]. Sollten Sie als Mutter bemerken, dass die Blutung stärker wird oder Sie Fieber entwickeln, kontaktieren Sie umgehend Ihre Hebamme oder den ärztlichen Notdienst. Für das Neugeborene sind die ersten 72 Stunden besonders wichtig. In dieser Zeit erfolgt eine gründliche Untersuchung durch einen Kinderarzt oder eine spezialisierte Pflegekraft [s74]. Dabei wird besonders auf Anzeichen von Gelbsucht, Nabelinfektionen oder Mundsoor geachtet. Ein wichtiger Meilenstein ist der Bluttest zwischen dem 5. und 8. Lebenstag, der mittels eines kleinen Stichs in die Ferse durchgeführt wird. Die WHO empfiehlt in ihren aktuellen Richtlinien eine umfassende Betreuung, die über rein medizinische Aspekte hinausgeht [s73]. Ein besonderer Fokus liegt auf der Förderung des Stillens und der frühen Bindung. Nutzen Sie die Möglichkeit des Haut-zu-Haut-Kontakts mit Ihrem Baby, der nicht nur die Temperaturregulation unterstützt, sondern auch den Stillbeginn erleichtert [s74]. Ein innovatives Element der modernen Wochenbettbetreuung sind die Hausbesuchsprogramme [s75]. Diese bieten allen Eltern - auch bei Adoption oder Pflegschaft - professionelle Unterstützung in ihrer gewohnten Umgebung. Die Besuche haben sich als äußerst effektiv erwiesen, um Unsicherheiten abzubauen und praktische Hilfestellung bei der Säuglingspflege zu geben. Scheuen Sie sich nicht, diese Unterstützung anzunehmen - sie ist ein wichtiger Baustein für einen gelungenen Start ins Familienleben. Besondere Aufmerksamkeit gilt der psychischen Gesundheit der Mutter. Etwa eine von 1.000 Frauen entwickelt eine postpartale Psychose, die sich meist in den ersten zwei Wochen nach der Geburt manifestiert [s76]. Symptome können Halluzinationen, Wahnvorstellungen oder extreme Stimmungsschwankungen sein. Zögern Sie nicht, bei entsprechenden Anzeichen sofort medizinische Hilfe in Anspruch zu nehmen - es handelt sich um einen medizinischen Notfall. Die moderne

Wochenbettbetreuung setzt auf einen ganzheitlichen Ansatz [s77]. Neben persönlichen Kontakten werden zunehmend auch digitale Unterstützungsangebote und telefonische Beratung eingesetzt. Ein strukturierter Betreuungsplan sollte mindestens bis zum zehnten Lebenstag des Babys bestehen [s74], kann aber bei Bedarf verlängert werden. Für einen optimalen Start empfiehlt es sich, bereits vor der Geburt Kontakt zu einer Hebamme aufzunehmen und die Wochenbettbetreuung zu planen. Erstellen Sie gemeinsam eine Liste wichtiger Telefonnummern und informieren Sie sich über lokale Unterstützungsangebote. Die Einbindung des Partners in die Betreuung ist dabei ausdrücklich erwünscht und wird von Fachleuten empfohlen [s73]. Die Wochenbettzeit ist eine Phase des Lernens und der Anpassung. Geben Sie sich und Ihrem Baby die Zeit, die Sie brauchen, und nehmen Sie alle verfügbaren Unterstützungsangebote wahr. Eine gut strukturierte Wochenbettbetreuung legt den Grundstein für eine gesunde Entwicklung Ihres Kindes und Ihr eigenes Wohlbefinden als Eltern.

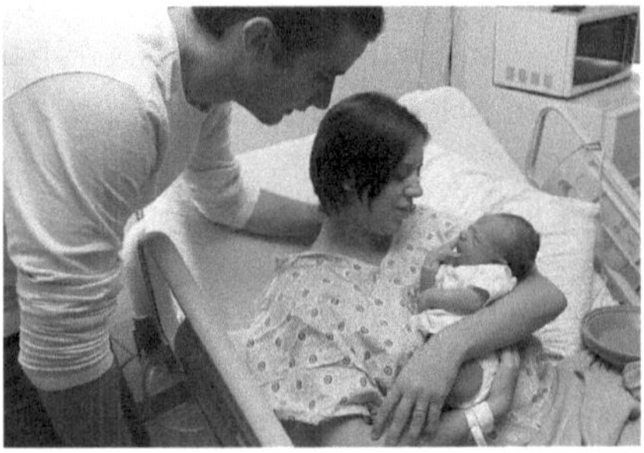

Wochenbett [i11]

Glossar

Lochia

Natürlicher Ausfluss nach der Geburt, der sich von rot über rosa bis weißlich verfärbt und aus Wundsekret, Blut und Geweberesten besteht. Die Menge nimmt im Verlauf der Wochen stetig ab.

Mundsoor

Eine durch Hefepilze verursachte Infektion der Mundschleimhaut, die sich durch weißliche Beläge auf Zunge und Mundinnenwänden zeigt. Kann beim Stillen auf die Brustwarzen der Mutter übertragen werden.

postpartale Psychose

Eine seltene, aber schwerwiegende psychische Erkrankung, die durch hormonelle Umstellungen und Schlafmangel begünstigt wird. Tritt häufiger bei Frauen mit bipolaren Störungen in der Vorgeschichte auf.

1. 3. 3. Stillen und Ernährung des Neugeborenen

Die Ernährung des Neugeborenen durch Muttermilch ist der optimale Start ins Leben und bietet zahlreiche gesundheitliche Vorteile für Mutter und Kind. Optimal durchgeführtes Stillen kann jährlich über 820.000 Kinderleben unter 5 Jahren retten [s78]. Die Weltgesundheitsorganisation (WHO) empfiehlt daher, dass Neugeborene innerhalb der ersten Stunde nach der Geburt angelegt werden und in den ersten 6 Monaten ausschließlich gestillt werden sollten [s79]. Exklusives Stillen bedeutet, dass das Baby nur Muttermilch erhält, ohne zusätzliche Nahrungsmittel oder Wasser - lediglich Vitamine, Mineralien und notwendige Medikamente sind erlaubt [s80]. Diese Form der Ernährung in den ersten sechs Monaten bietet den bestmöglichen Schutz vor gesundheitlichen Problemen, insbesondere vor Magen-Darm- und Atemwegsinfektionen [s79]. Darüber hinaus unterstützt Stillen die Entwicklung des Immunsystems und reduziert das Risiko für spätere Allergien und Übergewicht [s81]. Für einen erfolgreichen Stillstart ist die frühe Unterstützung entscheidend. Idealerweise sollte das erste Anlegen innerhalb der ersten Stunde nach der Geburt erfolgen, da dies nachweislich die Neugeborenensterblichkeit signifikant reduziert [s79]. In dieser Phase produziert die Mutter Kolostrum, die erste Muttermilch, die besonders reich an Antikörpern ist. Falls eine Trennung von Mutter und Kind unvermeidlich ist, sollten Mütter ermutigt werden, ihre Milch innerhalb dieser ersten Stunde auszudrücken [s80]. Die Realität zeigt jedoch, dass viele Mütter beim Stillen auf Herausforderungen stoßen. Studien belegen, dass die Stillraten im Zeitverlauf deutlich abnehmen: Während nach zwei Wochen noch 77% der Mütter stillen, sind es nach sechs Monaten nur noch 31% [s82]. Häufige Hindernisse sind die Wahrnehmung einer unzureichenden Milchproduktion, familiärer Druck oder gesundheitliche Bedenken der Mütter [s79]. Besondere Aufmerksamkeit benötigen Mütter mit Adipositas, da sie häufiger Stillprobleme entwickeln. Sie berichten besonders in den ersten zwei Wochen nach der Geburt über Schwierigkeiten mit der Milchproduktion [s83]. Für diese Gruppe ist eine intensive Stillberatung und zusätzliche Unterstützung besonders wichtig. Eine normale Gewichtsabnahme des Neugeborenen in den ersten Tagen ist kein Grund zur Sorge. Solange das Baby regelmäßig trinkt und ausreichend nasse Windeln hat, ist in der Regel keine zusätzliche Nahrung erforderlich [s80]. Falls dennoch eine Ergänzung notwendig wird, sollte vorrangig Spender-

Muttermilch verwendet werden. Erst wenn diese nicht verfügbar ist, kommen spezielle Säuglingsnahrungen in Frage [s80]. Ab etwa dem sechsten Monat übersteigt der Nährstoffbedarf des Säuglings das, was allein durch Muttermilch bereitgestellt werden kann [s78]. Zu diesem Zeitpunkt wird die Einführung von Beikost empfohlen, wobei das Stillen weiterhin eine wichtige Rolle in der Ernährung spielt. Die Beikost kann die Darmflora des Babys positiv beeinflussen und unterstützt die weitere Entwicklung [s81]. Für stillende Mütter ergeben sich ebenfalls gesundheitliche Vorteile: Das Stillen reduziert das Risiko für Eierstock- und Brustkrebs und kann als natürliche Methode zur Geburtenkontrolle dienen [s78]. Um optimales Stillen zu gewährleisten, benötigen Familien und Mütter kontinuierliche Unterstützung durch das Gesundheitssystem und ihr soziales Umfeld. Auch in besonderen Situationen, wie bei HIV-infizierten Müttern, ist Stillen unter bestimmten Voraussetzungen möglich. Die WHO empfiehlt in diesen Fällen eine lebenslange antiretrovirale Therapie, um das Übertragungsrisiko zu minimieren [s78].

Glossar

Adipositas

Starkes Übergewicht mit einem Body-Mass-Index über 30, das als chronische Erkrankung eingestuft wird und verschiedene gesundheitliche Risiken mit sich bringt.

antiretroviral

Medikamente, die sich gegen Retroviren (wie HIV) richten und deren Vermehrung im Körper hemmen. Sie werden zur Behandlung von HIV-Infektionen eingesetzt.

Kolostrum

Auch Vormilch genannt - eine dickflüssige, gelbliche Flüssigkeit, die besonders viele Proteine, Mineralstoffe und Abwehrstoffe enthält. Sie wird nur in den ersten Tagen nach der Geburt gebildet und geht dann in die reife Muttermilch über.

1. 3. 4. Behördengänge nach der Geburt

Nach der Geburt Ihres Kindes stehen wichtige behördliche Schritte an, die innerhalb bestimmter Fristen erledigt werden müssen. Die gute Nachricht: Viele Behördengänge lassen sich heute auch online oder gebündelt erledigen [s84].

Die Geburtsregistrierung sollte innerhalb der ersten 30 Tage erfolgen. Falls dies nicht möglich ist, haben Sie bis zu 12 Monate Zeit für eine kostenlose Online-Registrierung [s84]. Praktischerweise bieten viele Ämter inzwischen ein Komplettpaket an, das folgende Anträge zusammenfasst:
- Geburtsregistrierung
- Beantragung der Geburtsurkunde
- Sozialversicherungsnummer
- Kindergeld
- Bildungssparkonten [s84]

Für die Beantragung der Sozialversicherungsnummer Ihres Kindes benötigen Sie mindestens zwei Dokumente zum Nachweis von Alter, Identität und Staatsbürgerschaft bzw. Aufenthaltsstatus [s85]. Bewahren Sie diese Unterlagen sorgfältig auf - sie werden für viele weitere behördliche Vorgänge benötigt.

Ein wichtiger Tipp für berufstätige Eltern: Reichen Sie das Elternzeitformular innerhalb einer Woche nach der Geburt bei Ihrem Arbeitgeber ein [s86]. Parallel dazu sollten Sie:
- Die Krankenkasse über die Geburt informieren (wichtig für restliches Mutterschaftsgeld)
- Ihr Baby in Ihre Familienversicherung aufnehmen lassen
- Elterngeld beantragen
- Kindergeld beantragen [s86]

Für viele offizielle Angelegenheiten benötigen Sie eine beglaubigte Kopie der Geburtsurkunde. Diese können Sie bei jedem Standesamt beantragen, wenn die Geburt nach dem 1. Januar 2003 stattfand. Für frühere Geburten müssen Sie sich an das Standesamt der Geburtsstadt oder des damaligen Wohnorts der Mutter wenden [s87].

Bei der Beantragung von Dokumenten ist zu beachten:
- Legen Sie einen gültigen Lichtbildausweis vor
- Falls nicht vorhanden: zwei alternative Identifikationsdokumente
- Rechnen Sie mit Gebühren (je nach Bundesland/Kommune unterschiedlich) [s87]

Die Geburtsurkunde ist ein wichtiges Dokument für:
- Reisepass
- Nachweis der Staatsbürgerschaft
- Sozialversicherungsangelegenheiten
- Führerschein
- Schulanmeldung
- Persönliche Identifikation [s88]

Ein besonderer Service: Bei der Geburtsregistrierung können Eltern einen Titel wählen, der ihre Familienstruktur am besten widerspiegelt. Auch die Registrierung mit einem einzelnen Namen oder einem vom Elternnamen abweichenden Nachnamen ist möglich [s84]. Für adoptierte Kinder oder Stiefkinder gelten besondere Regelungen. Hier sind zusätzliche Dokumente erforderlich, um die rechtliche Beziehung nachzuweisen [s89]. Bei Kindern über 21 Jahren können weitere Nachweise wie Schulbescheinigungen oder medizinische Unterlagen notwendig sein [s89]. Um Verzögerungen zu vermeiden, empfiehlt es sich, alle Behördengänge möglichst zeitnah nach der Geburt zu erledigen und die erforderlichen Unterlagen vollständig einzureichen. Die Online-Registrierung ist dabei meist der schnellste Weg [s84].

1. 3. 5. Papa werden - die ersten Wochen

Die ersten Wochen als frischgebackener Vater stellen eine Zeit großer Veränderungen und Herausforderungen dar. Während der Fokus oft auf Mutter und Kind liegt, durchleben auch Väter eine intensive Übergangsphase, die besondere Aufmerksamkeit verdient [s90]. Die emotionale Achterbahnfahrt beginnt häufig schon im Kreißsaal. Die meisten Väter empfinden die Anwesenheit bei der Geburt als positiv, auch wenn sich viele zunächst hilflos oder ängstlich fühlen [s91]. Ein offener Austausch mit dem medizinischen Personal über diese Gefühle kann helfen, besser damit umzugehen.

In den ersten Wochen nach der Geburt stehen Väter vor der Herausforderung, ihre neue Rolle zu finden. Die Realität weicht dabei oft von den eigenen Erwartungen ab [s92]. Während einige Väter sofort eine starke Bindung zu ihrem Baby aufbauen, brauchen andere Wochen oder Monate dafür - beides ist völlig normal. Um die Vater-Kind-Bindung zu stärken, können Sie:

- Regelmäßigen Hautkontakt mit dem Baby pflegen
- Mit dem Baby sprechen, auch wenn es noch nicht antwortet
- Sich aktiv an der Pflege beteiligen, etwa beim Baden oder Wickeln
- Feste Rituale etablieren, wie das abendliche Vorlesen

Die Beziehung zur Partnerin verändert sich in dieser Zeit häufig grundlegend. Viele Paare berichten von einem Gefühl der Entfremdung und Schwierigkeiten, Zeit zu zweit zu finden [s93]. Planen Sie bewusst kleine Auszeiten für Gespräche und Nähe ein, auch wenn es nur 15 Minuten am Tag sind.

Besondere Aufmerksamkeit verdient die psychische Gesundheit von Vätern. Etwa 25% entwickeln milde depressive Symptome, bei 10-12% wird eine postnatale_depression diagnostiziert [s94]. Die Symptome unterscheiden sich oft von denen der Mütter und können sich äußern durch:
- Erhöhte Reizbarkeit
- Sozialen Rückzug
- Übermäßigen Konsum von Alkohol oder anderen Substanzen
- Verstärktes Arbeiten
- Schwierigkeiten, eine Bindung zum Kind aufzubauen

Das Risiko steigt, wenn die Partnerin ebenfalls unter Depressionen leidet oder finanzielle Sorgen bestehen [s94]. Scheuen Sie sich nicht, professionelle Hilfe in Anspruch zu nehmen, wenn Sie sich über längere Zeit niedergeschlagen fühlen.

Die gesellschaftlichen Erwartungen an Väter sind heute höher denn je. Neben der traditionellen Rolle als Versorger sollen sie auch emotional präsent und aktiv in der Kinderpflege sein [s92]. Um diesem Druck standzuhalten, ist es wichtig:
- Realistische Erwartungen zu entwickeln
- Sich ein Unterstützungsnetzwerk aufzubauen
- Die eigenen Grenzen zu kennen und zu kommunizieren
- Sich regelmäßig Auszeiten zu gönnen

Väter wünschen sich oft mehr spezifische Informationen und Unterstützung [s93]. Suchen Sie gezielt nach Vätergruppen oder Programmen, die sich an neue Väter richten. Der Austausch mit anderen in ähnlicher Situation kann sehr entlastend wirken und praktische Tipps liefern. Die ersten Wochen sind eine Zeit des Lernens und Wachsens. Geben Sie sich und Ihrer Familie die Zeit, die Sie brauchen, um in die neuen Rollen hineinzuwachsen. Eine offene Kommunikation mit der Partnerin und die Bereitschaft, Hilfe anzunehmen, sind dabei wichtige Erfolgsfaktoren für einen guten Start als Familie.

Zusammenfassung - 1. 3. Geburt und erste Zeit danach

- Die Mehrheit der Geburten findet in Krankenhäusern statt, während Geburtshäuser eine zunehmend beliebte Alternative darstellen
- Krankenhausintegrierte Geburtszentren verbinden häusliche Atmosphäre mit medizinischer Sicherheit
- Nach der Geburt können Familien in Geburtszentren bereits nach 6-12 Stunden nach Hause gehen
- Die vaginale Blutung (Lochia) wird bis zur 12. Woche nach der Geburt beobachtet
- Eine von 1.000 Frauen entwickelt eine postpartale Psychose in den ersten zwei Wochen
- Optimales Stillen kann jährlich über 820.000 Kinderleben unter 5 Jahren retten
- Die Stillraten sinken von 77% nach zwei Wochen auf 31% nach sechs Monaten
- Mütter mit Adipositas berichten häufiger über Schwierigkeiten mit der Milchproduktion
- Die Geburtsregistrierung kann bis zu 12 Monate kostenlos online erfolgen
- Etwa 25% der Väter entwickeln milde depressive Symptome, bei 10-12% wird eine postnatale Depression diagnostiziert
- Die väterliche Depression äußert sich oft durch erhöhte Reizbarkeit und verstärktes Arbeiten
- Das Risiko für väterliche Depression steigt bei finanziellen Sorgen oder Depression der Partnerin

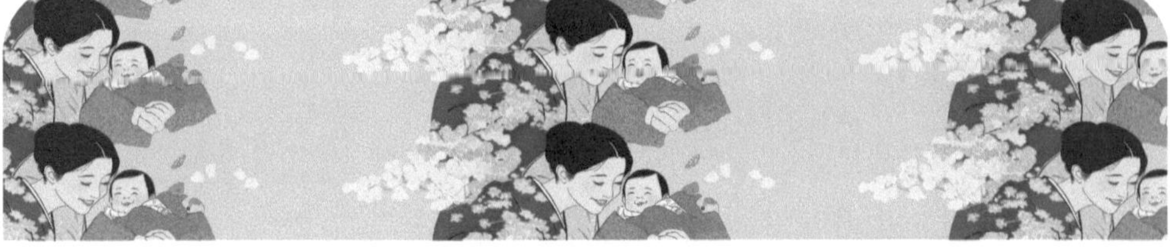

Rückblick - 1. Der Weg zur Elternschaft

- Der Weg zur Elternschaft beginnt mit der Erkenntnis, dass männliche Faktoren zu 50% der Unfruchtbarkeitsfälle beitragen.
- Wahrgenommener Stress hat einen signifikant negativen Einfluss auf die Fertilitätsabsicht, besonders bei kinderlosen Frauen.
- Ein gesunder BMI zwischen 18,5 und 24,9 erhöht die Chancen auf eine erfolgreiche Empfängnis deutlich.
- Folsäure sollte mindestens drei Monate vor der geplanten Schwangerschaft supplementiert werden, um Neuralrohrdefekte zu vermeiden.
- Die Kommunikation zwischen Partnern ist entscheidend für die erfolgreiche Umsetzung von Familienplanungsmethoden.
- Die Kosten für das erste Lebensjahr eines Babys belaufen sich auf etwa 15.000 bis 40.000 Euro.
- Die Herzleistung steigt während der Schwangerschaft um 30-50% bis zur Schwangerschaftsmitte.
- Die Beckenbodenmuskulatur erfährt während der Geburt eine Dehnung auf 250% ihrer ursprünglichen Größe.
- Hypnobirthing nutzt spezielle Atem- und Entspannungstechniken basierend auf Affirmationen und Visualisierungen.
- Die Erstausstattung sollte bis zur 32. Schwangerschaftswoche vorbereitet sein.
- Etwa 25% der Väter entwickeln milde depressive Symptome, bei 10-12% wird eine postnatale Depression diagnostiziert.
- Optimales Stillen kann jährlich über 820.000 Kinderleben unter 5 Jahren retten.
- Die Geburtsregistrierung sollte innerhalb der ersten 30 Tage erfolgen.

Während die ersten Wochen und Monate voller neuer Erfahrungen sind, beginnt nun die spannende Phase der Entwicklung des Kindes und der Aufbau einer tiefen emotionalen Bindung zwischen Eltern und Kind.

2. Entwicklung und Bindung

Die ersten Lebensjahre eines Kindes sind von fundamentaler Bedeutung für seine gesamte weitere Entwicklung. Wie aber können Eltern die Entwicklung ihres Kindes optimal unterstützen und dabei eine sichere Bindung aufbauen? Welche Rolle spielen dabei alltägliche Interaktionen, gemeinsame Rituale und die bewusste Gestaltung der Umgebung? Die Forschung der letzten Jahrzehnte hat gezeigt, dass eine feinfühlige und responsive Betreuung entscheidend für eine gesunde emotionale, soziale und kognitive Entwicklung ist. Gleichzeitig stehen Eltern heute vor der Herausforderung, wissenschaftliche Erkenntnisse praktisch in ihren oft herausfordernden Alltag zu integrieren. Dieses Kapitel beleuchtet die verschiedenen Aspekte der frühen Entwicklung und zeigt konkrete Wege auf, wie Eltern eine sichere Basis für ihr Kind schaffen können - von der Gestaltung erster Bindungserfahrungen über die Förderung motorischer und sprachlicher Fähigkeiten bis hin zur bewussten Integration von Musik, Bewegung und Naturerlebnissen in den Familienalltag. Die gute Nachricht dabei ist: Es braucht keine perfekten Eltern, sondern aufmerksame und präsente Bezugspersonen, die bereit sind, gemeinsam mit ihrem Kind zu wachsen und zu lernen.

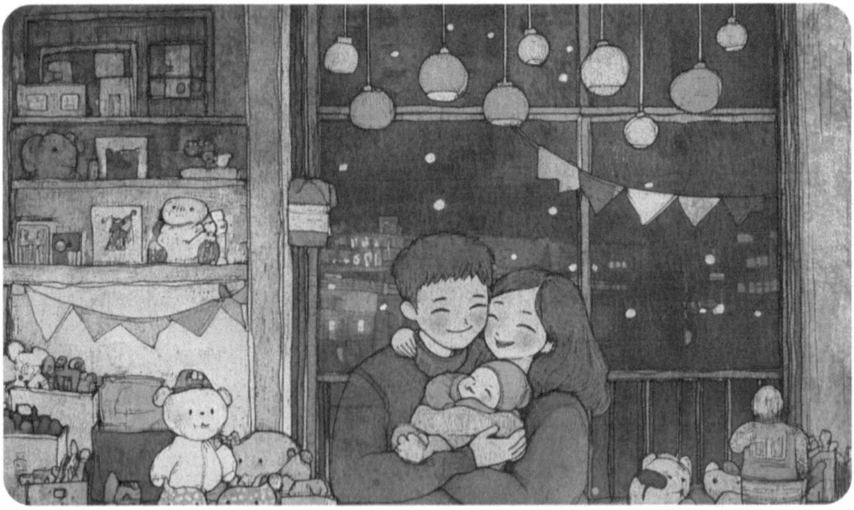

2. 1. Bindungsaufbau

Die Entwicklung einer stabilen Bindung zwischen Eltern und Kind gehört zu den faszinierendsten und gleichzeitig herausforderndsten Aspekten der frühen Elternschaft. Wie entsteht diese besondere Verbindung, die das gesamte Leben prägt? Was können Eltern aktiv tun, um eine sichere Bindung aufzubauen? Und welche Rolle spielen dabei alltägliche Interaktionen wie Körperkontakt, gemeinsame Rituale oder der Umgang mit Geschwistern? Die Forschung der letzten Jahrzehnte hat gezeigt, dass die frühe Bindungserfahrung weitreichende Auswirkungen auf die emotionale, soziale und kognitive Entwicklung eines Menschen hat. Dabei ist es beruhigend zu wissen, dass es nicht den einen "perfekten Weg" gibt, sondern verschiedene Möglichkeiten, eine gesunde Bindung aufzubauen. Die folgenden Seiten bieten wissenschaftlich fundierte Einblicke und praktische Ansätze, wie Eltern die Beziehung zu ihrem Kind von Anfang an förderlich gestalten können - ein Wissen, das nicht nur das Wohlbefinden des Kindes stärkt, sondern auch das Zusammenleben als Familie bereichert.

> *„Feinführligkeit im Umgang mit dem Baby ist ein fundamentaler Baustein für eine gesunde Entwicklung des Kindes und den Aufbau einer sicheren Bindung zwischen Eltern und Kind.“*

2. 1. 1. Feinfühligkeit im Umgang mit dem Baby

Feinfühligkeit im Umgang mit dem Baby ist ein fundamentaler Baustein für eine gesunde Entwicklung des Kindes und den Aufbau einer sicheren Bindung zwischen Eltern und Kind [s95]. Diese Feinfühligkeit zeigt sich in der Fähigkeit der Eltern, die Signale ihres Babys wahrzunehmen, richtig zu interpretieren und angemessen darauf zu reagieren. Im Alltag bedeutet dies konkret, dass Eltern aufmerksam auf die verschiedenen Ausdrucksformen ihres Babys achten sollten. Wenn das Baby beispielsweise weint, gilt es herauszufinden, ob es Hunger hat, müde ist oder eine frische Windel benötigt [s96]. Dabei ist es wichtig, dass die Reaktion zeitnah und konsistent erfolgt. Ein praktisches Beispiel: Wenn das Baby Hunger signalisiert, sollte es nicht erst nach längerer Zeit gestillt oder gefüttert werden, sondern möglichst zeitnah eine Reaktion erfahren.

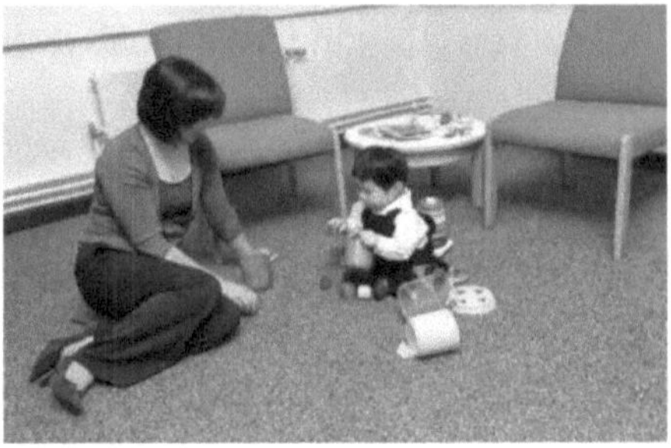

Bindung [i12]

Körperliche Nähe spielt eine zentrale Rolle bei der feinfühligen Betreuung. Das Tragen des Babys in einem Tragetuch oder einer Tragehilfe ermöglicht nicht nur praktische Vorteile im Alltag, sondern fördert auch die emotionale Bindung [s97]. Dabei können Eltern ihr Baby beispielsweise während der Hausarbeit tragen oder bei Spaziergängen nah bei sich haben. Auch das gemeinsame Baden oder sanfte Babymassagen sind wertvolle Momente für den Bindungsaufbau [s96]. Die Qualität der Interaktion ist dabei wichtiger als die Quantität der gemeinsam verbrachten Zeit [s95]. Eltern müssen nicht rund um die Uhr physisch präsent sein, sollten aber emotional verfügbar sein, wenn das Baby sie braucht. Dies kann sich in alltäglichen Situationen zeigen, etwa wenn das Baby beim Spielen verunsichert ist und Blickkontakt zur Bezugsperson sucht. Besonders wichtig ist die Balance zwischen Nähe und der Möglichkeit zur Exploration [s95]. Wenn das Baby beispielsweise auf dem Spielteppich liegt und seine Umgebung erkundet, können Eltern in der Nähe bleiben und aufmerksam beobachten, ohne ständig einzugreifen. Dies fördert die Entwicklung von Selbstständigkeit bei gleichzeitiger emotionaler Sicherheit. Studien zeigen, dass eine sichere Bindung, die durch feinfühliges Elternverhalten entsteht, die emotionale Resilienz des Kindes stärkt und Verhaltensprobleme reduziert [s97]. Praktisch bedeutet dies, dass Eltern auch in herausfordernden Situationen geduldig und verständnisvoll bleiben sollten. Wenn das Baby beispielsweise einen Wutanfall hat, ist es wichtig, ruhig zu bleiben und dem Kind durch die schwierigen Gefühle zu helfen. Ein oft unterschätzter Aspekt ist der Einfluss des elterlichen Stresslevels auf die Bindungsqualität [s98]. Eltern sollten daher auch auf ihre eigene emotionale Balance achten. Dies kann bedeuten, sich bei Bedarf Unterstützung zu holen oder sich regelmäßige Auszeiten zu gönnen, um die eigenen Batterien wieder aufzuladen [s99]. Die nächtliche Betreuung ist ebenfalls ein wichtiger Aspekt der feinfühligen Pflege. Ob Eltern sich für Co-Sleeping entscheiden oder andere Schlafar rangements wählen, wichtig ist die prompte und liebevolle Reaktion auf nächtliche Bedürfnisse des Babys [s96]. Dabei sollten Sicherheitsaspekte immer im Vordergrund stehen. Besonders in den ersten Lebensmonaten ist die Sensibilität der Eltern von großer Bedeutung für die spätere soziale und

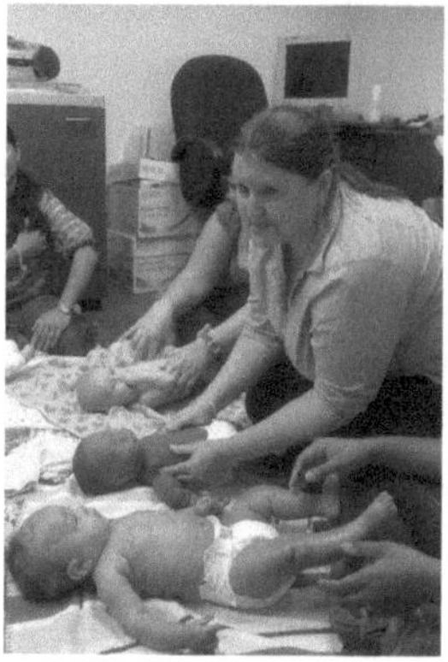

Babymassage [i13]

emotionale Entwicklung des Kindes [s100]. Ein praktischer Tipp ist es, sich Zeit zu nehmen, um die verschiedenen Signale des eigenen Babys kennenzulernen und zu "entschlüsseln". Dies kann in einem Tagebuch festgehalten werden, um Muster zu erkennen. Die Fähigkeit zur Feinfühligkeit kann sich bei Eltern unterschiedlich entwickeln. Wichtig ist es, sich bewusst zu machen, dass dies ein Lernprozess ist [s101]. Eltern sollten sich nicht entmutigen lassen, wenn sie nicht immer sofort die richtigen Antworten auf die Bedürfnisse ihres Babys finden. Die Bereitschaft, sich auf das Baby einzulassen und aus Erfahrungen zu lernen, ist dabei entscheidend.

Glossar

Co-Sleeping

Eine Schlafpraxis, bei der Eltern und Kind im selben Raum oder Bett schlafen. Dies erleichtert das nächtliche Stillen und kann die Atmungsregulation des Babys unterstützen.

2. 1. 2. Körperkontakt und Babytragen

Körperkontakt und das Tragen des Babys sind fundamentale Elemente für eine gesunde Entwicklung des Kindes. Wissenschaftliche Studien belegen vielfältige positive Auswirkungen auf beide Elternteile und das Baby [s102]. Der intensive Körperkontakt unterstützt dabei nicht nur die emotionale Bindung, sondern hat auch messbare physiologische Effekte. Besonders der direkte Haut-zu-Haut-Kontakt zeigt bemerkenswerte Vorteile: Er hilft dem Baby, seine Körpertemperatur und Herzfrequenz zu regulieren [s103]. Dies können Eltern ganz praktisch umsetzen, indem sie ihr Baby nach dem Baden nicht sofort anziehen, sondern es zunächst auf ihrer nackten Brust kuscheln lassen. Auch das "Känguruhen" - das Halten des Babys mit direktem Hautkontakt - lässt sich gut in den Alltag integrieren, beispielsweise beim Stillen oder beim abendlichen Entspannen auf der Couch. Das Tragen in einer Tragehilfe oder einem Tragetuch bietet weitere bedeutende Vorteile. Es verbessert nachweislich die Schlaforganisation des Säuglings und reduziert das Schreien [s104]. Eltern können ihr Baby tagsüber in der Tragehilfe bei sich tragen, während sie alltäglichen Aktivitäten nachgehen. Dabei ist die richtige Trageposition entscheidend: Die gespreizte Hockposition, bei der die Beine des Babys M-förmig positioniert sind, unterstützt die gesunde Hüftentwicklung und kann Hüftdysplasien vorbeugen [s104]. Ein weiterer wichtiger Aspekt ist die Prävention der Plagiozephalie (Verformung des Hinterkopfes). Durch regelmäßiges Tragen wird die Zeit, die das Baby in Rückenlage verbringt, reduziert [s104]. Eltern können dies unterstützen, indem sie ihr Baby auch während des Schlafens tagsüber in der Tragehilfe tragen lassen, statt es immer in die Wiege zu legen. Für stillende Mütter ist besonders interessant, dass intensiver Körperkontakt durch Tragen positiv mit den Stillraten korreliert [s104]. Je mehr das Baby getragen wird, desto wahrscheinlicher ist es, dass Mütter erfolgreich und länger stillen. Dies lässt sich gut umsetzen, indem das Baby auch während des Stillens in der Tragehilfe bleiben kann - viele Tragehilfen sind so konstruiert, dass dies problemlos möglich ist. Auch Väter profitieren vom Babytragen: Es stärkt ihre väterliche Rolle und fördert ihre frühe Einbindung in die Kinderbetreuung [s104]. Väter können beispielsweise feste "Tragezeiten" einplanen, etwa bei abendlichen Spaziergängen oder am Wochenende, um diese besondere Form der Nähe zu erleben. Der intensive Körperkontakt hat zudem positive Auswirkungen auf die psychische Gesundheit der Eltern. Bei

Müttern werden depressive Symptome reduziert und die Stressregulation verbessert [s105]. Um diese Vorteile optimal zu nutzen, können Eltern "Kuschelzeiten" fest in ihren Tagesablauf einplanen, etwa nach dem Aufwachen oder vor dem Schlafengehen. Die verbesserte mütterliche Reaktionsfähigkeit auf die Signale des Säuglings durch engen Körperkontakt [s106] zeigt sich im Alltag dadurch, dass Eltern die Bedürfnisse ihres Babys schneller erkennen und angemessener darauf reagieren können. Dies führt zu einer positiven Rückkopplung: Je mehr Körperkontakt stattfindet, desto besser verstehen Eltern ihr Baby. Zusammenfassend lässt sich sagen, dass regelmäßiger Körperkontakt und das Tragen des Babys nicht nur praktische Vorteile im Alltag bieten, sondern auch weitreichende positive Auswirkungen auf die physische und psychische Entwicklung von Kind und Eltern haben. Die Integration dieser Praktiken in den Alltag erfordert anfangs vielleicht etwas Übung und Geduld, zahlt sich aber durch die vielfältigen positiven Effekte aus.

Glossar

Hüftdysplasie

Eine angeborene oder entwicklungsbedingte Fehlstellung des Hüftgelenks, bei der die Hüftpfanne und der Oberschenkelkopf nicht optimal zusammenpassen. Tritt bei etwa 2-4% aller Neugeborenen auf.

Känguruhen

Eine Methode aus der Frühgeborenenversorgung, bei der das Baby nur mit Windel bekleidet auf der nackten Brust eines Elternteils liegt. Ursprünglich in Kolumbien entwickelt, wo Mangel an Inkubatoren herrschte.

Plagiozephalie

Eine asymmetrische Verformung des Schädels, die durch einseitige Lagerung entstehen kann. Auch als Schiefkopf bekannt. Kann durch frühzeitige Behandlung und gezielte Lagerungstechniken korrigiert werden.

2. 1. 3. Gemeinsame Rituale entwickeln

Gemeinsame Rituale spielen eine zentrale Rolle beim Aufbau und der Stärkung familiärer Bindungen. Sie bieten Kindern Orientierung und Sicherheit im Alltag und schaffen wichtige Ankerpunkte für die emotionale Entwicklung [s107]. Die Etablierung solcher Rituale sollte dabei bewusst und altersgerecht gestaltet werden. Besonders in den ersten Lebensjahren sind regelmäßige, verlässliche Abläufe von großer Bedeutung. Ein klassisches Beispiel ist das abendliche Einschlafritual: Es könnte mit einem gemeinsamen Bad beginnen, gefolgt von einer Gute-Nacht-Geschichte und einem Schlaflied. Die Konstanz dieser Abfolge gibt dem Kind Sicherheit und hilft ihm, den Tag positiv abzuschließen [s108].

Familienmahlzeiten stellen ein weiteres wichtiges Ritual dar. Dabei geht es nicht nur um die gemeinsame Nahrungsaufnahme, sondern um quality time, in der sich alle Familienmitglieder austauschen können. Ein praktischer Tipp ist es, das Handy während der Mahlzeiten beiseite zu legen und sich ganz auf das gemeinsame Erlebnis zu konzentrieren [s107]. Eltern können diese Zeit nutzen, um über den Tag zu sprechen oder gemeinsam den nächsten Tag zu planen. Im zweiten Lebensjahr, wenn Kinder verstärkt ihre Individualität entdecken, können Rituale entwickelt werden, die das Gefühl der Gleichheit und Zugehörigkeit stärken. Das kann bedeuten, dass Eltern und Kind ähnliche Schlafanzüge tragen oder bestimmte Aktivitäten bewusst "wie die Großen" durchgeführt werden [s108]. Ein schönes Beispiel ist das gemeinsame Zähneputzen, bei dem das Kind die Bewegungen der Eltern nachahmen kann. Die Entwicklung von Familientraditionen ist ein weiterer wichtiger Baustein. Diese können wöchentlich stattfinden, wie ein gemeinsamer Spieleabend am Freitag, oder jährlich wie besondere Geburtstagsrituale [s109]. Dabei ist es wichtig, die Kinder in die Gestaltung einzubeziehen. Sie könnten beispielsweise mitentscheiden, welches Spiel gespielt wird oder welches besondere Essen es zum Geburtstag gibt. Für die Dokumentation und Bewahrung der gemeinsamen Erlebnisse eignet sich ein Familientagebuch oder -album. Hier

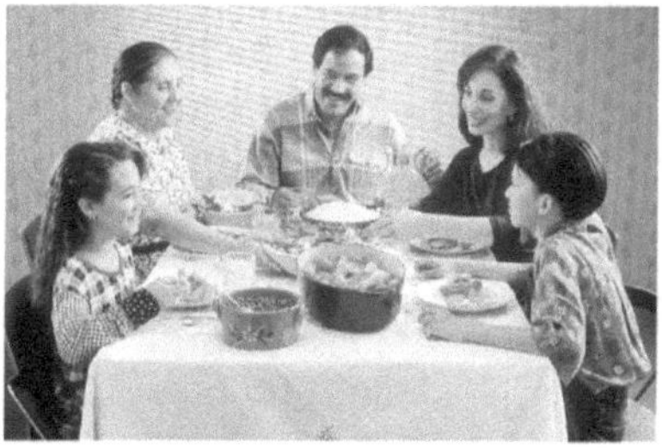

Familienmahlzeit [i14]

können Fotos, kleine Geschichten oder besondere Momente festgehalten werden [s109]. Dies stärkt nicht nur das Familiengefühl im Moment, sondern schafft auch wertvolle Erinnerungen für die Zukunft. Die Integration der erweiterten Familie in gemeinsame Rituale kann das Zugehörigkeitsgefühl zusätzlich stärken [s109]. Regelmäßige Videoanrufe mit den Großeltern oder monatliche Familientreffen können fest etabliert werden. Dabei ist es wichtig, diese Treffen so zu gestalten, dass sie für alle Beteiligten angenehm und stressfrei ablaufen. Besonders wertvoll sind auch spontane Rituale, die sich aus dem Alltag entwickeln. Wenn ein Kind beispielsweise jeden Morgen beim Aufwachen eine bestimmte Kuscheleinheit braucht oder vor dem Kindergarten noch einmal durchs Fenster winken möchte, sollten Eltern diese kleinen Rituale wertschätzen und pflegen [s110]. Die Balance zwischen Struktur und Flexibilität ist dabei wichtig. Rituale sollten nicht zu einer starren Verpflichtung werden, sondern Raum für Anpassungen lassen [s110]. Wenn beispielsweise das abendliche Vorlesen einmal nicht möglich ist, kann es durch eine kurze Geschichte beim Kuscheln ersetzt werden. Gemeinsame Abenteuer und neue Erfahrungen können ebenfalls ritualisiert werden [s111]. Ein monatlicher "Entdeckertag", an dem die Familie gemeinsam etwas Neues erkundet, fördert nicht nur die Bindung, sondern erweitert auch den Horizont aller Beteiligten. Das könnte ein Ausflug in einen unbekannten Park sein oder das Ausprobieren einer neuen Aktivität. Die Entwicklung von Ritualen ist ein dynamischer Prozess, der sich mit dem Wachstum der Kinder weiterentwickelt [s112]. Was im Kleinkindalter funktioniert, muss im Vorschulalter angepasst werden. Wichtig ist, dass die Rituale authentisch bleiben und von allen Familienmitgliedern als bereichernd empfunden werden.

2. 1. 4. Geschwisterbindung fördern

Die Geschwisterbeziehung ist eine der prägendsten und längsten Beziehungen im Leben eines Menschen. Als erste Peer-Beziehung bildet sie die Grundlage für spätere soziale Interaktionen und emotionale Kompetenzen [s113]. Die bewusste Förderung dieser besonderen Bindung beginnt idealerweise schon vor der Geburt des zweiten Kindes. Bereits während der Schwangerschaft können Eltern das ältere Kind aktiv in die Vorbereitungen einbeziehen. Dies kann durch gemeinsames Einrichten des Babyzimmers, das Aussuchen von Babykleidung oder das Sprechen mit dem Baby im Bauch geschehen [s113]. So wird von Anfang an ein Gefühl der Einbindung und Wichtigkeit vermittelt. Nach der Geburt ist es entscheidend, die Gefühle des älteren Kindes ernst zu nehmen und zu validieren. Ambivalente Gefühle wie Eifersucht oder Unsicherheit sind völlig normal und sollten nicht unterdrückt werden [s113]. Ein praktischer Ansatz ist die Einführung einer täglichen "Geschwisterzeit", in der sich die Eltern ausschließlich dem älteren Kind widmen, während das Baby schläft. Die Entwicklung von Konfliktlösungskompetenzen spielt eine zentrale Rolle. Eltern können einen "Friedensplatz" einrichten - einen speziellen Bereich in der Wohnung, der für die gemeinsame Konfliktlösung reserviert ist [s113]. Hier können Geschwister lernen, ihre Probleme konstruktiv zu besprechen und Kompromisse zu finden. Besonders wichtig ist die Vermeidung von Vergleichen und Etikettierungen. Jedes Kind sollte in seiner Individualität wertgeschätzt werden [s114]. Statt "Dein Bruder war in deinem Alter schon viel ordentlicher" ist es förderlicher zu sagen: "Ich sehe, du hast dir beim Aufräumen deiner Spielecke heute besonders viel Mühe gegeben." Die Förderung von gemeinsamen Aktivitäten stärkt die Geschwisterbindung nachhaltig. Dies können regelmäßige "Geschwister-Projekte" sein, wie das gemeinsame Gestalten eines Fotobuchs oder das Anlegen eines Gemüsegartens [s114]. Dabei lernen die Kinder Zusammenarbeit und entwickeln ein Gefühl des Teamgeists. Bei Geschwistern mit besonderen Bedürfnissen, beispielsweise bei Autismus, ist eine altersgerechte Aufklärung essentiell [s115]. Eltern sollten offene Gespräche fördern und dem neurotypischen Kind Raum für Fragen und Sorgen geben. Gleichzeitig ist es wichtig, positive Aspekte hervorzuheben, wie die Entwicklung von besonderer Empathie und Reife durch diese spezielle Geschwisterkonstellation. Die Etablierung klarer und fairer Regeln hilft, Konflikte zu reduzieren [s114]. Diese sollten gemeinsam besprochen und visualisiert werden, etwa durch einen "Geschwister-Vertrag" an der Wand. Wichtig ist dabei, dass die Regeln für alle Geschwister gleichermaßen gelten und konsequent umgesetzt werden. Ein oft unterschätzter Aspekt ist die Bedeutung der elterlichen Vorbildfunktion [s114]. Kinder lernen durch Beobachtung, wie Erwachsene Konflikte lösen und miteinander kommunizieren. Daher ist es wichtig, dass Eltern selbst einen respektvollen und konstruktiven Umgang pflegen. Die Förderung von Empathie kann durch spezielle Rollenspiele unterstützt werden [s116]. Dabei schlüpfen die Geschwister in die Rolle des jeweils anderen und lernen so, dessen Perspektive besser zu verstehen. Dies ist besonders wertvoll bei Geschwistern unterschiedlichen Alters oder mit verschiedenen Fähigkeiten. Für eine gesunde Geschwisterbindung ist auch die Balance zwischen gemeinsamer Zeit und individuellen Freiräumen wichtig [s114]. Jedes Kind sollte die Möglichkeit haben, eigene Interessen zu entwickeln und Zeit mit Freunden zu verbringen, ohne sich schuldig zu fühlen. Die Anerkennung und Feier individueller Erfolge stärkt das Selbstwertgefühl jedes einzelnen Kindes [s114]. Dabei sollten Eltern darauf achten, dass jedes Kind seine eigenen "Spotlight-Momente" hat, in denen seine besonderen Leistungen oder Talente gewürdigt werden. Bei anhaltenden Schwierigkeiten in der Geschwisterbeziehung sollten Eltern nicht zögern, professionelle Unterstützung in Anspruch zu nehmen [s117]. Eine Familienberatung kann neue Perspektiven eröffnen und hilfreiche Strategien für den Umgang mit spezifischen Herausforderungen aufzeigen.

Glossar

neurotypisch

Beschreibt Menschen, deren neurologische Entwicklung und Funktionsweise den gesellschaftlichen Erwartungen entspricht. Der Begriff wird oft im Kontrast zu neurodivergenten Entwicklungen wie Autismus verwendet.

Peer-Beziehung

Eine Beziehung zwischen Menschen auf gleicher Ebene, meist gleichaltrigen Personen. Der Begriff stammt aus dem Englischen 'peer' (Gleichgestellter) und beschreibt eine Beziehungsform, die durch Gleichrangigkeit gekennzeichnet ist.

2. 1. 5. Eltern-Kind-Beziehung stärken

Eine stabile und sichere Eltern-Kind-Beziehung ist fundamental für die gesunde Entwicklung des Kindes und kann auch im späteren Leben noch positiv beeinflusst werden [s118]. Die Bindung entwickelt sich besonders intensiv in den ersten sechs Lebensjahren, bleibt aber über die gesamte Lebensspanne formbar und anpassungsfähig. Besonders wichtig ist das Bewusstsein, dass die Eltern-Kind-Bindung zwar biologisch verankert, aber nicht unzerbrechlich ist [s119]. Ein praktischer Ansatz zur Bindungsstärkung ist das tägliche gemeinsame Lesen. Dies fördert nicht nur die kognitive Entwicklung, sondern schafft auch wertvolle Momente der Nähe und des Austauschs [s120]. Eltern können einen gemütlichen "Leseort" einrichten und das Lesen interaktiv gestalten, indem sie Fragen stellen und das Kind aktiv einbeziehen. Die Qualität der Eltern-Kind-Interaktion zeigt sich besonders in herausfordernden Situationen [s121]. Hier ist es wichtig, dass Eltern konsistent und feinfühlig reagieren. Ein praktisches Beispiel: Wenn das Kind einen schwierigen Tag hat, sollten Eltern geduldig bleiben und Verständnis zeigen, statt mit Strenge oder Ablehnung zu reagieren. Für Eltern ist es beruhigend zu wissen, dass auch bei zeitweisen Unsicherheiten in der Bindung eine "Reparatur" durch positive Interaktionen möglich ist [s122]. Dies kann durch bewusst gestaltete gemeinsame Aktivitäten erfolgen, bei denen die volle Aufmerksamkeit beim Kind liegt. Beispielsweise können regelmäßige "Kind-Zeit-Fenster" eingerichtet werden, in denen Handy und andere Ablenkungen tabu sind. Die eigene Bindungsgeschichte der Eltern spielt eine wichtige Rolle [s123]. Eine Reflexion der eigenen Kindheitserfahrungen kann helfen, Verhaltensmuster zu erkennen und bewusst zu verändern. Eltern können sich beispielsweise fragen: "Wie haben meine Eltern auf meine Gefühle reagiert?" und "Wie möchte ich es bei meinem Kind anders machen?" Wichtig ist auch das Verständnis, dass Trennungsängste entwicklungsbedingt normal sind und nicht automatisch auf eine unsichere Bindung hinweisen [s119]. Eltern können diese Phasen unterstützend begleiten, indem sie klare Abschiedsrituale entwickeln und verlässlich zurückkehren. Die Vermeidung von inkonsequentem oder abweisendem Verhalten ist zentral [s124]. Stattdessen sollten Eltern auf eine klare, liebevolle Kommunikation achten. Ein praktischer Tipp ist die Einführung von "Ich-sehe-dich-Momenten", in denen Eltern bewusst positive Verhaltensweisen des Kindes wahrnehmen und verbal bestärken. Die historische Perspektive zeigt, dass frühere Generationen oft durch äußere Umstände wie Krieg oder Armut in ihrer

Bindungsfähigkeit eingeschränkt waren [s118]. Dieses Wissen kann helfen, eigene familiäre Muster zu verstehen und bewusst neue, positive Bindungserfahrungen zu schaffen. Für eine sichere Kommunikation [s120] ist es hilfreich, sich regelmäßig Zeit für intensive Gespräche zu nehmen. Dies kann während gemeinsamer Aktivitäten wie Spielen oder Basteln geschehen, wo Kinder oft nebenbei wichtige Dinge mitteilen. Die Erkenntnis, dass auch im Erwachsenenalter eine Entwicklung hin zu einer sicheren Bindung möglich ist [s118], kann Eltern ermutigen, aktiv an ihrer Beziehungsfähigkeit zu arbeiten. Dies kann durch Elternbildung, Beratung oder den Austausch mit anderen Eltern unterstützt werden. Bindungsmuster aus der eigenen Kindheit können sich auf die Partnerschaft und damit indirekt auf die Beziehung zum Kind auswirken [s125]. Eine offene Kommunikation in der Partnerschaft über Bindungserfahrungen und -wünsche kann helfen, gemeinsam eine positive Bindungsatmosphäre für das Kind zu schaffen.

Zusammenfassung - 2. 1. Bindungsaufbau

- Feinfühliges Elternverhalten stärkt die emotionale Resilienz des Kindes und reduziert Verhaltensprobleme.
- Die Qualität der Interaktion ist wichtiger als die reine Quantität der gemeinsam verbrachten Zeit.
- Intensiver Körperkontakt verbessert nachweislich die Schlaforganisation des Säuglings und reduziert das Schreien.
- Das Tragen in der M-Position beugt Hüftdysplasien vor.
- Regelmäßiges Babytragen reduziert das Risiko für Plagiozephalie.
- Häufiger Körperkontakt korreliert positiv mit erfolgreichen Stillraten.
- Intensive körperliche Nähe verbessert die mütterliche Reaktionsfähigkeit auf Babysignale.
- Rituale bieten Kindern wichtige Ankerpunkte für die emotionale Entwicklung.
- Die Geschwisterbeziehung ist oft die längste Beziehung im Leben eines Menschen.
- Ein "Friedensplatz" für Geschwister fördert konstruktive Konfliktlösung.
- Rollenspiele zwischen Geschwistern stärken die gegenseitige Empathie.
- Die Eltern-Kind-Bindung entwickelt sich besonders intensiv in den ersten sechs Lebensjahren.
- Auch bei zeitweisen Bindungsunsicherheiten ist eine "Reparatur" durch positive Interaktionen möglich.
- Die eigene Bindungsgeschichte der Eltern beeinflusst ihr Bindungsverhalten.
- Trennungsängste sind entwicklungsbedingt normal und kein Zeichen unsicherer Bindung.

2. 2. Entwicklungsphasen begleiten

Die Begleitung kindlicher Entwicklungsphasen stellt Eltern vor vielfältige Herausforderungen: Wie können sie die motorischen Fähigkeiten ihres Kindes optimal unterstützen? Welche Rolle spielen sie bei der Sprachentwicklung? Und wie gelingt es, dem Kind gleichzeitig Freiräume für eigene Erfahrungen zu geben und notwendige Grenzen zu setzen? Die ersten Lebensjahre sind geprägt von rasanten Entwicklungsschritten in allen Bereichen - von den ersten Bewegungsversuchen über erste Worte bis hin zur Ausbildung sozialer Kompetenzen. Für Eltern ist es wichtig zu verstehen, wie sie diese Prozesse einfühlsam und entwicklungsgerecht begleiten können. Dabei gilt es, sowohl die individuellen Bedürfnisse des Kindes als auch wissenschaftliche Erkenntnisse zur frühkindlichen Entwicklung zu berücksichtigen. Die folgenden Abschnitte bieten evidenzbasierte Einblicke und praktische Handlungsempfehlungen, wie Eltern die verschiedenen Entwicklungsphasen ihres Kindes kompetent unterstützen können.

„Die motorische Entwicklung eines Kindes folgt einem natürlichen Verlauf, bei dem jeder Meilenstein auf dem vorherigen aufbaut.“

2. 2. 1. Motorische Meilensteine

Die motorische Entwicklung eines Kindes folgt einem natürlichen Verlauf, bei dem jeder Meilenstein auf dem vorherigen aufbaut [s126]. Diese Entwicklung beginnt bereits direkt nach der Geburt, wenn sich das Baby an die neue Bewegungsfreiheit und die Schwerkraft gewöhnen muss, nachdem es neun Monate in der engen Gebärmutter verbracht hat [s127]. In den ersten Lebensmonaten entwickeln sich zunächst die visuellen Fähigkeiten. Mit einem Monat können Babys Objekte bis zur Mittellinie verfolgen, mit zwei Monaten erweitert sich dies auf beide Seiten und mit drei Monaten sind kreisförmige Bewegungen möglich [s128]. Diese visuelle Entwicklung ist fundamental für die spätere Hand-Augen-Koordination. Die grobmotorische Entwicklung beginnt mit der Kontrolle des Kopfes. Um diese zu unterstützen, sollten Eltern ihr Baby regelmäßig in Bauchlage legen - anfangs nur für kurze Zeiträume und unter ständiger Aufsicht. Mit etwa zwei Monaten kann das Baby in Bauchlage Kopf und Brust anheben [s129]. Ein praktischer Tipp ist es, sich selbst auf den Boden zu legen und dem Baby gegenüber Position zu beziehen, um es zu motivieren. Mit etwa 7 Monaten erreichen die meisten Babys einen wichtigen Meilenstein: Sie können sich sowohl vom Bauch auf den Rücken als auch umgekehrt rollen [s130]. Dies ist oft die erste selbstständige Fortbewegungsmöglichkeit. Eltern sollten dafür sorgen, dass der Boden rutschfest und die Umgebung sicher ist. Gleichzeitig entwickelt sich das Sitzen, zunächst mit Unterstützung, später eigenständig [s127]. Die feinmotorische Entwicklung verläuft parallel dazu: Von ersten Greifversuchen (1-3 Monate) über das Greifen mit der ganzen Hand (3-7 Monate) bis hin zum präzisen Pinzettengriff mit 9 Monaten [s128]. Um diese Entwicklung zu fördern, können Eltern verschiedene Materialien und Gegenstände unterschiedlicher Größe anbieten - von weichen Stofftieren bis hin zu größeren Holzspielzeugen. Zwischen 12 und 18 Monaten erreichen die meisten Kinder den Meilenstein des freien Gehens [s131]. In dieser Phase ist es wichtig, dem Kind sichere Möglichkeiten zum Üben zu bieten. Möbel zum Festhalten und rutschfeste Socken können dabei helfen. Die Entwicklung schreitet dann schnell voran: Mit 24 Monaten können die meisten Kinder rennen und einen Ball werfen [s129]. Die feinmotorischen Fähigkeiten werden immer präziser: Mit 15-17 Monaten können Kinder einen zwei-Block-Turm bauen, mit 30-36 Monaten bereits einen aus 10 Blöcken [s128]. Eltern können diese Entwicklung durch altersgerechtes

Spielmaterial unterstützen, wie Stapelbecher oder große Bauklötze. Es ist wichtig zu verstehen, dass jedes Kind sein eigenes Entwicklungstempo hat [s132]. Während einige Kinder früh laufen, entwickeln andere möglicherweise zuerst ihre sprachlichen Fähigkeiten. Regelmäßige Vorsorgeuntersuchungen, besonders die empfohlenen Screenings mit 9, 18 und 30 Monaten, helfen dabei, die Entwicklung im Auge zu behalten [s131]. Bei Bedenken bezüglich der motorischen Entwicklung sollten Eltern diese frühzeitig mit dem Kinderarzt besprechen. Entwicklungsverzögerungen können in einzelnen Bereichen oder global auftreten [s126]. Je früher diese erkannt werden, desto besser können geeignete Fördermaßnahmen wie Ergotherapie eingeleitet werden [s131]. Ein wichtiger praktischer Aspekt ist die Gestaltung der Umgebung: Babys brauchen Platz und Zeit für ihre motorische Entwicklung. Zu viele Hilfsmittel wie Babywippen oder Lauflernhilfen können kontraproduktiv sein, da sie die natürliche Bewegungsentwicklung einschränken [s127]. Stattdessen sollte man dem Kind sichere Bewegungsräume schaffen und es in seiner selbstständigen Entwicklung unterstützen.

Glossar

Ergotherapie

Eine Therapieform, die Menschen jeden Alters dabei unterstützt, ihre Handlungsfähigkeit im Alltag, in der Freizeit und im Beruf zu verbessern. Bei Kindern liegt der Fokus auf spielerischer Förderung der motorischen und kognitiven Fähigkeiten.

Feinmotorik

Koordinierte Bewegungen der kleinen Muskelgruppen, besonders in Fingern und Händen. Wichtig für präzise Tätigkeiten wie Schreiben, Basteln oder Knöpfe schließen.

Grobmotorik

Umfasst alle Bewegungen der großen Muskelgruppen, die für Körperhaltung, Gleichgewicht und Fortbewegung zuständig sind. Grundlage für komplexere Bewegungsabläufe.

Screening

Systematische Reihenuntersuchungen zur Früherkennung von Entwicklungsauffälligkeiten oder Krankheiten. Diese Tests erfolgen nach standardisierten Verfahren und dienen der Prävention.

2. 2. 2. Sprachentwicklung unterstützen

Die Sprachentwicklung gehört zu den faszinierendsten Prozessen in der frühen Kindheit. Die ersten drei Lebensjahre sind dabei besonders entscheidend, da in dieser Zeit die Gehirnreifung am intensivsten stattfindet [s133]. Eltern können diesen Prozess aktiv unterstützen, indem sie eine sprachreiche Umgebung schaffen und gezielt mit ihrem Kind kommunizieren. Bereits Säuglinge lernen, dass ihre Lautäußerungen Reaktionen hervorrufen - wenn sie beispielsweise durch Weinen Nahrung oder Trost erhalten [s133]. Diese frühen Kommunikationserfahrungen bilden die Grundlage für die weitere Sprachentwicklung. Eltern können diese unterstützen, indem sie alltägliche Situationen sprachlich begleiten: "Oh, ich sehe du hast Hunger" oder "Du weinst, ich nehme dich auf den Arm". Besonders effektiv ist die Verwendung von deklarativer statt imperativer Sprache [s134]. Statt Anweisungen wie "Räum deine Spielsachen auf!" ist es förderlicher zu sagen "Ich sehe viele Bausteine auf dem Boden". Diese Art der Kommunikation lädt das Kind ein, selbst aktiv zu werden und eigene Gedanken zu entwickeln. Auch das Teilen von eigenen Gefühlen und das Kommentieren von Erlebnissen gehören zur deklarativen Sprache: "Ich freue mich, dass wir zusammen im Garten spielen" oder "Die Blumen duften heute besonders schön". Das Spiel bietet ideale Möglichkeiten zur Sprachförderung [s135]. Dabei ist es wichtig, den Interessen des Kindes zu folgen und seine Spielweise zu spiegeln. Wenn das Kind beispielsweise mit Autos spielt, können Eltern dies sprachlich begleiten: "Das rote Auto fährt schnell über die Straße" oder "Der Krankenwagen macht tatütata". Neue Wörter können so ganz natürlich eingeführt werden, ohne dass das Kind sie sofort wiederholen muss. Die frühen Lern- und Entwicklungsstandards betonen die Bedeutung von alltäglichen Routinen für die Sprachentwicklung [s136]. Beim gemeinsamen Essen können Lebensmittel benannt werden, beim Anziehen die Kleidungsstücke und Körperteile. Diese wiederkehrenden Situationen bieten dem Kind Sicherheit und helfen beim Aufbau des Wortschatzes. Ein wichtiger Aspekt ist auch das aktive Zuhören. Wenn Kinder erste Worte oder Laute von sich geben, sollten Eltern darauf eingehen und sie ermutigen weiterzusprechen. Dabei ist es hilfreich, die kindlichen Äußerungen aufzugreifen und zu erweitern: Wenn das Kind "Auto" sagt, können Eltern antworten "Ja, das blaue Auto fährt schnell". Die Sprachentwicklung kann durch gezielte Fragen während des Spiels gefördert werden [s135]. Statt geschlossener Fragen wie "Ist das ein Auto?" sind offene Fragen förderlicher: "Was macht das Auto gerade?" oder "Wohin fährt es denn?". Dies regt das Kind zum Nachdenken und zu ausführlicheren sprachlichen Äußerungen an. Bei Bedenken hinsichtlich der Sprachentwicklung kann ein Sprachtherapeut wertvolle Unterstützung bieten [s133]. Dieser kann die Entwicklung einschätzen und spezifische Förderaktivitäten vorschlagen. Je früher mögliche Verzögerungen erkannt werden, desto besser können geeignete Maßnahmen eingeleitet werden. Die Partnerschaft zwischen Familie und Bildungseinrichtungen spielt eine wichtige Rolle [s136]. Erzieher und Pädagogen können Eltern dabei unterstützen, die Sprachentwicklung ihres Kindes optimal zu fördern. Gemeinsam können Strategien entwickelt werden, die sowohl zu Hause als auch in der Einrichtung umgesetzt werden.

2. 2. 3. Sozial-emotionale Entwicklung

Die sozial-emotionale Entwicklung ist ein fundamentaler Baustein der frühen Kindheit und prägt maßgeblich, wie Kinder später Beziehungen aufbauen und mit ihren Gefühlen umgehen [s137]. Diese Entwicklung beginnt bereits in den ersten Lebensmonaten und durchläuft verschiedene wichtige Phasen.

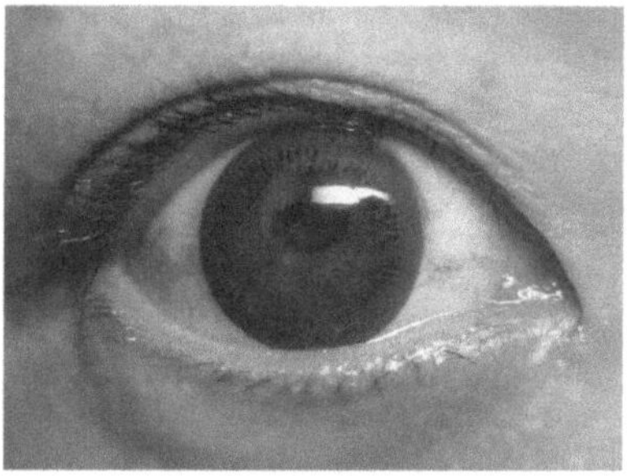

Blickkontakt [i15]

Schon mit einem Monat zeigen Säuglinge erste soziale Reaktionen, indem sie aufmerksam Gesichter beobachten und sich durch Berührungen beruhigen lassen [s138]. Eine praktische Empfehlung für Eltern ist es daher, viel Blickkontakt zu halten und sanfte Berührungen anzubieten. Dies können zum Beispiel sanfte Massagen oder das behutsame Streicheln während des Wickelns sein. Das angeborene Temperament spielt eine wichtige Rolle in der sozial-emotionalen Entwicklung. Experten unterscheiden drei Haupttypen: leicht/flexibel, aktiv/lebhaft und vorsichtig/zurückhaltend [s139]. Für Eltern ist es wichtig zu verstehen, dass jedes Temperament seine eigenen Stärken hat und individuell unterstützt werden sollte. Ein aktives Kind braucht beispielsweise mehr Bewegungsmöglichkeiten, während ein vorsichtiges Kind mehr Zeit zum Ankommen in neuen Situationen benötigt.

Die Entwicklung von Vertrauen in den ersten Lebensjahren bildet das Fundament für die emotionale Gesundheit [s140]. Eltern können dies fördern, indem sie:
- konsistent und verlässlich auf die Bedürfnisse des Kindes reagieren
- eine sichere und vorhersehbare Umgebung schaffen
- dem Kind Zeit für eigene Erfahrungen geben
- positive Rückmeldungen geben

Mit etwa 12 Monaten beginnen Kinder aktiv die Aufmerksamkeit ihrer Bezugspersonen zu suchen, indem sie Geräusche und Gesten imitieren [s138]. Ein praktisches Beispiel ist das "Guck-Guck-Spiel", das nicht nur Freude bereitet, sondern auch das Verständnis für soziale Interaktion fördert.

Im Alter von 18 Monaten entwickelt sich das Interesse an anderen Kindern, und erste einfache Rollenspiele entstehen [s138]. Eltern können diese Phase unterstützen, indem sie regelmäßige Spielkontakte mit anderen Kindern ermöglichen, beispielsweise durch Besuche auf dem Spielplatz oder in Krabbelgruppen.

Ein wichtiger Meilenstein ist die Entwicklung von Empathie. Etwa ab dem dritten Lebensjahr beginnen Kinder, Mitgefühl zu zeigen und anderen Trost zu spenden [s141]. Dies kann sich darin äußern, dass sie einem weinenden Freund einen Teddy bringen oder ihn umarmen. Eltern können diese Entwicklung fördern, indem sie selbst empathisches Verhalten vorleben und die Gefühle des Kindes ernst nehmen und benennen.

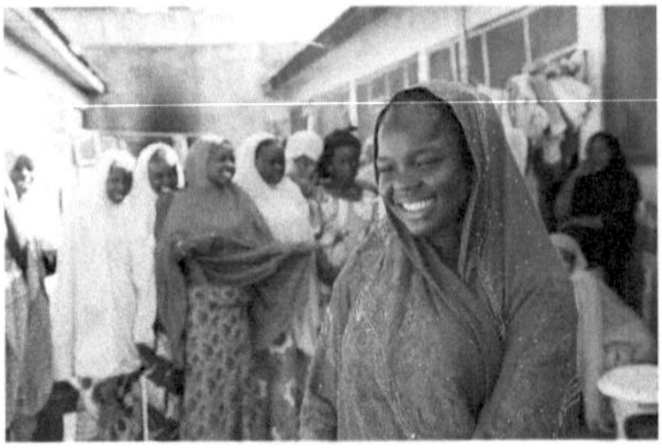

Empathie [i16]

Die Fähigkeit zur Emotionsregulation entwickelt sich schrittweise. Anfangs brauchen Kinder noch viel Unterstützung bei der Beruhigung, lernen aber zunehmend, ihre Gefühle selbst zu regulieren [s137]. Praktische Strategien für Eltern sind:

- Gefühle des Kindes spiegeln und benennen
- Beruhigungsrituale etablieren
- dem Kind Werkzeuge zur Selbstberuhigung beibringen (z.B. tief durchatmen)

Mit fünf Jahren wird die soziale Interaktion mit Gleichaltrigen immer wichtiger, und Kinder entwickeln den Wunsch, ihren Freunden zu gefallen [s138]. Sie können nun auch komplexere soziale Situationen meistern und zeigen eine größere Unabhängigkeit von den Eltern. Besonders wichtig ist es, mögliche Verzögerungen in der sozial-emotionalen Entwicklung früh zu erkennen [s139]. Wenn ein Kind beispielsweise kaum Blickkontakt aufnimmt oder sich nicht für soziale Interaktionen interessiert, sollte dies mit dem Kinderarzt besprochen werden. Die Qualität früher Beziehungen zu einfühlsamen Erwachsenen ist entscheidend für die Entwicklung sozial-emotionaler Fähigkeiten [s137]. Eltern sollten daher bewusst Zeit für positive Interaktionen einplanen, sei es beim gemeinsamen Spielen, Vorlesen oder einfach im Alltag.

2. 2. 4. Grenzen setzen und Sicherheit geben

Grenzen zu setzen und gleichzeitig Sicherheit zu geben gehört zu den wichtigsten und zugleich herausforderndsten Aufgaben in der Kindererziehung. Eine sichere Bindung zwischen Eltern und Kind bildet dabei das Fundament für eine gesunde Entwicklung [s142]. Diese Balance ermöglicht es Kindern, in einem geschützten Rahmen ihre Welt zu erkunden und dabei Selbstständigkeit zu entwickeln. Der autoritative Erziehungsstil hat sich als besonders förderlich erwiesen [s143]. Dieser zeichnet sich dadurch aus, dass Eltern klare Grenzen setzen und diese auch begründen, während sie gleichzeitig emotional verfügbar bleiben und Wärme vermitteln. Ein praktisches Beispiel: Wenn ein Kind beim Einkaufen Süßigkeiten haben möchte, könnte eine autoritative Reaktion lauten: "Ich verstehe, dass du gerne Süßigkeiten hättest. Wir haben aber vereinbart, dass es die nur am Wochenende gibt. Lass uns zusammen aussuchen, welche du dir am Samstag kaufen möchtest." Konsistente Erwartungen und Regeln sind dabei zentral [s144]. Kinder brauchen Vorhersehbarkeit, um sich sicher zu fühlen. Dies bedeutet nicht, unflexibel zu sein, sondern vielmehr klare Strukturen zu schaffen. Ein bewährter Ansatz ist es, wenige, aber wichtige Regeln aufzustellen und diese konsequent einzuhalten. Zum Beispiel könnte eine Kernregel sein, dass vor dem Abendessen Händewaschen Pflicht ist - jeden Tag, ohne Ausnahme. Die Art und Weise, wie Grenzen gesetzt werden, ist entscheidend für ihre Wirksamkeit [s145]. Statt Drohungen oder Bestrafungen sollten Eltern positive Disziplin anwenden. Dies könnte so aussehen: Anstatt zu sagen "Wenn du jetzt nicht aufräumst, darfst du heute nicht fernsehen", wäre es förderlicher zu formulieren "Sobald die Spielsachen aufgeräumt sind, haben wir Zeit für eine Geschichte oder einen Film." Emotionale Intelligenz spielt eine wichtige Rolle beim Grenzen setzen [s142]. Eltern sollten ihre eigenen Trigger kennen und lernen, auch in stressigen Situationen ruhig zu bleiben. Eine hilfreiche Strategie ist es, sich selbst einen Moment Zeit zu nehmen: "Mama braucht kurz eine Pause, um nachzudenken. Dann besprechen wir das gemeinsam." Die Entwicklung von Autonomie muss in einem sicheren Rahmen stattfinden [s146]. Dies bedeutet, Kindern altersgerechte Entscheidungen zu ermöglichen. Ein Dreijähriges könnte beispielsweise selbst wählen, welche von zwei Jacken es anziehen möchte, während die Entscheidung, dass eine Jacke bei kaltem Wetter notwendig ist, bei den Eltern liegt. Wichtig ist auch das Verständnis, dass perfekte Eltern nicht existieren [s145]. Es ist normal und sogar wichtig für Kinder zu erleben, wie Eltern Fehler eingestehen und diese korrigieren. Nach einem zu strengen Moment könnte ein Elternteil sagen: "Es tut mir leid, dass ich vorhin so laut geworden bin. Lass uns noch einmal in Ruhe darüber sprechen." Die Qualität der Interaktion zwischen Eltern und Kind ist entscheidender als spezifische Erziehungspraktiken [s145]. Dabei sollten Eltern eine unterstützende Gemeinschaft aufbauen [s142], um nicht alle Herausforderungen alleine bewältigen zu müssen. Dies kann durch regelmäßigen Austausch mit anderen Eltern oder auch professionelle Beratung geschehen.

2. 2. 5. Positive Erziehung im Alltag

Positive Erziehung im Alltag basiert auf dem Verständnis, dass Kinder am besten in einer Atmosphäre von Wärme, klaren Grenzen und gegenseitigem Respekt gedeihen [s147]. Diese Erziehungsform fördert nicht nur die soziale Kompetenz und emotionale Intelligenz der Kinder, sondern auch ihre akademische Entwicklung und psychische Gesundheit. Ein Kernaspekt der positiven Erziehung ist das Verständnis, dass kindliches Verhalten oft ein Kommunikationsmittel für tieferliegende Bedürfnisse darstellt [s148]. Wenn ein Kind beispielsweise einen Wutanfall hat, könnte dies ein Zeichen für Müdigkeit, Hunger oder das Bedürfnis nach emotionaler Zuwendung sein. Statt das Verhalten zu bestrafen, ist es hilfreicher zu fragen: "Was möchte mir mein Kind damit mitteilen?" Die Qualität der Eltern-Kind-Beziehung spielt eine zentrale Rolle [s149]. Eine praktische Methode zur Stärkung dieser Beziehung ist die "Special Time" - täglich 10-15 Minuten ungeteilte Aufmerksamkeit, in der das Kind die Aktivität bestimmt. Dies könnte bedeuten, gemeinsam mit Bauklötzen zu spielen oder ein Bilderbuch anzuschauen, wobei das Handy bewusst weggelegt wird. Für die alltägliche Umsetzung positiver Erziehung ist die Balance zwischen Kinderbetreuung und eigenen Bedürfnissen essentiell [s150]. Ein bewährter Ansatz ist das "Connection before Correction"-Prinzip: Bevor Anforderungen gestellt werden, wird zunächst eine positive Verbindung hergestellt. Konkret könnte das bedeuten, morgens erst fünf Minuten zu kuscheln, bevor man das Kind zum Anziehen auffordert. Die Entwicklung von Achtsamkeit und Dankbarkeit kann durch einfache Rituale gefördert werden [s151]. Ein "Wertschätzungs-Glas" bei dem täglich positive Momente auf Zettel geschrieben und gesammelt werden, macht Dankbarkeit greifbar. Beim Abendessen könnte jedes Familienmitglied eine Sache nennen, für die es heute dankbar ist. Besonders wichtig ist das Konzept der "sicheren Basis" [s151]. Kinder sollten wissen, dass sie bei Unsicherheit oder Überforderung zu ihren Eltern zurückkehren können. Dies zeigt sich in alltäglichen Situationen: Wenn ein Kind auf dem Spielplatz erst zögerlich ist, sollten Eltern als "sicherer Hafen" verfügbar bleiben, von dem aus das Kind seine Umgebung erkunden kann. Die Synchronität in der Eltern-Kind-Interaktion fördert die Entwicklung von Empathie und Selbstregulation [s152]. Dies kann durch gemeinsames Spielen oder alltägliche Routinen wie das Wickeln gefördert werden, indem Eltern sensibel auf die Signale des Kindes reagieren und diese spiegeln. Konflikte und Reparatur sind natürliche Bestandteile der Beziehung [s152]. Nach einem Konflikt ist es wichtig, aktiv auf das Kind zuzugehen und die Beziehung wiederherzustellen. Bei jüngeren Kindern kann dies durch eine Umarmung geschehen, bei älteren durch ein klärendes Gespräch. Die Implementierung positiver Erziehung kann durch Online-Programme und Elternbildung unterstützt werden [s153]. Diese bieten praktische Werkzeuge und ermöglichen den Austausch mit anderen Eltern, was besonders in herausfordernden Zeiten wichtig ist. Ein weiterer praktischer Aspekt ist das "Multitasking mit Mehrwert" [s150]: Aktivitäten so zu gestalten, dass sie sowohl den Bedürfnissen der Kinder als auch denen der Eltern dienen. Ein gemeinsamer Spaziergang beispielsweise bietet Bewegung für alle und ermöglicht gleichzeitig wertvolle Gespräche.

Zusammenfassung - 2. 2. Entwicklungsphasen begleiten

- Die motorische Entwicklung folgt einem natürlichen Verlauf, bei dem jeder Meilenstein auf dem vorherigen aufbaut
- Mit einem Monat können Babys Objekte bis zur Mittellinie verfolgen, mit drei Monaten sind kreisförmige Bewegungen möglich
- Mit etwa 7 Monaten können sich die meisten Babys sowohl vom Bauch auf den Rücken als auch umgekehrt rollen
- Die feinmotorische Entwicklung verläuft von ersten Greifversuchen über das Greifen mit der ganzen Hand bis zum präzisen Pinzettengriff mit 9 Monaten
- Mit 15-17 Monaten können Kinder einen zwei-Block-Turm bauen, mit 30-36 Monaten bereits einen aus 10 Blöcken
- Die Sprachentwicklung ist in den ersten drei Lebensjahren besonders intensiv durch die verstärkte Gehirnreifung
- Deklarative statt imperative Sprache fördert die aktive Sprachentwicklung des Kindes
- Das angeborene Temperament wird in drei Haupttypen unterschieden: leicht/flexibel, aktiv/lebhaft und vorsichtig/zurückhaltend
- Ab dem dritten Lebensjahr beginnen Kinder aktiv Mitgefühl zu zeigen und anderen Trost zu spenden
- Der autoritative Erziehungsstil mit klaren Grenzen und emotionaler Verfügbarkeit hat sich als besonders förderlich erwiesen
- Die "Special Time" von täglich 10-15 Minuten ungeteilter Aufmerksamkeit stärkt die Eltern-Kind-Beziehung
- Das "Connection before Correction"-Prinzip betont die Wichtigkeit einer positiven Verbindung vor dem Stellen von Anforderungen

2. 3. Förderung und Unterstützung

Wie können Eltern die Entwicklung ihrer Kinder optimal unterstützen, ohne dabei überfürsorglich zu sein? Welche Rolle spielen dabei altersgerechte Spielmaterialien, Bewegung und Naturerfahrungen? Und wie lässt sich eine bewusste, reflektierte Elternschaft in den oft hektischen Familienalltag integrieren? Die frühen Lebensjahre sind entscheidend für die kognitive, motorische und sozial-emotionale Entwicklung von Kindern. Wissenschaftliche Erkenntnisse zeigen, dass eine ausgewogene Förderung durch vielfältige Erfahrungen und Anregungen das Fundament für eine gesunde Entwicklung legt. Dabei kommt es weniger auf teure Förderprogramme an, sondern vielmehr auf durchdachte, altersgerechte Angebote und eine aufmerksame Begleitung durch die Eltern. Die folgenden Abschnitte bieten konkrete Orientierung, wie Eltern entwicklungsförderliche Rahmenbedingungen schaffen und dabei gleichzeitig authentisch und entspannt bleiben können.

„Naturerfahrungen stärken nachweislich die Immunabwehr und regen die Serotoninproduktion an.“

2. 3. 1. Altersgerechte Spielmaterialien

Altersgerechte Spielmaterialien sind ein fundamentaler Baustein für die gesunde Entwicklung von Kindern, da sie von Geburt an durch Spielen lernen und ihre Umwelt erkunden [s154]. Die Auswahl passender Materialien sollte sich dabei stets an den individuellen Entwicklungsstufen und Fähigkeiten der Kinder orientieren [s155].

Für Säuglinge in den ersten sechs Lebensmonaten eignen sich besonders Materialien, die verschiedene Sinneserfahrungen ermöglichen. Rasseln, große Greifringe und strukturierte Bälle fördern erste motorische Fähigkeiten und die Hand-Auge-Koordination. Weiche Puppen und Beißspielzeuge bieten taktile Reize und Trost [s156]. Dabei ist es wichtig, dass alle Materialien absolut sicher und frei von verschluckbaren Kleinteilen sind [s157]. Im Alter von 7-12 Monaten erweitert sich das Spektrum geeigneter Spielmaterialien deutlich. Babypuppen unterstützen erste soziale Interaktionen, während Fahrzeuge aus Plastik oder Holz das räumliche Verständnis fördern. Große weiche Blöcke laden zum Stapeln ein und schulen die Motorik [s156]. Ein praktischer Tipp für Eltern ist es, täglich mindestens eine Stunde freie Spielzeit mit diesen Materialien einzuplanen [s155]. Für Einjährige sind Bilderbücher mit klaren, einfachen Illustrationen besonders wertvoll. Sie unterstützen die Sprachentwicklung und können gut in den Alltag integriert werden, beispielsweise vor dem Schlafengehen. Breite, ungiftige Marker ermöglichen erste künstlerische Ausdrucksformen [s156]. Im Alter von zwei Jahren gewinnen Rollenspiele an Bedeutung. Verkleidungskleidung, Spielzeugmöbel und Puppen mit Zubehör fördern die Fantasie und soziale Kompetenzen. Holzpuzzles und Bausteine unterstützen das logische Denken [s156]. Ein bewährter Ansatz ist es, diese Materialien monatlich zu rotieren, um das Interesse der Kinder aufrechtzuerhalten [s155].

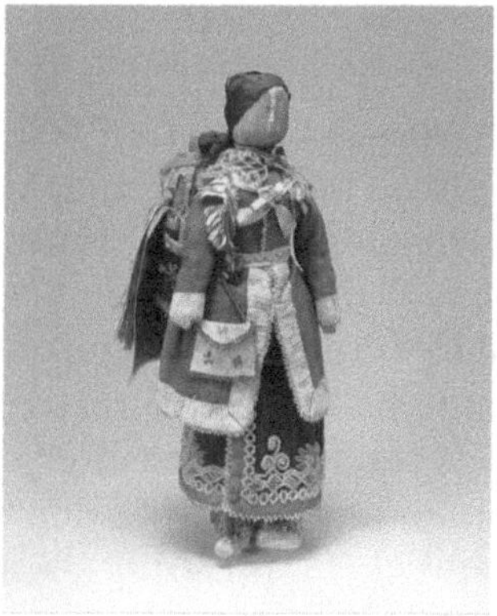

Puppe [i17]

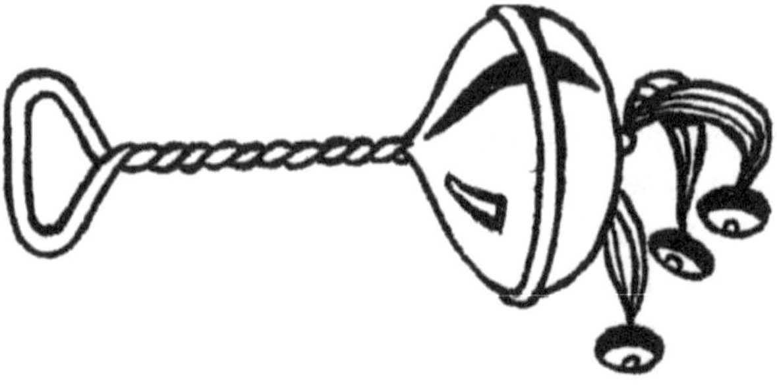

Rassel [i18]

Für Vorschulkinder (3-6 Jahre) sollten die Spielmaterialien komplexer werden und verschiedene Entwicklungsbereiche ansprechen. Puzzles mit 12-20 oder mehr Teilen fördern die Konzentration und das räumliche Denken. Kreative Materialien wie Knete und Malutensilien unterstützen die Feinmotorik und den künstlerischen Ausdruck [s156]. Auch klassische Brettspiele und Domino können nun eingeführt werden, um mathematische Grundkonzepte spielerisch zu vermitteln [s154].

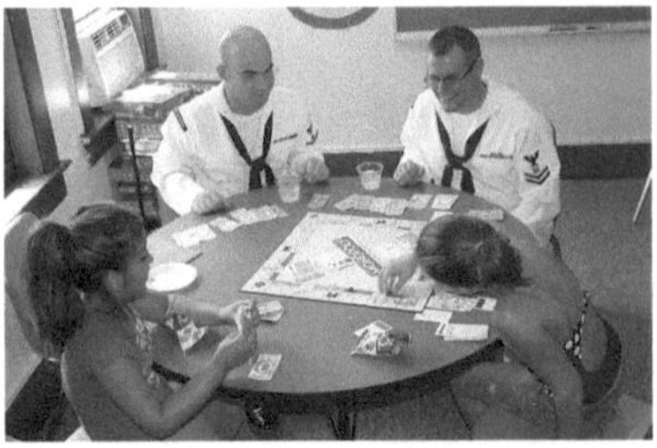

Brettspiel [i19]

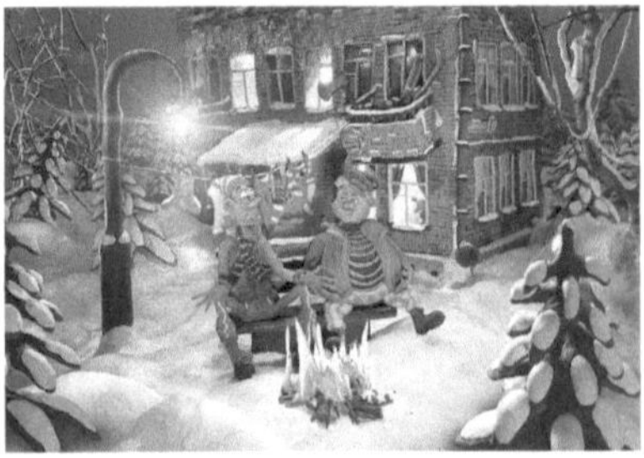

Knete [i20]

Bei der Auswahl der Materialien sollten Eltern und Betreuungspersonen besonders auf Sicherheitsaspekte achten. Alle Spielmaterialien müssen frei von scharfen Kanten sein, aus ungiftigen Materialien bestehen und sich leicht reinigen lassen [s158]. Holzspielzeug bietet hier besondere Vorteile, da es nicht nur langlebig und umweltfreundlich ist, sondern auch die sensorische Entwicklung optimal unterstützt [s157]. Ein wichtiger praktischer Aspekt ist die Zugänglichkeit der Materialien. Kinder sollten selbstständig an ihre Spielsachen gelangen können, ohne um Hilfe bitten zu müssen [s155]. Eine gut durchdachte Aufbewahrung auf Kinderhöhe mit klarer Struktur unterstützt dabei die Selbstständigkeit und Ordnung. Besonders wertvoll sind offene Materialien, die verschiedene Spielmöglichkeiten bieten und die Kreativität anregen [s155]. Ein Holzklotz kann beispielsweise mal ein Telefon, mal ein Auto oder ein Baustein sein. Diese Flexibilität fördert das abstrakte Denken und die Problemlösungsfähigkeit. Die Kombination aus klassischen Spielzeugen und "echten" Alltagsgegenständen bereichert das Spielrepertoire zusätzlich [s155]. So können beispielsweise leere Kartons, Tücher oder ungefährliche Küchenutensilien das Spielzeugangebo t sinnvoll ergänzen und neue Spielanreize schaffen.

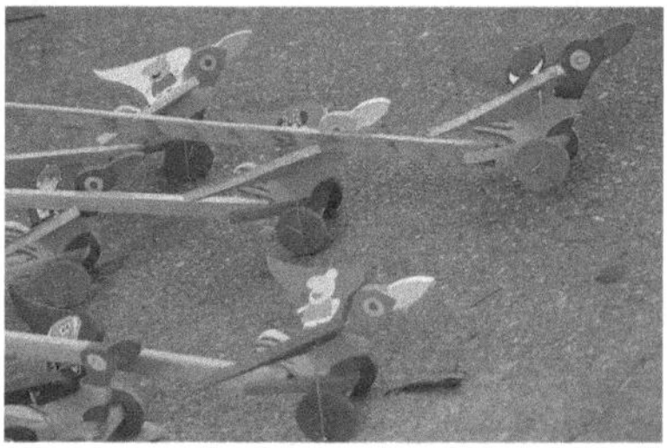

Holzspielzeug [i21]

2. 3. 2. Bewegungsangebote gestalten

Die Gestaltung von Bewegungsangeboten ist ein zentraler Baustein für die gesunde Entwicklung von Kindern. Studien zeigen, dass eine Kombination aus strukturierten körperlichen Aktivitäten und freiem Spiel besonders effektiv ist, um motorische Fähigkeiten und exekutive Funktionen bei Vorschulkindern zu fördern [s159].

Bei der Planung von Bewegungsangeboten sollten die individuellen Fähigkeiten und Bedürfnisse der Kinder berücksichtigt werden. Ein praktischer Ansatz ist die Einrichtung verschiedener Bewegungsstationen, die unterschiedliche Schwierigkeitsgrade bieten. Zum Beispiel können Krabbeltunnel für jüngere Kinder neben Kletterwänden für ältere Kinder aufgebaut werden [s160]. Die Umgebung sollte genügend Platz bieten, damit Kinder ihre grundlegenden Bewegungsabläufe wie Krabbeln, Gehen, Klettern und Rennen frei ausüben können [s161]. Die Rolle der Erwachsenen ist dabei entscheidend. Als Unterstützer (Scaffolding) helfen sie den Kindern besonders bei herausfordernden Aufgaben [s159]. Ein konkretes Beispiel hierfür ist das schrittweise Heranführen an neue Bewegungsabläufe: Zunächst wird eine Bewegung vorgemacht, dann gemeinsam ausgeführt und schließlich selbstständig geübt. Dabei ist positives Feedback besonders wichtig, um das Selbstvertrauen der Kinder in ihre motorischen Fähigkeiten zu stärken [s162].

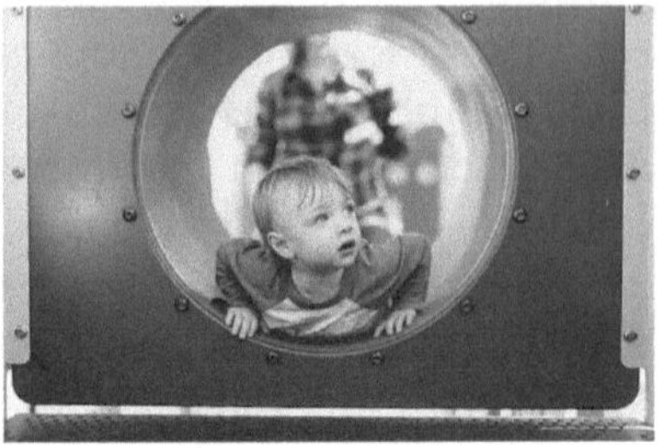

Krabbeltunnel [i22]

Die Integration von Bewegung in den Alltag kann durch verschiedene Strategien erfolgen. Aktive Übergänge zwischen Aktivitäten, beispielsweise durch Hüpfen von einem Raum zum anderen, strukturierte Bewegungsspiele und kleine Gruppenaktivitäten sind effektive Möglichkeiten [s163]. Ein bewährtes Konzept ist die Einrichtung von "Bewegungsinseln" im Alltag: kurze, spielerische Bewegungseinheiten zwischen

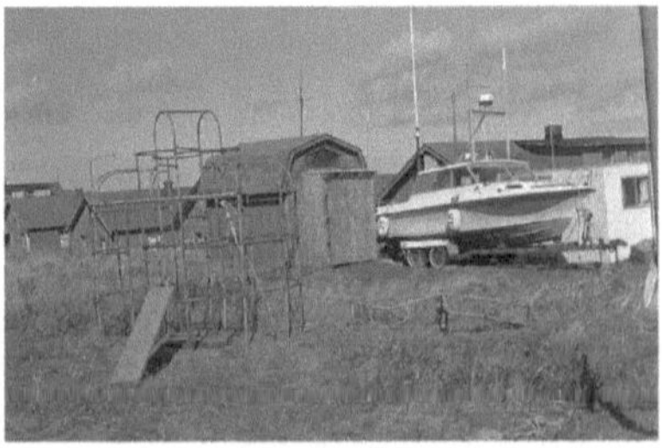

Bewegungsinseln [i23]

ruhigeren Aktivitäten. Besonders wichtig ist die logistische Unterstützung durch die Eltern. Dies umfasst nicht nur die Anmeldung in Sportvereinen, sondern auch die regelmäßige Begleitung zu Aktivitäten [s164]. Eltern sollten ermutigt werden, selbst aktiv an den Bewegungsangeboten teilzunehmen, da dies die motorische Entwicklung ihrer Kinder zusätzlich fördert [s160]. Die Gestaltung der physischen Umgebung spielt eine wichtige Rolle. Definierte Spielbereiche mit altersgerechten Materialien unterstützen die Entwicklung motorischer Fähigkeiten [s165]. Öffentliche Spielplätze sind dabei besonders wertvoll, da sie allen Kindern, unabhängig vom sozioökonomischen Status, Zugang zu vielfältigen Bewegungsmöglichkeiten bieten [s159].

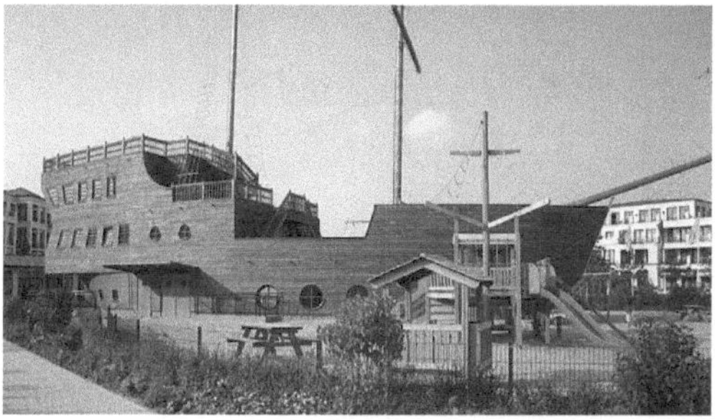

öffentliche Spielplätze [i24]

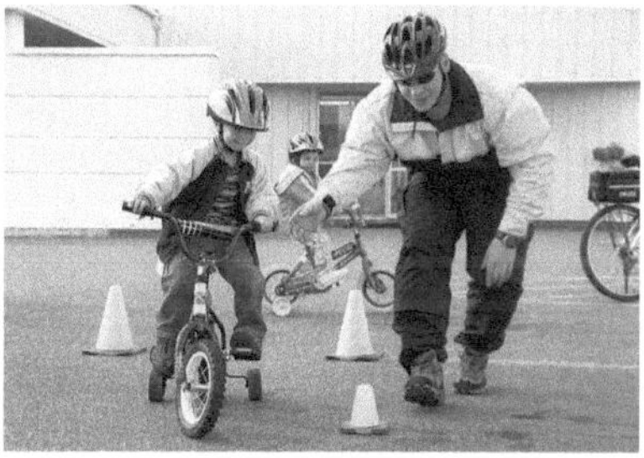

Bewegungsparcours [i25]

Ein ganzheitlicher Ansatz berücksichtigt auch soziale und emotionale Aspekte. Bewegungsangebote sollten Möglichkeiten zur Zusammenarbeit und Teambildung bieten [s166]. Gruppenspiele wie "Bewegungsparcours" oder "Staffelläufe" fördern nicht nur motorische Fähigkeiten, sondern auch soziale Kompetenzen. Die Planung sollte darauf abzielen, Wartezeiten zu minimieren und allen Kindern aktive Teilnahme zu ermöglichen [s163]. Ein praktischer Tipp ist die Einrichtung von parallelen Aktivitätsstationen, sodass kleine Gruppen gleichzeitig aktiv sein können. Die Dokumentation der Bewegungsangebote hilft dabei, deren Umsetzung und Wirksamkeit zu überprüfen. Für eine nachhaltige Förderung der motorischen Entwicklung ist es wichtig, die Bewegungsangebote regelmäßig zu evaluieren und anzupassen.

Dabei sollten sowohl die Fortschritte der Kinder als auch ihre sich ändernden Interessen und Bedürfnisse berücksichtigt werden [s167].

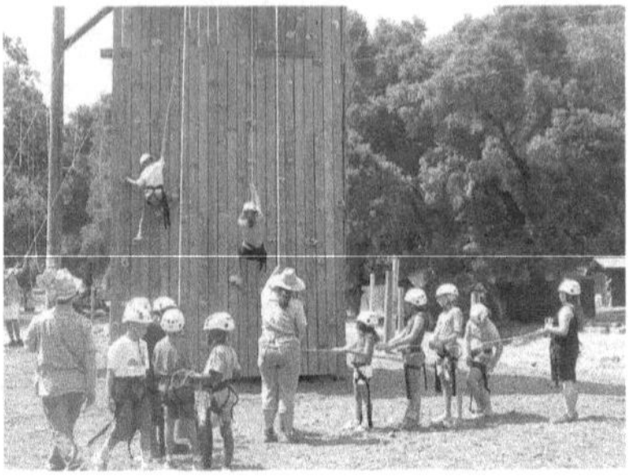

Kletterwand [i26]

Glossar

Scaffolding

Eine Lehrmethode, bei der die Unterstützung schrittweise reduziert wird - ähnlich wie ein Gerüst beim Hausbau, das nach Fertigstellung entfernt wird. Die Hilfestellung wird dabei dem aktuellen Können angepasst.

2. 3. 3. Naturerfahrungen ermöglichen

Naturerfahrungen sind für die gesunde Entwicklung von Kindern von fundamentaler Bedeutung und bieten eine sensorische Stimulation, die durch digitale Medien nicht ersetzt werden kann [s168]. Die zunehmende Tendenz, dass Kinder mehr Zeit in geschlossenen Räumen verbringen, macht es besonders wichtig, bewusst Naturerlebnisse zu ermöglichen [s169]. Bereits in den ersten Lebensjahren können Eltern ihren Kindern vielfältige Naturerfahrungen ermöglichen. Ein einfacher Anfang ist das Spielen mit natürlichen Materialien wie Schlamm, das nicht nur Spaß macht, sondern auch nachweislich die Immunabwehr stärkt und die Serotoninproduktion anregt [s170]. Eltern können beispielsweise eine "Matschküche" im Garten einrichten, wo Kinder mit Wasser, Erde und natürlichen Materialien experimentieren dürfen. Die Gestaltung naturnaher Spielräume sollte verschiedene Elemente umfassen: Landschaftselemente zum Klettern und Balancieren, sensorische Elemente wie verschiedene Pflanzen zum Fühlen und Riechen, sowie lose Materialien wie Stöcke, Steine oder Blätter [s169]. Ein konkreter Tipp ist die Einrichtung eines "Naturentdeckerecks" im Garten oder auf dem Balkon, wo Kinder Naturmaterialien sammeln und erforschen können. Gemeinsame Naturerlebnisse stärken zudem die Bindung zwischen Eltern und Kindern [s171]. Aktivitäten wie das gemeinsame Anlegen eines Gemüsegartens oder das Bauen einer Laubhütte fördern nicht nur die Zusammenarbeit, sondern schaffen auch wertvolle Momente des gemeinsamen Erlebens. Ein praktischer Ansatz ist die Einführung eines wöchentlichen "Naturtags", an dem die Familie bewusst Zeit in der Natur verbringt. Besonders wertvoll sind unstrukturierte Spielmöglichkeiten in der Natur, die die Kreativität und Problemlösungsfähigkeiten der Kinder fördern [s168]. Eltern sollten dabei eine unterstützende, aber nicht zu direktive Rolle einnehmen. Sie können beispielsweise "Ich-sehe-was-was-du-nicht-siehst"-Spiele initiieren, um die Beobachtungsgabe ihrer Kinder zu schulen [s172]. Die Integration von Bewegung in der Natur, wie Wandern, Schwimmen oder Radfahren, trägt zusätzlich zur Stressreduktion und zum allgemeinen Wohlbefinden bei [s173]. Ein bewährtes Konzept ist die Einführung von "Mikroabenteuern" - kurzen, spontanen Naturerkundungen in der unmittelbaren Umgebung, wie eine Nachtwanderung mit Taschenlampen oder eine Vogelbeobachtung am frühen Morgen. Für die frühkindliche Bildung ist es wichtig, dass Naturerfahrungen regelmäßig und vielfältig stattfinden [s174]. Die

Gestaltung von Spielräumen mit natürlichen Materialien und Vegetation kann dabei helfen, Kindern Wissen über Pflanzenlebenszyklen und Umweltschutz zu vermitteln. Ein praktischer Tipp ist die Anlage eines "Naturtagebuchs", in dem Kinder ihre Beobachtungen durch Zeichnungen oder gepresste Pflanzen festhalten können. Die emotionale Verbindung der Eltern zur Natur spielt eine wichtige Rolle für das Engagement der Kinder [s175]. Eltern sollten daher ihre eigene Naturbegeisterung authentisch vorleben und mit ihren Kindern teilen. Dies kann durch gemeinsame Naturrituale wie das morgendliche Begrüßen der Gartenvögel oder das abendliche Beobachten des Sonnenuntergangs geschehen. Frühe positive Naturerfahrungen legen den Grundstein für ein lebenslanges Umweltbewusstsein [s176]. Momente des Staunens und der Naturverbundenheit in der Kindheit können effektiver zur Entwicklung eines ökologischen Bewusstseins beitragen als strukturierte Umweltbildungsprogramme. Ein praktischer Ansatz ist die Einrichtung einer "Naturschatzkiste", in der besondere Fundstücke aus der Natur gesammelt und dokumentiert werden.

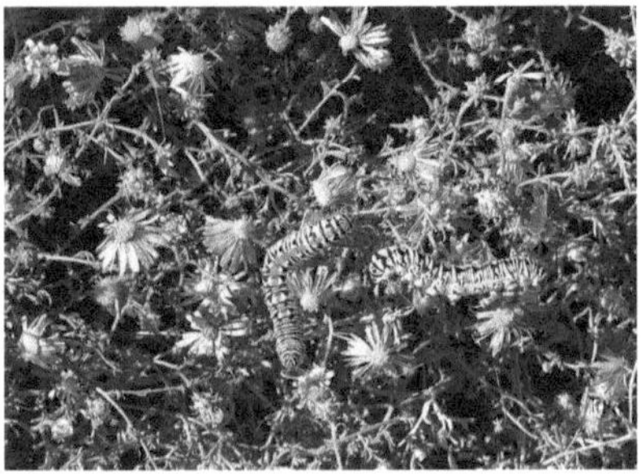

Naturerfahrungen [i27]

2. 3. 4. Musik und rhythmische Früherziehung

Musik und rhythmische Früherziehung spielen eine fundamentale Rolle in der kindlichen Entwicklung, da sie multiple Entwicklungsbereiche gleichzeitig ansprechen und fördern [s177]. Durch die Kombination von Klang, Rhythmus und Bewegung werden sowohl kognitive als auch motorische und sozial-emotionale Fähigkeiten auf spielerische Weise gestärkt. Bereits ab der Geburt können Eltern beginnen, ihr Kind musikalisch zu fördern. Einfache Wiegenlieder und sanfte Melodien schaffen dabei nicht nur eine beruhigende Atmosphäre, sondern unterstützen auch die frühe auditive Wahrnehmung [s178]. Ein praktischer Tipp für den Alltag ist es, alltägliche Routinen wie das Wickeln oder Baden mit kurzen Liedern zu begleiten. Dies schafft Struktur und macht diese Momente zu besonderen Bindungserfahrungen. Im Kleinkindalter gewinnen rhythmische Bewegungsspiele zunehmend an Bedeutung. Finger- und Klatschspiele fördern dabei nicht nur die Koordination, sondern unterstützen auch die Sprachentwicklung [s179]. Eltern können beispielsweise beim gemeinsamen Singen von "Hoppe hoppe Reiter" die Bewegungen erst vormachen und dann gemeinsam mit dem Kind ausführen.

Besonders wertvoll für die frühkindliche Entwicklung sind strukturierte Musikprogramme, die verschiedene Aktivitäten kombinieren [s180]. Diese umfassen:
- Singen und Sprechen von Reimen
- Bewegung zur Musik
- Experimentieren mit einfachen Percussion-Instrumenten
- Rhythmische Spiele und Tänze

Die Integration von Musik in den Alltag kann durch verschiedene kreative Ansätze erfolgen [s181]. Ein bewährtes Konzept ist die Einrichtung einer "Musikecke" zu Hause, wo Kinder Zugang zu altersgerechten Instrumenten wie Rasseln, Trommeln oder Xylophonen haben. Dabei sollten die Instrumente robust und ungefährlich sein. Studien belegen, dass regelmäßige musikalische Aktivitäten das Gedächtnis, die Aufmerksamkeitsspanne und sogar mathematische Fähigkeiten verbessern können [s177]. Ein praktischer Ansatz ist das tägliche "Musikritual" - eine feste Zeit am Tag für gemeinsames Musizieren, Tanzen oder Singen. Die emotionale Komponente der musikalischen Früherziehung ist besonders bedeutsam [s182]. Durch Musik lernen Kinder, ihre Gefühle auszudrücken und zu regulieren. Eltern können verschiedene Musikstile nutzen, um unterschiedliche Stimmungen zu vermitteln und mit ihren Kindern darüber zu sprechen. Für die Sprachentwicklung bietet die musikalische Früherziehung besondere Chancen [s179]. Die Verbindung von Melodie, Rhythmus und Text unterstützt die phonologische Bewusstheit und das Sprachverständnis. Ein praktischer Tipp ist das Erfinden eigener Lieder zu alltäglichen Situationen oder das Variieren bekannter Kinderlieder mit neuen Texten. Die soziale Interaktion wird durch gemeinsame Musikaktivitäten besonders gefördert [s181]. Gruppenspiele mit musikalischen Elementen, wie "Stopptanz" oder "Musikstühle", unterstützen dabei die Entwicklung von Kooperationsfähigkeit und sozialem Verständnis. Musiktherapeutische Ansätze haben sich als besonders effektiv erwiesen [s183]. Sie können gezielt eingesetzt werden, um spezifische Entwicklungsbereiche zu fördern oder bei Entwicklungsverzögerungen unterstützend zu wirken. Ein individueller Ansatz, der die Interessen und Fähigkeiten des einzelnen Kindes berücksichtigt, ist dabei besonders wichtig. Die Rolle der Eltern ist entscheidend für den Erfolg der musikalischen Früherziehung [s183]. Ihre eigene Begeisterung für Musik und aktive Teilnahme an musikalischen Aktivitäten motiviert Kinder und schafft positive Lernerfahrungen. Dabei ist es wichtig zu betonen, dass musikalische Vorkenntnisse der Eltern nicht erforderlich sind - Freude und Engagement sind die wichtigsten Faktoren.

Glossar

Auditive Wahrnehmung
Die Fähigkeit des Gehirns, Geräusche, Töne und Sprache aufzunehmen, zu unterscheiden und zu verarbeiten. Sie ist grundlegend für das Sprachverständnis und die Musikwahrnehmung.

Percussion
Sammelbegriff für Musikinstrumente, die durch Schlagen oder Schütteln zum Klingen gebracht werden, wie Trommeln, Rasseln oder Schellenkränze.

Phonologische Bewusstheit
Die Fähigkeit, die Lautstruktur der gesprochenen Sprache zu erkennen und zu verarbeiten. Dies umfasst das Erkennen von Reimen, das Zerlegen von Wörtern in Silben und das Identifizieren einzelner Laute.

2. 3. 5. Bewusste Elternschaft leben

Bewusste Elternschaft bedeutet, aktiv und reflektiert die Rolle als Mutter oder Vater zu gestalten. Dies umfasst sowohl die Beziehung zum Kind als auch die Partnerschaft und die eigene Entwicklung als Elternteil [s184]. Ein wesentlicher Aspekt ist dabei die Entwicklung praktischer Strategien, die im eigenen Familienalltag funktionieren [s185]. Die Grundlage bewusster Elternschaft bildet eine offene Kommunikation - sowohl zwischen den Elternteilen als auch mit den Kindern. Partner sollten ihre unterschiedlichen Erziehungsstile verstehen und respektieren lernen, um Konflikte zu vermeiden und eine harmonische Familienatmosphäre zu schaffen [s186]. Ein praktischer Ansatz ist hier das regelmäßige "Elterngespräch", bei dem beide Partner ihre Erziehungsziele und -herausforderungen in Ruhe besprechen können.

Im Umgang mit den Kindern steht die Förderung emotionaler Intelligenz im Vordergrund [s187]. Dies kann im Alltag beispielsweise so aussehen:
- Wenn das Kind wütend ist, zunächst seine Gefühle anerkennen ("Ich sehe, dass du sehr wütend bist")
- Gemeinsam Strategien zur Emotionsregulation entwickeln (z.B. tiefes Atmen, bis 10 zählen)
- Dem Kind helfen, seine Gefühle in Worte zu fassen

Ein wichtiger Aspekt bewusster Elternschaft ist die Rolle als "Guide und Coach" [s188]. Statt direktiver Anweisungen werden Kinder in Problemlösungsprozesse einbezogen. Konkret könnte dies bedeuten, bei Konflikten zwischen Geschwistern nicht sofort einzugreifen, sondern die Kinder dabei zu unterstützen, selbst Lösungen zu finden. Selbstfürsorge ist ein weiterer zentraler Baustein [s187]. Eltern sollten sich regelmäßig Auszeiten nehmen und Unterstützung suchen, wenn sie diese brauchen. Ein praktischer Tipp ist die Einführung von "Eltern-Auszeiten" - festgelegte Zeiten, in denen sich Eltern erholen und regenerieren können, während der Partner die Kinderbetreuung übernimmt. Besonders wichtig ist auch der achtsame Umgang mit Fehlern [s189]. Wenn Eltern einen Fehler machen, sollten sie sich bei ihren Kindern entschuldigen können. Dies zeigt Kindern, dass niemand perfekt ist und Fehler zum Lernen dazugehören. Ein konkretes Beispiel wäre: "Es tut mir leid, dass ich vorhin so ungeduldig war. Ich war gestresst, aber das ist keine Entschuldigung dafür, dich anzuschreien." Die Entwicklung von Konfliktlösungsfähigkeiten sollte aktiv gefördert werden [s187]. Dies kann durch regelmäßige Familiengespräche geschehen, bei denen alle Familienmitglieder ihre Anliegen einbringen können. Ein bewährtes Format ist der "Familienrat", der einmal wöchentlich stattfindet und bei dem jedes Familienmitglied Gehör findet. Bewusste Elternschaft bedeutet auch, den Fokus von äußeren Erfolgen auf inneres Wachstum zu verlagern [s187]. Statt übermäßigen Leistungsdruck aufzubauen, sollten Eltern die individuellen Stärken und Interessen ihrer Kinder fördern. Ein praktischer Ansatz ist das "Stärken-Tagebuch", in dem täglich positive Beobachtungen über das Kind festgehalten werden. Die Implementierung dieser Prinzipien erfordert Zeit und Geduld. Eltern sollten sich selbst gegenüber nachsichtig sein und verstehen, dass bewusste Elternschaft ein kontinuierlicher Lernprozess ist [s187]. Hilfreich kann der Austausch mit anderen Eltern in ähnlichen Situationen sein, sei es in Elterngruppen oder durch professionelle Begleitung.

Zusammenfassung - 2. 3. Förderung und Unterstützung

- Altersgerechte Spielmaterialien fördern in den ersten 6 Monaten besonders die Hand-Auge-Koordination durch Rasseln und Greifringe
- Monatliche Rotation der Spielmaterialien hält das Interesse der Kinder aufrecht
- Offene Materialien wie Holzklötze fördern abstraktes Denken durch flexible Einsatzmöglichkeiten
- Bewegungsstationen mit unterschiedlichen Schwierigkeitsgraden ermöglichen individuelles Lernen
- "Bewegungsinseln" zwischen ruhigeren Aktivitäten strukturieren den Alltag
- Parallele Aktivitätsstationen minimieren Wartezeiten und maximieren aktive Teilnahme
- Naturerfahrungen mit Schlamm und Matsch stärken nachweislich die Immunabwehr und Serotoninproduktion
- "Mikroabenteuer" wie Nachtwanderungen oder frühmorgendliche Vogelbeobachtungen bieten spontane Naturerlebnisse
- Musikalische Aktivitäten verbessern nachweislich Gedächtnis, Aufmerksamkeitsspanne und mathematische Fähigkeiten
- Die Kombination von Melodie, Rhythmus und Text unterstützt besonders die phonologische Bewusstheit
- Musiktherapeutische Ansätze helfen gezielt bei Entwicklungsverzögerungen
- Regelmäßige "Elterngespräche" harmonisieren unterschiedliche Erziehungsstile
- Der wöchentliche "Familienrat" gibt jedem Familienmitglied eine Stimme bei Entscheidungen

Rückblick - 2. Entwicklung und Bindung

- Die Feinfühligkeit der Eltern in den ersten Lebensmonaten ist fundamental für die spätere soziale und emotionale Entwicklung des Kindes.
- Körperliche Nähe und Babytragen verbessern nachweislich die Schlaforganisation des Säuglings und reduzieren das Schreien.
- Die gespreizte Hockposition beim Tragen unterstützt die gesunde Hüftentwicklung und beugt Hüftdysplasien vor.
- Intensiver Körperkontakt korreliert positiv mit erfolgreichen Stillraten.
- Gemeinsame Rituale und Familientraditionen stärken das Zugehörigkeitsgefühl und schaffen wichtige Ankerpunkte für die emotionale Entwicklung.
- Die motorische Entwicklung folgt einem natürlichen Verlauf, bei dem jeder Meilenstein auf dem vorherigen aufbaut.
- Mit etwa 7 Monaten erreichen Babys den wichtigen Meilenstein des Rollens als erste selbstständige Fortbewegungsmöglichkeit.
- Die Sprachentwicklung wird durch deklarative statt imperative Sprache besonders effektiv gefördert.
- Das angeborene Temperament (leicht/flexibel, aktiv/lebhaft, vorsichtig/zurückhaltend) spielt eine wichtige Rolle in der sozial-emotionalen Entwicklung.
- Der autoritative Erziehungsstil mit klaren Grenzen und emotionaler Verfügbarkeit hat sich als besonders förderlich erwiesen.
- Naturerfahrungen bieten eine sensorische Stimulation, die durch digitale Medien nicht ersetzt werden kann.
- Das Spielen mit Schlamm stärkt nachweislich die Immunabwehr und regt die Serotoninproduktion an.
- Musikalische Früherziehung verbessert das Gedächtnis, die Aufmerksamkeitsspanne und mathematische Fähigkeiten.
- Die Verbindung von Melodie, Rhythmus und Text unterstützt die phonologische Bewusstheit und das Sprachverständnis.

- Bewusste Elternschaft bedeutet, den Fokus von äußeren Erfolgen auf inneres Wachstum zu verlagern.

- Nach diesem Einblick in die fundamentalen Aspekte der kindlichen Entwicklung und Bindung stellt sich die Frage, wie die körperliche Gesundheit und medizinische Versorgung des Kindes optimal unterstützt werden kann.

3. Gesundheit und Pflege

Die Gesundheit und Pflege eines Kindes gehören zu den grundlegendsten Aufgaben werdender Eltern. Doch was bedeutet es konkret, die körperliche Entwicklung optimal zu unterstützen? Wie können Eltern sicher sein, die richtigen Entscheidungen bei Vorsorge, Ernährung und täglicher Pflege zu treffen? Von regelmäßigen Vorsorgeuntersuchungen über die richtige Zahnpflege bis hin zur ausgewogenen Ernährung – die Anforderungen sind vielfältig und ändern sich kontinuierlich mit dem Heranwachsen des Kindes. Besonders in den ersten Lebensjahren legen Eltern wichtige Grundsteine für eine gesunde Entwicklung. Die folgenden Kapitel bieten evidenzbasierte Orientierung für alle wesentlichen Aspekte der kindlichen Gesundheitsvorsorge und Pflege. Sie erhalten praktische Anleitungen, die Sie Schritt für Schritt durch die verschiedenen Entwicklungsphasen Ihres Kindes begleiten.

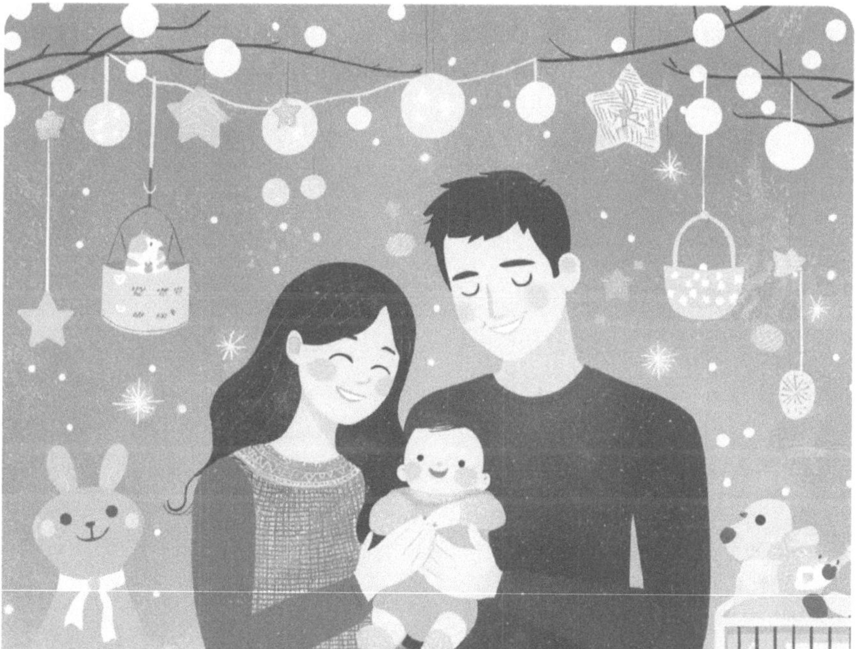

3. 1. Medizinische Grundversorgung

Wie bereitet man sich optimal auf die medizinische Versorgung während Schwangerschaft und Elternschaft vor? Welche präventiven Maßnahmen sind wirklich wichtig und welche Vorbereitungen sollten frühzeitig getroffen werden? Die medizinische Grundversorgung bildet das Fundament für eine gesunde Schwangerschaft und die ersten gemeinsamen Jahre als Familie. Sie umfasst dabei weit mehr als nur regelmäßige Arztbesuche. Von der systematischen Planung der Vorsorgeuntersuchungen über das Verständnis wichtiger Impfungen bis hin zur Einrichtung einer funktionalen Hausapotheke und der Beherrschung grundlegender Erste-Hilfe-Maßnahmen – eine vorausschauende Organisation der medizinischen Versorgung gibt Sicherheit in allen Lebensphasen. Besonders in der Zeit des Familienwerdens ergeben sich neue Anforderungen und Verantwortlichkeiten, die eine gründliche Vorbereitung erfordern. Die folgenden Abschnitte bieten Ihnen eine strukturierte Übersicht der wichtigsten Aspekte und konkrete Handlungsempfehlungen, mit denen Sie die medizinische Grundversorgung Ihrer wachsenden Familie optimal gestalten können.

„Die WHO empfiehlt während der Schwangerschaft mindestens acht Vorsorgetermine, wobei der erste Kontakt idealerweise in den ersten 12 Schwangerschaftswochen erfolgen sollte.“

---

3. 1. 1. Vorsorgeuntersuchungen planen

Die regelmäßige Teilnahme an Vorsorgeuntersuchungen ist ein wesentlicher Baustein für die Gesundheit werdender Eltern und ihrer Kinder. Besonders während der Familienplanung und Schwangerschaft kommt ihnen eine Schlüsselrolle zu [s190]. Um den größtmöglichen Nutzen aus den verfügbaren Vorsorgeangeboten zu ziehen, ist eine systematische Planung unerlässlich. Für Frauen im gebärfähigen Alter bilden Vorsorgeuntersuchungen das Fundament einer umfassenden Gesundheitsvorsorge. Sie ermöglichen frühzeitiges Screening und gezielte Interventionen, um Risikofaktoren zu minimieren, die sich auf künftige Schwangerschaften auswirken könnten [s190]. Praktisch bedeutet dies, dass Sie bereits vor einer geplanten Schwangerschaft Ihren Gesundheitszustand überprüfen lassen sollten. Vereinbaren Sie dazu einen Termin bei Ihrer Frauenärztin oder Ihrem Frauenarzt für eine grundlegende Gesundheitsbeurteilung. Während der Schwangerschaft empfiehlt die WHO mindestens acht Vorsorgetermine [s191]. Der erste Kontakt sollte idealerweise in den ersten 12 Schwangerschaftswochen erfolgen. Weitere Termine sind für die Wochen 20, 26, 30, 34, 36, 38 und 40 vorgesehen. Notieren Sie sich diese Termine am besten direkt nach Bekanntwerden der Schwangerschaft in Ihrem Kalender und vereinbaren Sie frühzeitig die entsprechenden Arztbesuche. Ein besonders wichtiger Aspekt ist die Kostenübernahme: Viele präventive Leistungen sind für Versicherte kostenfrei, sofern sie von Netzwerkanbietern durchgeführt werden [s192]. Dies gilt insbesondere für schwangerschaftsbezogene Vorsorgeuntersuchungen wie gestationsdiabetes-Screening, Hepatitis-B-Tests und Stillberatung. Erkundigen Sie sich vorab bei Ihrer Krankenversicherung nach dem genauen Leistungsumfang. Zur optimalen Planung gehört auch die Berücksichtigung möglicher Zugangsbarrieren [s193]. Faktoren wie große Entfernungen zu Gesundheitsdienstleistern oder mangelnde Verfügbarkeit von Fachärzten können die regelmäßige Teilnahme an Vorsorgeuntersuchungen erschweren. Suchen Sie sich daher frühzeitig Praxen in erreichbarer Nähe und prüfen Sie deren Erreichbarkeit mit verschiedenen Verkehrsmitteln. Die Well-Woman Chart bietet einen praktischen Rahmen für die Integration präventiver Gesundheitsdienste in den Alltag [s194]. Sie berücksichtigt dabei individuelle Faktoren wie Alter, Gesundheitszustand und spezifische Risikofaktoren. Erstellen Sie gemeinsam mit Ihrem Gesundheitsdienstleister einen personalisierten Vorsorgeplan, der alle empfohlenen Untersuchungen umfasst. Besonders wichtig ist die Kontinuität der Vorsorge: Vorsorgeuntersuchungen sollten nicht als einmalige Ereignisse, sondern als fortlaufender Prozess verstanden werden [s190]. Legen Sie sich einen speziellen Vorsorgeordner an, in dem Sie alle Termine, Befunde und weiteren Unterlagen systematisch sammeln. Dies erleichtert die Nachverfolgung Ihrer Gesundheitsentwicklung und gewährleistet, dass keine wichtigen Untersuchungen versäumt werden. Ein weiterer wichtiger Aspekt ist die Ernährungsberatung und Supplementierung während der Schwangerschaft [s191]. Die tägliche Einnahme von Eisen- und Folsäurepräparaten wird empfohlen, um Anämie und andere Komplikationen zu vermeiden. Lassen Sie sich von Ihrem Gesundheitsdienstleister beraten und integrieren Sie die Einnahme der Präparate in Ihre tägliche Routine. Auch technische Untersuchungen wie Ultraschall spielen eine wichtige Rolle: Eine Ultraschalluntersuchung vor der 24. Schwangerschaftswoche wird zur Bestimmung des Gestationsalters und zur Erkennung möglicher fetaler Anomalien empfohlen [s191]. Planen Sie diese Termine so, dass sie optimal in Ihren Alltag passen und Sie ausreichend Zeit haben, die Ergebnisse mit Ihrem Arzt zu besprechen. Die frühzeitige Erkennung von Gesundheitsproblemen durch regelmäßige Vorsorgeuntersuchungen ermöglicht eine effektivere Behandlung [s195]. Nutzen Sie daher alle angebotenen Screening-Möglichkeiten und scheuen Sie sich nicht, bei Unklarheiten nachzufragen oder eine zweite Meinung einzuholen.

3. 1. 2. Impfungen verstehen

Impfungen gehören zu den wichtigsten präventiven Maßnahmen in der modernen Medizin und sind ein zentraler Baustein für die Gesundheit von Kindern [s196]. Sie bieten Schutz vor potenziell gefährlichen Infektionskrankheiten, indem sie das körpereigene Immunsystem auf natürliche Weise aktivieren [s197]. Dabei werden abgeschwächte oder abgetötete Krankheitserreger verwendet, die eine Immunantwort auslösen, ohne die eigentliche Krankheit zu verursachen.

Der empfohlene Impfkalender beginnt bereits kurz nach der Geburt und erstreckt sich über die gesamte Kindheit bis ins Jugendalter [s198]. Besonders wichtig sind die Grundimmunisierungen in den ersten beiden Lebensjahren. Um keine wichtige Impfung zu versäumen, empfiehlt es sich, einen persönlichen Impfkalender zu führen und die Termine mit dem Kinderarzt abzustimmen. Viele Eltern nutzen dafür auch digitale Impfpässe oder spezielle Apps, die automatisch an anstehende Impfungen erinnern. Die Sicherheit von Impfungen ist wissenschaftlich gut belegt [s197]. Dennoch können, wie bei allen medizinischen Maßnahmen, Nebenwirkungen auftreten [s199]. Diese sind meist mild und vorübergehend, wie etwa leichtes Fieber oder Rötungen an der Einstichstelle. Schwerwiegende Nebenwirkungen sind äußerst selten. Um bestmöglich vorbereitet zu sein, sollten Eltern ihr Kind altersgerecht auf die Impfung vorbereiten. Bei Kleinkindern kann beispielsweise ein Lieblingskuscheltier oder ein spannendes Bilderbuch von der Impfung ablenken. Für den Schulbesuch sind bestimmte Impfungen vorgeschrieben [s198]. Dies dient nicht nur dem individuellen Schutz, sondern auch der Gemeinschaft, da sich Krankheiten in Schulen und Kindertagesstätten besonders leicht ausbreiten können. Eltern sollten sich frühzeitig über die erforderlichen Impfungen informieren und diese dokumentieren lassen. In manchen Fällen sind Ausnahmen aus medizinischen oder religiösen Gründen möglich, diese müssen jedoch offiziell beantragt werden. Die Kommunikation zwischen Ärzten und Eltern spielt eine zentrale Rolle

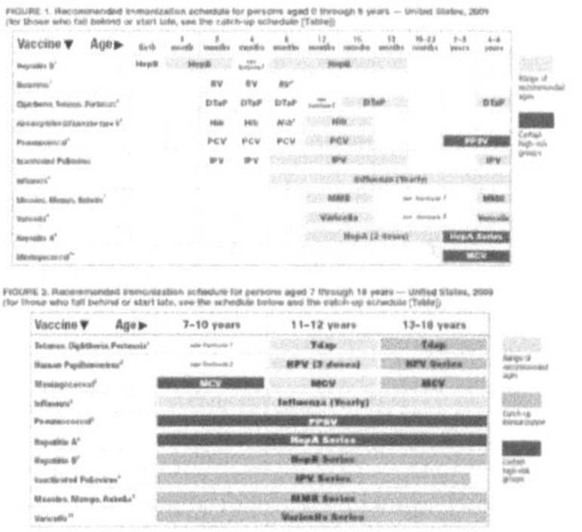

Impfkalender [i28]

[s200]. Etwa 74% der Kinderärzte berichten von Eltern, die Impfungen ablehnen oder verzögern möchten. Hier ist es wichtig, dass Ärzte die Bedenken der Eltern ernst nehmen und in einem offenen Gespräch auf Fragen und Sorgen eingehen. Informationsmaterialien wie Impfaufklärungsbögen können dabei helfen, eine fundierte Entscheidung zu treffen. Ein wichtiger praktischer Aspekt ist die Kostenfrage [s198]. Viele Gesundheitsbehörden bieten Impfungen zu niedrigen Kosten an, für bestimmte Personengruppen sind sie sogar kostenlos. Eltern sollten sich bei ihrer Krankenversicherung über den genauen Leistungsumfang informieren. Auch die Dokumentation der Impfungen ist wichtig - moderne Online-Systeme ermöglichen es mittlerweile, Impfnachweise digital einzusehen und bei Bedarf auszudrucken. Besondere Aufmerksamkeit verdienen auch saisonale Impfungen wie die gegen Grippe oder die COVID-19-Impfung [s197]. Diese Impfungen werden je nach aktueller Situation und individuellen Risikofaktoren empfohlen. Eltern sollten sich regelmäßig über aktuelle Empfehlungen informieren und diese mit ihrem Kinderarzt besprechen. Im Fall von unerwünschten Ereignissen nach einer Impfung ist eine schnelle Reaktion wichtig [s199]. Gesundheitsdienstleister sind verpflichtet, schwerwiegende Nebenwirkungen zu melden. Für betroffene Familien gibt es Unterstützungssysteme, einschließlich spezieller Entschädigungsprogramme für sehr seltene, aber schwere Impfkomplikationen.

Glossar

Grundimmunisierung

Die ersten wichtigen Impfungen im Leben eines Menschen, die den Grundstein für einen langfristigen Immunschutz legen. Sie erfolgen nach einem festgelegten Schema mit mehreren Teilimpfungen.

Immunsystem

Das körpereigene Abwehrsystem, bestehend aus verschiedenen Zelltypen und Proteinen, das den Organismus vor Krankheitserregern schützt. Es kann zwischen körpereigenen und körperfremden Substanzen unterscheiden.

3. 1. 3. Hausapotheke einrichten

Eine gut ausgestattete Hausapotheke ist ein unverzichtbarer Bestandteil der medizinischen Grundversorgung für Familien. Die systematische Einrichtung und regelmäßige Pflege ermöglicht es, im Krankheitsfall oder bei kleineren Verletzungen schnell und angemessen reagieren zu können [s201]. Für die Grundausstattung einer Hausapotheke empfiehlt sich ein verschließbarer, kühler und trockener Aufbewahrungsort außerhalb der Reichweite von Kindern. Ein Badezimmerschrank ist aufgrund der dort herrschenden Feuchtigkeit weniger geeignet. Stattdessen bietet sich ein höher gelegener Küchenschrank oder ein spezieller Medizinschrank im Schlafzimmer an.

Die Basisausstattung sollte folgende Komponenten umfassen [s201]:
- Fieberthermometer (vorzugsweise digital)
- Schmerz- und fiebersenkende Medikamente
- Mittel gegen Erkältungssymptome
- Medikamente gegen Übelkeit und Durchfall
- Wunddesinfektionsmittel
- Sterile Verbandmaterialien
- Elastische Binden
- Pflaster in verschiedenen Größen
- Einmalhandschuhe
- Schere und Pinzette
- Kühlkompressen

Besonders wichtig ist die Organisation der Hausapotheke nach einem übersichtlichen System [s202]. Sortieren Sie die Medikamente nach Anwendungsgebieten und beschriften Sie die Aufbewahrungsbereiche entsprechend. Legen Sie eine Liste aller vorhandenen Medikamente an und notieren Sie deren Verfallsdaten. Eine praktische Methode ist das Führen eines digitalen Inventars auf dem Smartphone, das automatisch an ablaufende Haltbarkeitsdaten erinnert.

Für Familien mit Kleinkindern sind zusätzliche Komponenten wichtig [s201]:
- Fieberzäpfchen in kindergerechter Dosierung
- Elektrolytlösungen gegen Dehydrierung
- Wundsalbe für Windeldermatitis
- Nasentropfen für Säuglinge
- Mittel gegen Zahnungsbeschwerden

Ein separates, kompaktes Erste-Hilfe-Set sollte für Unterwegs zusammengestellt werden [s203]. Dieses enthält die wichtigsten Materialien für Notfälle:
- Wundschnellverband
- Sterile Kompressen
- Desinfektionstücher
- Kleine Schere
- Einmalhandschuhe
- Die wichtigsten Medikamente in Reisegröße

Die regelmäßige Wartung der Hausapotheke ist essenziell [s201]. Mindestens halbjährlich sollten alle Medikamente auf ihre Haltbarkeit überprüft werden. Abgelaufene Medikamente müssen fachgerecht über die Apotheke oder spezielle Sammelstellen entsorgt werden - keinesfalls über den Hausmüll oder die Toilette. Dokumentieren Sie wichtige medizinische Informationen wie Allergien oder chronische Erkrankungen von Familienmitgliedern und bewahren Sie diese zusammen mit wichtigen Telefonnummern (Notarzt, Giftnotruf, Hausarzt) gut sichtbar in der Hausapotheke auf [s203].

Die Aufbewahrung von Medikamenten erfordert besondere Sorgfalt [s201]:
- Lichtempfindliche Medikamente in dunklen Gefäßen aufbewahren
- Temperaturempfindliche Präparate nach Herstellerangaben lagern
- Originalverpackungen mit Beipackzetteln aufbewahren
- Angebrochene Medikamente mit Öffnungsdatum versehen

Eine gut organisierte Hausapotheke kann in vielen Situationen schnelle Hilfe leisten und unnötige Arztbesuche vermeiden. Die regelmäßige

Überprüfung und Aktualisierung stellt sicher, dass im Bedarfsfall alle notwendigen Materialien verfügbar und einsatzbereit sind [s203].

3. 1. 4. Erste-Hilfe-Maßnahmen

Die Beherrschung grundlegender Erste-Hilfe-Maßnahmen kann in Notfallsituationen lebensrettend sein. Besonders für Eltern ist es wichtig, auf verschiedene Szenarien vorbereitet zu sein, da Kinder häufiger in Unfälle verwickelt sind oder medizinische Notfälle erleben [s204]. Eine fundierte Erste-Hilfe-Ausbildung sollte regelmäßig aufgefrischt werden. Experten empfehlen, alle zwei Jahre einen Auffrischungskurs zu absolvieren. Dabei lernen Eltern nicht nur die praktische Durchführung von Hilfsmaßnahmen, sondern auch die richtige Einschätzung von Notfallsituationen. Bei einem bewusstlosen Kind beispielsweise ist das strukturierte Vorgehen nach dem ABC-Schema (Airway, Breathing, Circulation) entscheidend: Zuerst wird die Atemwege freigemacht, dann die Atmung überprüft und schließlich der Kreislauf kontrolliert. Besonders wichtig ist das Wissen um altersspezifische Besonderheiten bei der Ersten Hilfe. Bei Säuglingen und Kleinkindern muss die Herzdruckmassage beispielsweise deutlich behutsamer durchgeführt werden als bei Erwachsenen. Die Drucktiefe sollte etwa ein Drittel des Brustkorbs betragen, was bei Säuglingen etwa 4 cm entspricht. Der Druckpunkt liegt dabei auf der unteren Hälfte des Brustbeins. Ein weiterer wichtiger Aspekt ist die Prävention von Unfällen durch kindgerechte Aufklärung [s205]. Kinder sollten altersgerecht lernen, Gefahren zu erkennen und richtig darauf zu reagieren. Dies kann spielerisch vermittelt werden, etwa durch Rollenspiele oder spezielle Kinderbücher zum Thema Erste Hilfe. Dabei lernen sie auch, wann und wie sie Hilfe holen sollen.

Für den Notfall sollten Eltern wichtige Telefonnummern griffbereit haben:
- Notruf: 112
- Giftnotrufzentrale
- Kinderarzt
- Nächstgelegenes Krankenhaus

Die häufigsten Notfallsituationen bei Kindern sind:
- Verbrennungen/Verbrühungen
- Verschlucken von Fremdkörpern
- Stürze mit Kopfverletzungen
- Fieberkrämpfe
- Allergische Reaktionen

Bei Fieberkrämpfen ist es wichtig, Ruhe zu bewahren und das Kind in die stabile Seitenlage zu bringen. Enge Kleidung sollte gelockert und die Dauer des Krampfanfalls notiert werden. Nach dem Anfall muss das Kind ärztlich untersucht werden [s206]. Die Erste-Hilfe-Ausbildung sollte auch praktische Übungen zur Fremdkörperentfernung bei Verschlucken beinhalten. Bei Kindern über einem Jahr wird der Heimlich-Griff angewendet, bei Säuglingen spezielle Klopftechniken auf dem Rücken. Besonders in Betreuungseinrichtungen ist geschultes Personal unerlässlich [s204]. Erzieher und Betreuer müssen regelmäßig ihre Erste-Hilfe-Kenntnisse auffrischen und die entsprechenden Zertifikate vorweisen können [s207]. Ein oft unterschätzter Aspekt ist die psychologische Erste Hilfe. Kinder reagieren in Notfallsituationen besonders sensibel und benötigen emotionale Unterstützung. Beruhigendes Zusprechen und körperliche Nähe sind dabei ebenso wichtig wie die medizinische Versorgung. Für die Dokumentation von Unfällen und Erste-Hilfe-Maßnahmen empfiehlt sich das Führen eines Notfallprotokolls. Darin werden Datum, Uhrzeit, Art des Notfalls und durchgeführte Maßnahmen festgehalten. Diese Informationen können für die weitere medizinische Behandlung wichtig sein.

Glossar

ABC-Schema

Ein international standardisiertes Untersuchungsschema in der Notfallmedizin, das die Reihenfolge der Kontrollen bei der Erstversorgung festlegt und in allen medizinischen Notfällen angewendet wird

Heimlich-Griff

Eine Erste-Hilfe-Technik bei Atemnot durch verschluckte Gegenstände, bei der von hinten die Arme um den Oberbauch gelegt und ruckartig nach innen-oben gedrückt wird, um den Fremdkörper durch den entstehenden Druck herauszubefördern

Zusammenfassung - 3. 1. Medizinische Grundversorgung

- Die WHO empfiehlt mindestens acht Vorsorgetermine während der Schwangerschaft, beginnend in den ersten 12 Schwangerschaftswochen.
- Die Well-Woman Chart bietet einen individualisierten Rahmen für präventive Gesundheitsdienste basierend auf Alter und Risikofaktoren.
- 74% der Kinderärzte berichten von Eltern, die Impfungen ablehnen oder verzögern möchten.
- Grundimmunisierungen in den ersten beiden Lebensjahren sind besonders wichtig für den Aufbau des Immunschutzes.
- Lichtempfindliche Medikamente müssen in dunklen Gefäßen aufbewahrt werden, während die Originalverpackungen mit Beipackzetteln aufzubewahren sind.
- Bei Säuglingen sollte die Herzdruckmassage mit einer Drucktiefe von etwa 4 cm durchgeführt werden, was einem Drittel des Brustkorbs entspricht.
- Der Heimlich-Griff wird bei Kindern über einem Jahr angewendet, während bei Säuglingen spezielle Klopftechniken auf dem Rücken zum Einsatz kommen.
- Bei Fieberkrämpfen ist die stabile Seitenlage anzuwenden und die Dauer des Krampfanfalls zu dokumentieren.
- Das ABC-Schema (Airway, Breathing, Circulation) ist entscheidend bei der Erstversorgung bewusstloser Kinder.

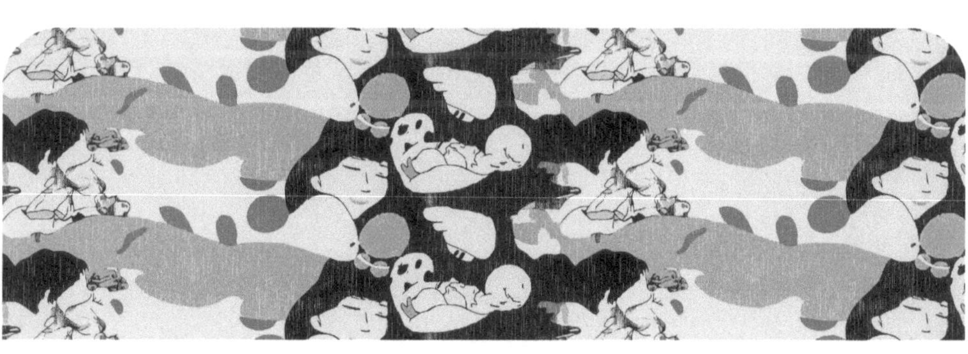

3. 2. Tägliche Pflege

Die tägliche Pflege eines Kindes wirft bei vielen Eltern grundlegende Fragen auf: Wie oft muss ein Neugeborenes gewickelt werden? Was gehört zu einer guten Zahnpflege von Anfang an? Wie etabliert man gesunde Schlafgewohnheiten? Die regelmäßige und sachkundige Pflege ist nicht nur für die Gesundheit des Kindes wichtig, sondern bietet auch wertvolle Momente der Nähe und Interaktion. Von der Körperhygiene über die Hautpflege bis hin zur Schlafgestaltung - jeder Aspekt der täglichen Pflege trägt zur gesunden Entwicklung bei. Dabei spielt auch die richtige Vorbereitung eine zentrale Rolle: Mit dem passenden Wissen und einer guten Organisation werden Pflegeaufgaben zu entspannten Routinen im Familienalltag. Die folgenden Abschnitte zeigen Ihnen Schritt für Schritt, wie Sie die verschiedenen Pflegebereiche sicher und kompetent gestalten können - mit praktischen Tipps, die sich im Alltag bewährt haben.

„Neugeborene benötigen mit 10-12 Windelwechseln täglich besonders intensive Pflege, während bei älteren Babys 6-8 Wechsel pro Tag ausreichen."

3. 2. 1. Wickeln und Körperhygiene

Das regelmäßige Wickeln und die Körperhygiene gehören zu den wichtigsten Aufgaben in der täglichen Pflege von Babys und Kleinkindern. Besonders Neugeborene benötigen mit 10-12 Windelwechseln täglich besonders intensive Pflege, während bei älteren Babys 6-8 Wechsel pro Tag ausreichen [s208]. Eine gute Vorbereitung ist dabei essentiell: Vor jedem Wickelvorgang sollten alle benötigten Materialien griffbereit liegen. Dazu gehören eine saubere Windel, Feuchttücher oder alternativ warmes Wasser und Waschlappen, eine Wickelunterlage, eventuell Windelcreme sowie ein Behälter für die gebrauchte Windel [s209] [s208]. Der Wickelplatz sollte idealerweise mit einer Einmalunterlage ausgestattet sein. Besonders wichtig ist es, während des gesamten Vorgangs stets eine Hand am Kind zu haben, um Stürze zu vermeiden [s209]. Die korrekte Durchführung des Wickelns folgt dabei klaren hygienischen Richtlinien: Nach dem Öffnen der alten Windel wird der Windelbereich sorgfältig von vorne nach hinten gereinigt. Bei Mädchen ist diese Wischrichtung besonders wichtig, um Infektionen vorzubeugen. Bei Jungen muss der Bereich um Hoden und Penis gründlich, aber vorsichtig gereinigt werden, wobei die Vorhaut nicht zurückgezogen werden sollte [s208]. Gebrauchte Feuchttücher werden in der alten Windel entsorgt [s209]. Die Hygiene des Wickelplatzes spielt eine zentrale Rolle: Der Wickeltisch muss vor und nach jedem Gebrauch gründlich gereinigt und desinfiziert werden [s210]. In Betreuungseinrichtungen gelten dabei besondere Anforderungen - pro 20 Kinder muss ein Wickelbereich mit eigenem Handwaschbecken vorhanden sein [s211].

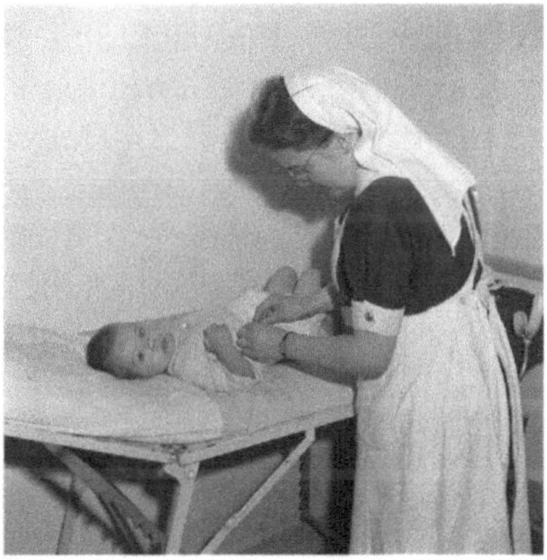

Wickeltisch [i29]

Besonders wichtig ist die Handhygiene: Sowohl vor als auch nach dem Wickeln müssen die Hände gründlich mit Seife gewaschen werden [s212]. Dies gilt für Erwachsene wie auch für Kinder, sobald sie alt genug sind. Bei der Verwendung von Stoffwindeln sollten diese bei 60°C gewaschen werden, wobei auf Weichspüler verzichtet werden sollte, da dieser die Saugfähigkeit beeinträchtigt [s208]. Das Wickeln bietet auch wichtige Gelegenheiten für die kindliche Entwicklung: Es sollte als Zeit für warme, responsive Interaktionen genutzt werden, die das Lernen unterstützen [s213]. Dabei ist es wichtig, die Würde und Privatsphäre des Kindes zu wahren und ihm altersgerecht die Möglichkeit zu geben, aktiv am Prozess teilzunehmen [s213]. Für Betreuungseinrichtungen ist auch die Dokumentation der Wickelvorgänge wichtig, um gesundheitliche Veränderungen frühzeitig zu erkennen [s212] [s214]. Eine enge Zusammenarbeit mit den Eltern gewährleistet dabei Kontinuität zwischen häuslicher und institutioneller Pflege [s213]. Bei der späteren Entwicklung zum Toilettengang ist eine sensible Begleitung wichtig. Unfälle gehören zum normalen Entwicklungsprozess und sollten mit Verständnis behandelt werden [s214]. Die Beobachtung der kindlichen Signale und das Einhalten regelmäßiger Toilettenzeiten können dabei helfen, die Häufigkeit von Unfällen zu reduzieren [s214]. In Betreuungseinrichtungen müssen auch die räumlichen Voraussetzungen stimmen: Für Vorschulkinder ist pro 10 Kinder eine kindgerechte Toilette mit Waschbecken erforderlich [s211]. Das Personal muss in allen hygienischen Aspekten geschult sein und bei leicht erkrankten Kindern besondere Pflegebedürfnisse berücksichtigen können [s215].

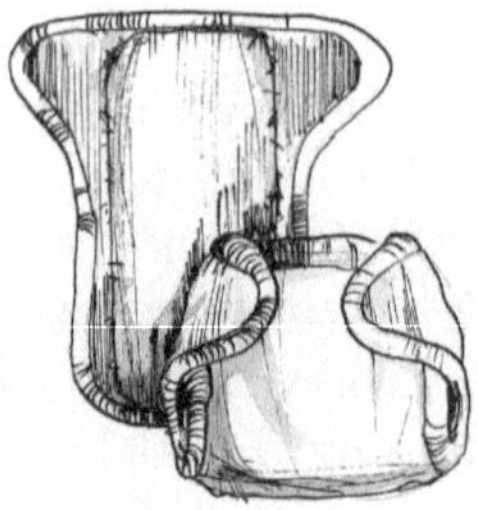

Stoffwindeln [i30]

3. 2. 2. Hautpflege und Massage

Die regelmäßige Hautpflege und Massage sind zentrale Elemente der Säuglings- und Kleinkindpflege, die weit über die reine Hygiene hinausgehen. Besonders die Babymassage bietet vielfältige positive Effekte für die kindliche Entwicklung und die Eltern-Kind-Bindung [s216]. Der ideale Zeitpunkt für eine Babymassage liegt etwa sechs Wochen nach der Geburt, wenn sich die ersten Routinen etabliert haben [s217]. Wichtig ist dabei, einen Moment zu wählen, in dem das Baby entspannt und aufnahmefähig ist - beispielsweise nach einem warmen Bad, wenn der Körper bereits aufgewärmt ist. Die Raumtemperatur sollte angenehm warm sein, etwa 22-24°C, um ein Auskühlen zu vermeiden. Bei der Durchführung der Massage ist es essentiell, auf die Signale des Kindes zu achten. Ein bewährter Ansatz ist das "Erlaubnis-Ritual": Reiben Sie etwas Massageöl zwischen Ihren Händen und fragen Sie ihr Baby, ob Sie es massieren dürfen. Auch wenn Ihr Baby noch nicht verbal antworten kann, lernt es so von Anfang an, dass sein Körper respektiert wird [s217]. Zeigt das Baby Unwohlsein oder weint es, sollte die Massage unterbrochen werden [s216]. Die Massagetechniken folgen dabei einem sanften, rhythmischen Muster. Beginnen Sie an den Füßen und arbeiten Sie sich langsam nach oben. Verwenden Sie gleichmäßige, sanfte Streichbewegungen und üben Sie nur leichten Druck aus. Besonders effektiv sind kreisende Bewegungen auf dem Bauch im Uhrzeigersinn, die die Verdauung unterstützen können [s216]. Für die Massage eignen sich natürliche Öle wie Mandel- oder Jojobaöl. Diese nähren die Haut und verbessern ihre Elastizität [s218]. Vermeiden Sie stark parfümierte Produkte, da diese die empfindliche Babyhaut reizen können. Das Öl sollte vor der Anwendung in den Händen leicht erwärmt werden. Die positiven Effekte der Babymassage sind wissenschaftlich gut belegt: Sie kann die Schlafqualität verbessern, Koliken lindern und das Immunsystem stärken [s216]. Darüber hinaus fördert sie die körperliche und geistige Entwicklung und unterstützt die Eltern-Kind-Bindung durch den intensiven Hautkontakt [s217]. Mit zunehmendem Alter können die Massagetechniken angepasst werden. Bei Kleinkindern können spielerische Elemente eingebaut werden, etwa durch sanfte Knetbewegungen, die von Reimen oder Liedern begleitet werden. Dies macht die Massage zu einem positiven Ritual, das auch die sprachliche Entwicklung fördert. Besondere Aufmerksamkeit verdient die Lymphdrainage als spezielle Massageform. Diese sehr sanfte Technik stimuliert das lymphatische System und unterstützt den Körper bei der Entgiftung [s219] [s220]. Dabei ist es wichtig, besonders vorsichtig vorzugehen und nur minimalen Druck auszuüben, um die empfindlichen Lymphgefäße nicht zu beschädigen [s220]. Die Integration von Massage und Hautpflege in die tägliche Routine bietet auch für die Eltern Vorteile: Sie lernen die Körpersprache ihres Kindes besser zu verstehen und entwickeln ein feineres Gespür für seine Bedürfnisse [s217]. Zudem kann die gemeinsame Entspannungszeit auch für die Eltern stress-reduzierend wirken [s219]. Für die praktische Umsetzung empfiehlt sich die Etablierung eines festen Ablaufs: Beginnen Sie beispielsweise mit einem warmen Bad, gefolgt von der Massage und einem beruhigenden Schlaflied. Diese vorhersehbare Routine gibt dem Kind Sicherheit und erleichtert den Übergang in den Schlaf [s217].

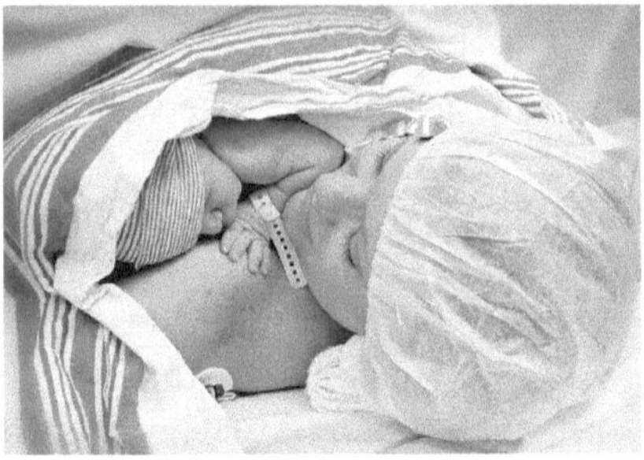

Körperkontakt [i31]

Koliken

Schmerzhafte Krämpfe im Magen-Darm-Bereich bei Säuglingen, die sich oft durch anhaltendes Schreien und Anziehen der Beine äußern. Treten häufig in den ersten Lebensmonaten auf.

Lymphdrainage

Eine spezielle Massagetechnik, die durch sanfte, rhythmische Bewegungen den Transport der Lymphflüssigkeit im Körper unterstützt. Sie hilft bei der Entfernung von Gewebeflüssigkeit und Stoffwechselprodukten.

3. 2. 3. Zahnpflege von Anfang an

Die Zahngesundheit beginnt nicht erst mit dem Durchbruch der ersten Zähne, sondern bereits während der Schwangerschaft. Werdende Mütter sollten zahnärztliche Vorsorge wahrnehmen, um die Übertragung von kariesverursachenden Bakterien auf ihr Baby zu minimieren [s221]. Diese präventive Maßnahme ist der erste Schritt zu einer lebenslangen Mundgesundheit des Kindes. Schon bei Säuglingen ist eine sanfte Mundpflege wichtig: Nach jeder Mahlzeit sollte das zahnlose Zahnfleisch mit einem sauberen, feuchten Waschlappen oder einer Gazekompress vorsichtig abgewischt werden [s222]. Diese frühe Routine gewöhnt das Baby nicht nur an regelmäßige Mundpflege, sondern hält auch das Zahnfleisch gesund. Dabei ist besonders darauf zu achten, dass das Baby niemals mit einer Flasche einschläft, da dies zu frühkindlicher Karies führen kann [s222].

Mit dem Durchbruch der ersten Zähne, typischerweise zwischen dem 6. und 8. Lebensmonat, beginnt die eigentliche Zahnpflege. Ab diesem Zeitpunkt sollten Eltern eine extra weiche Kinderzahnbürste verwenden [s222]. In den ersten Monaten kann zunächst ohne Zahnpasta geputzt werden, um das Kind an die Zahnbürste zu gewöhnen. Später wird eine reiskorngroße Menge fluoridhaltiger Kinderzahnpasta empfohlen [s223].

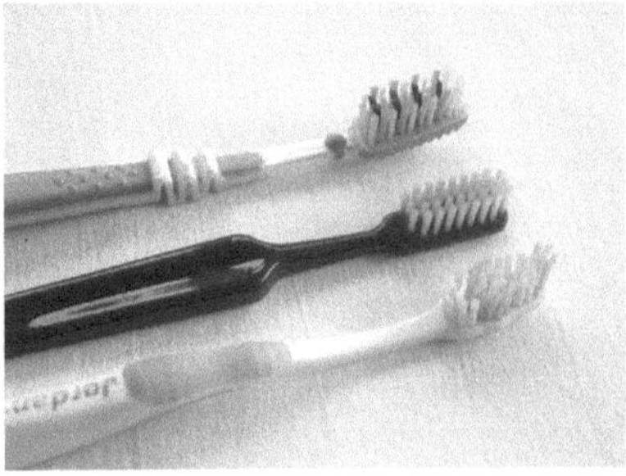

Zahnbürste [i32]

Die Etablierung einer Zahnarztpraxis für das Kind sollte spätestens bis zum ersten Geburtstag erfolgen [s223] [s221]. Diese frühen Besuche dienen nicht nur der Kontrolle, sondern auch der Gewöhnung an die zahnärztliche Umgebung. Der Zahnarzt kann dabei individuelle Präventionsstrategien entwickeln, besonders für Kinder mit erhöhtem Kariesrisiko [s224].

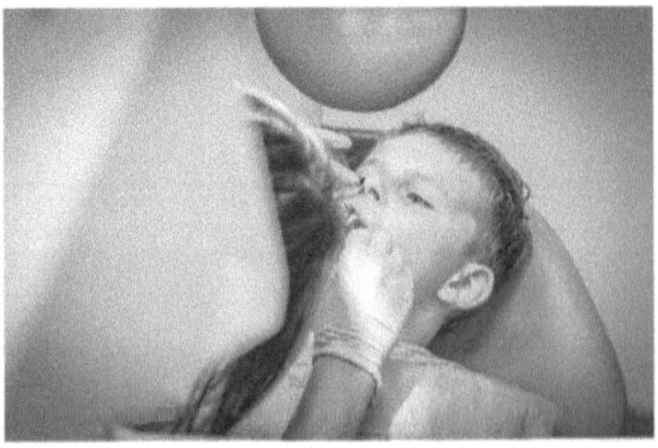

Zahnarzt [i33]

Ein wichtiger Aspekt der Zahngesundheit ist die Ernährung. Eltern sollten den Zuckerkonsum ihrer Kinder von Anfang an begrenzen [s223] [s224]. Stattdessen wird eine ausgewogene Ernährung mit viel Obst und Gemüse empfohlen [s225]. Praktische Tipps hierfür sind:

- Wasser statt zuckerhaltiger Getränke anbieten
- Süßigkeiten nur zu bestimmten "Naschzeiten" erlauben
- Gesunde Alternativen wie frisches Obst bereitstellen

Die tägliche Zahnpflegeroutine sollte zweimal täglich für jeweils zwei Minuten durchgeführt werden, besonders wichtig ist das Zähneputzen vor dem Schlafengehen [s221]. Dabei können Eltern spielerisch vorgehen, beispielsweise mit einem Zahnputzlied oder einer Sanduhr zur Zeitkontrolle. Die Zahnbürste sollte alle 3-4 Monate gewechselt werden, da verbogene Borsten nicht mehr effektiv reinigen [s221]. Wichtig ist auch, dass jedes Familienmitglied seine eigene Zahnbürste verwendet, um die Übertragung von Bakterien zu vermeiden [s221]. Eltern sollten regelmäßig den Mund ihres Kindes auf ungewöhnliche Verfärbungen oder weiße Flecken untersuchen, die erste Anzeichen von Karies sein können [s222]. Bei Auffälligkeiten sollte umgehend der Zahnarzt aufgesucht werden. Für Kinder mit erhöhtem Kariesrisiko können zusätzliche Präventionsmaßnahmen wie professionell aufgetragene Fluoridlacke oder diätetische Fluoridpräparate sinnvoll sein [s223]. Diese sollten jedoch nur nach Rücksprache mit dem Zahnarzt angewendet werden. Die Vorbildfunktion der Eltern spielt eine zentrale Rolle: Kinder lernen durch Nachahmung, daher sollten Eltern ihre eigene Mundgesundheit ernst nehmen und gute Zahnpflegeroutinen vorleben [s223]. Gemeinsames Zähneputzen kann dabei zu einem positiven Familienritual werden.

3. 2. 4. Schlafhygiene etablieren

Eine gute Schlafhygiene ist fundamental für die gesunde Entwicklung von Kindern und Jugendlichen. Der Schlafbedarf variiert dabei deutlich mit dem Alter: Während Neugeborene noch 12-17 Stunden Schlaf benötigen, brauchen Kleinkinder im Alter von 1-2 Jahren 11-14 Stunden und Vorschulkinder zwischen 3-5 Jahren 10-13 Stunden Schlaf [s226]. Diese Schlafzeiten sind nicht optional, sondern essentiell für die körperliche und geistige Entwicklung. Die Gestaltung einer optimalen Schlafumgebung spielt dabei eine zentrale Rolle. Der Schlafraum sollte dunkel, ruhig und kühl sein, idealerweise mit einer Temperatur zwischen 18-20°C [s227] [s228]. Ein praktischer Tipp ist die Installation von Verdunkelungsvorhängen, die auch während der hellen Sommermonate für ausreichende Dunkelheit sorgen. Elektronische Geräte haben im Kinderschlafzimmer nichts zu suchen - sie stören nicht nur durch ihre Lichtemission den natürlichen Schlaf-Wach-Rhythmus, sondern können auch durch Benachrichtigungen die Nachtruhe unterbrechen [s229].

Besonders wichtig ist die Etablierung einer konstanten Schlafroutine. Diese sollte jeden Tag zur gleichen Zeit beginnen und etwa 30-45 Minuten dauern [s228]. Ein bewährter Ablauf könnte so aussehen:
- Ruhiges Spiel oder Vorlesen
- Zähneputzen und Toilettengang
- Schlafanzug anziehen
- Eine kurze Kuschelzeit
- Ein Schlaflied oder eine beruhigende Geschichte
- Gute-Nacht-Ritual (z.B. ein spezieller Spruch oder eine sanfte Massage)

Die Ernährung spielt ebenfalls eine wichtige Rolle für gesunden Schlaf. Große Mahlzeiten sollten in den letzten zwei Stunden vor dem Schlafengehen vermieden werden [s228]. Falls das Kind noch einen kleinen Hunger verspürt, eignen sich leichte Snacks wie ein Stück Banane oder ein kleines Glas warme Milch. Koffeinhaltige Getränke wie Cola oder Tee sollten am Nachmittag und Abend komplett vermieden werden [s230]. Für ältere Kinder und Jugendliche ist es wichtig zu verstehen, dass die Pubertät natürlicherweise zu einer Verschiebung des Schlaf-Wach-Rhythmus führt [s230]. Dennoch sollten sie ermutigt werden, einen regelmäßigen Schlafrhythmus beizubehalten. Ein hilfreicher Ansatz ist es, Hausaufgaben direkt nach der Schule zu erledigen, um den Abend für entspannende

Aktivitäten freizuhalten [s229]. Die Bedeutung von ausreichend Bewegung für guten Schlaf sollte nicht unterschätzt werden [s231]. Körperliche Aktivität am Tag - idealerweise an der frischen Luft - fördert die natürliche Müdigkeit am Abend. Allerdings sollte intensive Bewegung in den letzten zwei Stunden vor dem Schlafengehen vermieden werden, da sie zunächst aktivierend wirkt.

Anzeichen für unzureichenden Schlaf sollten ernst genommen werden. Dazu gehören:

- Schwierigkeiten beim morgendlichen Aufwachen
- Konzentrationsprobleme
- Verhaltensänderungen
- Übermäßige Tagesmüdigkeit [s226]

Bei anhaltenden Schlafproblemen ist es ratsam, ein Schlaftagebuch zu führen, um Muster zu erkennen und gegebenenfalls gegenzusteuern. Dabei sollten sowohl Schlafens- und Aufwachzeiten als auch besondere Vorkommnisse notiert werden. Die Umstellung auf ein "großes" Bett sollte gut vorbereitet werden. Das Kind sollte in die Auswahl einbezogen werden und die gewohnte Schlafroutine beibehalten werden [s231]. Ein sanfter Übergang kann durch die Beibehaltung vertrauter Elemente wie Kuscheltieren oder Schlaflichtern unterstützt werden.

Zusammenfassung - 3. 2. Tägliche Pflege

- Neugeborene benötigen 10-12 Windelwechsel täglich, ältere Babys 6-8 Wechsel
- Pro 20 Kinder muss ein Wickelbereich mit eigenem Handwaschbecken vorhanden sein
- Stoffwindeln sollten bei 60°C ohne Weichspüler gewaschen werden
- Der optimale Zeitpunkt für Babymassage liegt etwa sechs Wochen nach der Geburt
- Die Raumtemperatur für Babymassage sollte 22-24°C betragen
- Natürliche Öle wie Mandel- oder Jojobaöl eignen sich besonders für die Massage
- Lymphdrainage als spezielle Massageform stimuliert das lymphatische System
- Die Übertragung von kariesverursachenden Bakterien beginnt bereits während der Schwangerschaft
- Der erste Zahnarztbesuch sollte spätestens zum ersten Geburtstag erfolgen
- Zahnbürsten müssen alle 3-4 Monate gewechselt werden
- Neugeborene benötigen 12-17 Stunden Schlaf, Kleinkinder 11-14 Stunden, Vorschulkinder 10-13 Stunden
- Die optimale Schlafzimmertemperatur liegt zwischen 18-20°C
- Die abendliche Schlafroutine sollte 30-45 Minuten dauern
- Die Pubertät führt zu einer natürlichen Verschiebung des Schlaf-Wach-Rhythmus

3. 3. Ernährung und Verdauung

Wie ernährt man ein Baby richtig? Wann ist der beste Zeitpunkt für die erste Beikost? Und wie gestaltet man den Übergang von Milchnahrung zu fester Nahrung möglichst harmonisch? Diese Fragen beschäftigen viele Eltern, wenn ihr Kind die ersten Lebensmonate hinter sich hat. Die Ernährung spielt eine zentrale Rolle für die gesunde Entwicklung eines Kindes - von den ersten Lebensmonaten bis ins Erwachsenenalter. Dabei geht es nicht nur um die reine Nahrungsaufnahme, sondern auch um das Erlernen von Essgewohnheiten, die Entwicklung von Geschmacksvorlieben und das gemeinsame Erleben von Mahlzeiten als Familie. Dieses Kapitel beleuchtet die wichtigsten Aspekte der kindlichen Ernährung: von der schrittweisen Einführung der Beikost über die Gestaltung einer ausgewogenen Kinderernährung bis hin zur Allergieprävention. Die aktuellen wissenschaftlichen Erkenntnisse zeigen dabei teilweise überraschende Zusammenhänge auf, die das traditionelle Verständnis von Kinderernährung in einem neuen Licht erscheinen lassen.

> *„Die Beikosteinführung sollte etwa um den 6. Lebensmonat beginnen, da die Muttermilch oder Säuglingsnahrung allein dann nicht mehr ausreicht, um den steigenden Nährstoffbedarf des Babys zu decken.“*

3. 3. 1. Beikosteinführung

Die Beikosteinführung markiert einen wichtigen Meilenstein in der Entwicklung eines Säuglings und sollte etwa um den 6. Lebensmonat beginnen [s232]. Zu diesem Zeitpunkt reicht die Muttermilch oder Säuglingsnahrung allein nicht mehr aus, um den steigenden Nährstoffbedarf des Babys zu decken [s233]. Diese Phase bringt bedeutende Veränderungen im Magen-Darm-Trakt, Immunsystem und Stoffwechsel mit sich [s234]. Bevor mit der Beikost begonnen wird, sollten Eltern auf bestimmte Entwicklungszeichen achten: Das Baby sollte selbstständig sitzen können, Kopfkontrolle haben und Interesse an Nahrung zeigen [s235]. Ein weiteres wichtiges Zeichen ist die Fähigkeit, Augen, Hände und Mund zu koordinieren sowie Nahrung schlucken zu können [s232]. Die Einführung sollte schrittweise erfolgen, wobei zunächst kleine Mengen vor der gewohnten Milchmahlzeit angeboten werden. Dabei gilt: Die ersten Nahrungsmittel sollten fein püriert und glatt sein [s235]. Ein praktischer Tipp ist, mit einem Teelöffel Gemüsepüree zu beginnen, beispielsweise mit gekochter und pürierter Karotte. Wichtig ist dabei, dass keine zusätzlichen Gewürze, insbesondere kein Salz oder Zucker, verwendet werden [s232]. Bei der Auswahl der ersten Beikost sollte besonders auf eisenreiche Lebensmittel geachtet werden [s236]. Ein bewährter Einstieg ist die Kombination aus Gemüse, Kartoffeln und Fleisch als Mittagsbrei. Nach einigen Tagen kann die Menge langsam gesteigert werden. Eltern sollten dabei geduldig sein, denn es kann bis zu 10 Versuche dauern, bis ein Baby neue Geschmäcker akzeptiert [s232].

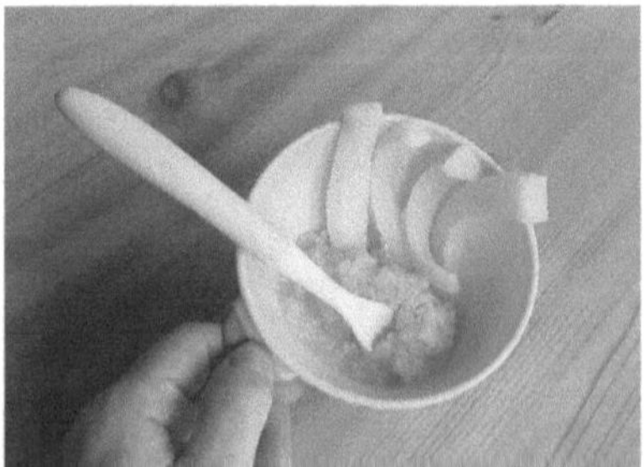

Baby-led weaning [i34]

Eine alternative Methode zur klassischen Beikosteinführung ist das "Baby-led weaning" (BLW), bei dem Säuglinge selbstständig Familiennahrung zu sich nehmen [s237]. Studien zeigen, dass diese Methode nicht mit einem erhöhten Erstickungsrisiko verbunden ist [s238]. Beim BLW werden dem Baby geeignete Lebensmittel in greifbarer Form angeboten, beispielsweise weich gekochte Gemüsesticks oder Obststreifen. Die Weltgesundheitsorganisation empfiehlt für Säuglinge ab 6 Monaten zunächst 2-3 Mahlzeiten täglich, später 3-4

Mahlzeiten [s233]. Ein praktischer Tagesablauf könnte so aussehen: Morgens Milchmahlzeit, mittags Gemüse-Kartoffel-Fleisch-Brei, nachmittags Obstbrei und abends wieder Milchmahlzeit. Besondere Aufmerksamkeit sollte der Einführung von allergieauslösenden Lebensmitteln gewidmet werden. Diese sollten bis zum 12. Lebensmonat in altersgerechter Form eingeführt werden [s236]. Dabei gilt die Regel: Nur ein neues potenziell allergenes Lebensmittel pro Mahlzeit einführen und mindestens zweimal wöchentlich wiederholen. Die Hygiene spielt eine zentrale Rolle: Hände vor der Zubereitung waschen, Lebensmittel gründlich reinigen und auf die richtige Temperatur achten [s232]. Bestimmte Lebensmittel sollten vermieden werden: Honig ist im ersten Lebensjahr tabu, ebenso wie Kuhmilch als Hauptgetränk [s239]. Auch harte oder kleine runde Lebensmittel, die eine Erstickungsgefahr darstellen können, sind nicht geeignet. Mit zunehmendem Alter kann die Konsistenz der Nahrung allmählich gröber werden. Ab etwa 8-9 Monaten sollten verschiedene Texturen angeboten werden, einschließlich weicher Stücke und Fingerfood [s235]. Dies fördert die Entwicklung der Kaumuskulatur und die motorischen Fähigkeiten. Die Beikostphase ist auch eine Zeit des Experimentierens und Lernens. Eltern sollten eine entspannte Atmosphäre schaffen und ihr Baby nicht zum Essen drängen. Das responsive Füttern, also das Eingehen auf die Hunger- und Sättigungssignale des Kindes, ist dabei von großer Bedeutung [s240].

Glossar

Baby-led weaning

Eine Methode der Beikosteinführung, bei der das Baby von Anfang an normale Nahrung in handlicher Form selbst greifen und essen darf. Dies fördert die Selbstständigkeit und das natürliche Essverhalten des Kindes.

responsive Füttern

Ein Konzept der Säuglingsernährung, das die Interaktion zwischen Eltern und Kind während der Mahlzeiten in den Mittelpunkt stellt. Die Eltern reagieren dabei feinfühlig auf die Signale des Kindes und respektieren dessen Autonomie beim Essen.

3. 3. 2. Ausgewogene Kinderernährung

Eine ausgewogene Ernährung ist fundamental für die gesunde Entwicklung von Kindern und legt den Grundstein für lebenslange Essgewohnheiten [s241]. Aktuelle Studien zeigen, dass sich die Ernährungsqualität bei Kindern zwar leicht verbessert hat, aber für viele noch immer verbesserungswürdig ist [s242].

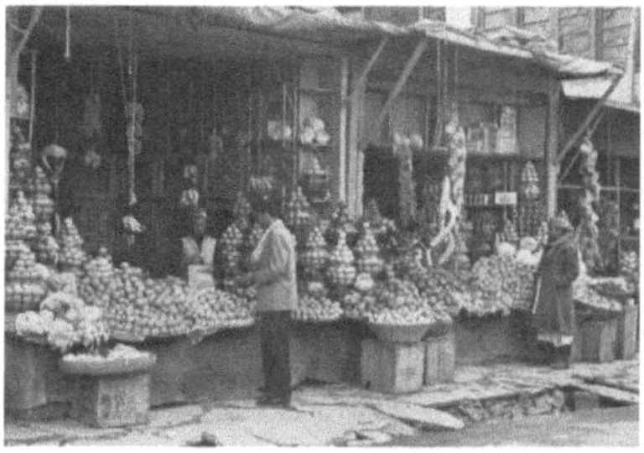

Obst [i36]

Für eine optimale Entwicklung sollten Kinder täglich mindestens 400g Obst und Gemüse, verteilt auf fünf Portionen, zu sich nehmen [s243]. Ein praktischer Ansatz ist es, bei jeder Hauptmahlzeit mindestens eine Portion Gemüse oder Obst anzubieten und zwei weitere Portionen als Zwischenmahlzeit. Dabei können kreative Zubereitungsarten wie bunte Gemüsespieße oder Smoothies die Akzeptanz erhöhen. Die Portionsgrößen sollten dem Alter angepasst werden [s244]. Für Kinder im Alter von 4-6 Jahren sind beispielsweise kleinere Portionen ausreichend als für Teenager. Ein praktischer Richtwert: Die Portionsgröße entspricht etwa der Größe der Handfläche des Kindes. Besonders wichtig ist das "Wie" beim Essen [s241]. Eine entspannte Atmosphäre am Esstisch und regelmäßige Familienmahlzeiten fördern positive Esserfahrungen. Ein bewährter Tipp ist es, Kinder in die Mahlzeitenplanung und -zubereitung einzubeziehen. Sie können beispielsweise beim Einkauf Gemüse aussuchen oder altersgerecht bei der Zubereitung helfen.

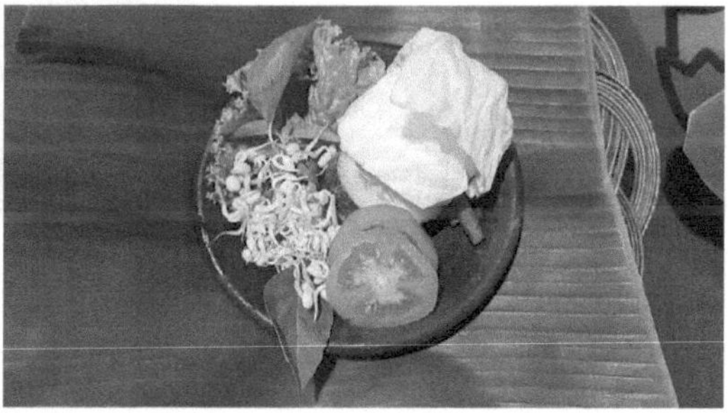

Gemüse [i35]

Bei der Lebensmittelauswahl sollte auf eine ausgewogene Mischung geachtet werden [s245]. Vollkornprodukte, Hülsenfrüchte, mageres Fleisch, Fisch und Milchprodukte liefern wichtige Nährstoffe. Ein praktisches Beispiel für einen ausgewogenen Tagesplan:

- Frühstück: Vollkornmüsli mit Obst
- Zwischenmahlzeit: Gemüsesticks mit Dip
- Mittagessen: Kartoffeln mit Gemüse und Fleisch/Fisch
- Nachmittagssnack: Naturjoghurt mit frischem Obst
- Abendessen: Vollkornbrot mit Aufstrich und Rohkost

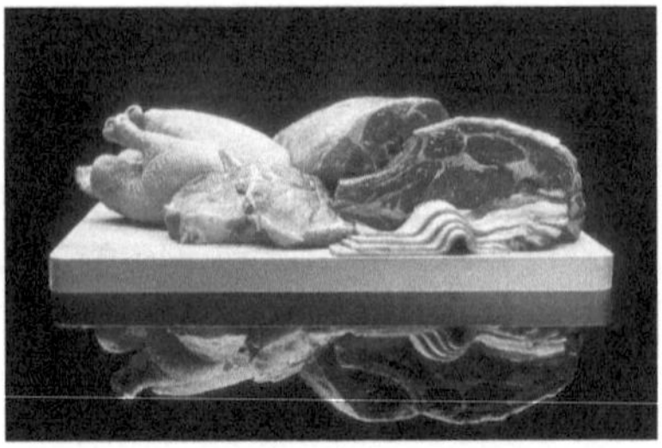

mageres Fleisch [i37]

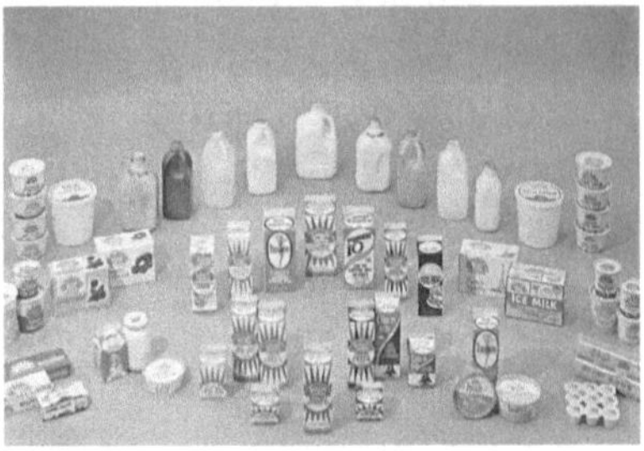

Milchprodukte [i38]

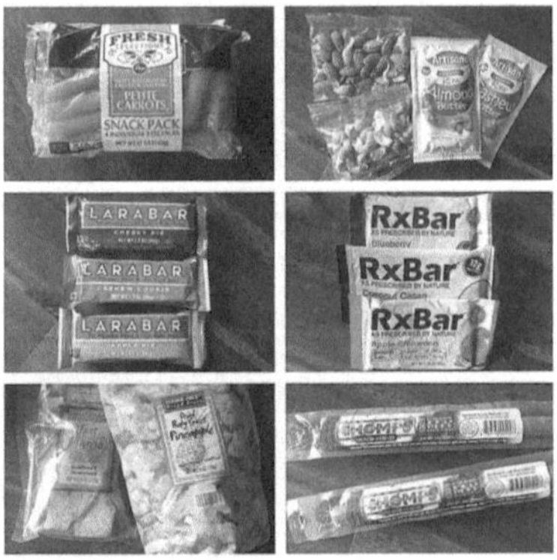

Snack [i39]

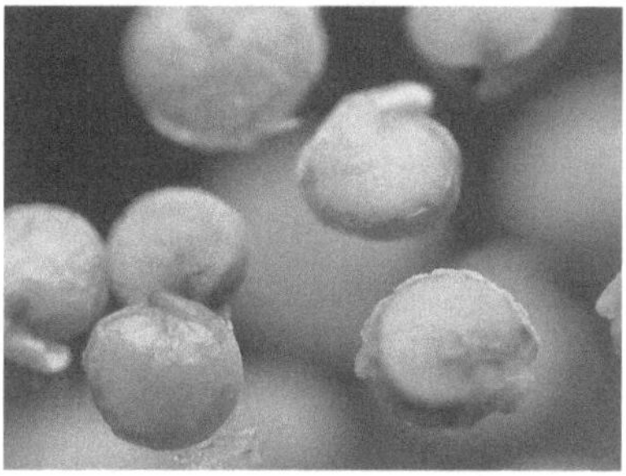

Vollkornprodukte [i40]

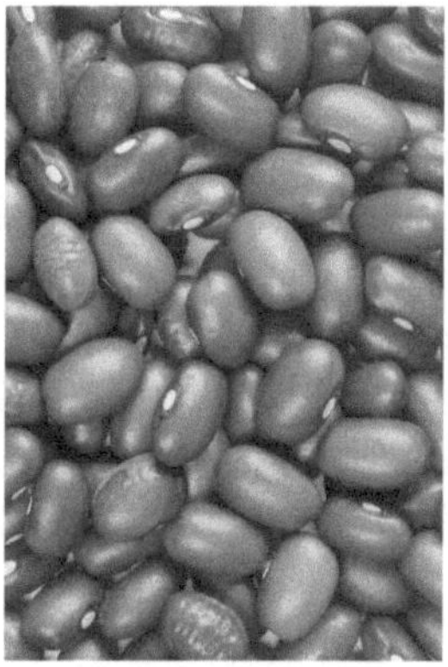

Bohnen [i41]

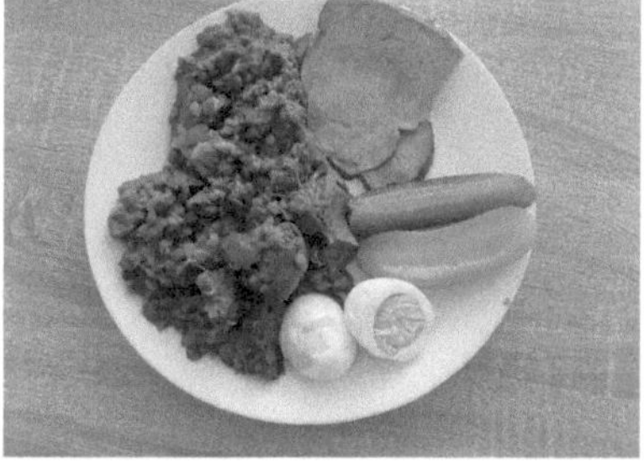

Linsen [i42]

Für Familien, die sich vegetarisch oder vegan ernähren, ist eine sorgfältige Planung besonders wichtig [s246] [s247]. Während diese Ernährungsformen durchaus gesund sein können, muss auf eine ausreichende Versorgung mit Protein, Eisen, Calcium und Vitamin B12 geachtet werden. Praktische pflanzliche Proteinquellen sind beispielsweise Linsen, Bohnen und Nüsse. Die Entwicklung von Geschmackspräferenzen beginnt bereits früh [s248]. Vermeiden Sie zuckerhaltige Getränke und stark gesalzene Speisen, da dies die natürlichen Geschmacksvorlieben negativ beeinflussen kann. Stattdessen sollte Wasser als Hauptgetränk etabliert werden. Ein häufiges Phänomen ist wählerisches Essverhalten [s248]. Bleiben Sie geduldig und bieten Sie neue Lebensmittel wiederholt an. Eine erfolgreiche Strategie ist das "Food-Bridging": Neue Lebensmittel werden mit bereits akzeptierten kombiniert [s249]. Beispielsweise kann unbekanntes Gemüse zunächst in einer beliebten Sauce oder einem vertrauten Gericht angeboten werden.

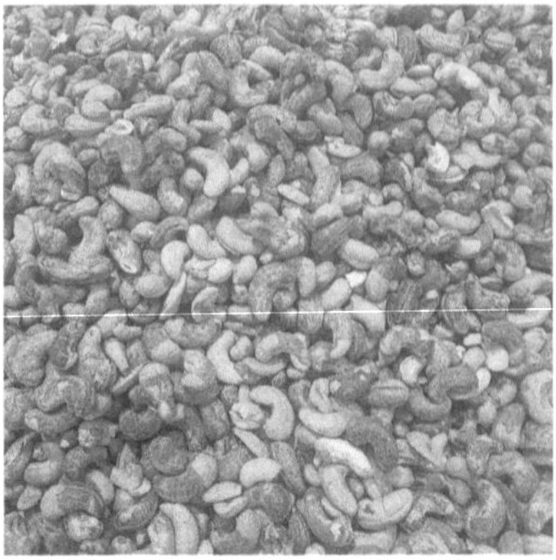

Nüsse [i43]

Die Strukturierung der Mahlzeiten spielt eine wichtige Rolle [s241]. Feste Essenszeiten und -routinen geben Kindern Sicherheit. Gesunde Snacks sollten leicht zugänglich sein, während ungesunde Lebensmittel begrenzt werden sollten. Mit zunehmendem Alter steigt der Nährstoffbedarf, besonders in der Pubertät [s245]. Hier ist besonders auf eine ausreichende Versorgung mit Calcium und Eisen zu achten. Praktische calciumreiche Lebensmittel sind Milchprodukte, calciumangereicherte Pflanzendrinks oder grünes Gemüse.

Food-Bridging

Eine Ernährungsmethode, bei der neue Lebensmittel schrittweise eingeführt werden, indem sie mit bereits bekannten und akzeptierten Lebensmitteln in Verbindung gebracht werden. Dies nutzt die natürliche Neugier des Kindes und reduziert Vorbehalte gegenüber unbekannten Speisen.

3. 3. 3. Essensrituale gestalten

Gemeinsame Mahlzeiten sind weit mehr als nur Nahrungsaufnahme - sie sind zentrale Momente im Familienalltag, die Verbindung schaffen und Werte vermitteln [s250]. Die Gestaltung von Essensritualen hat dabei einen nachhaltigen Einfluss auf das Ernährungsverhalten von Kindern und die gesamte Familienkultur [s251].

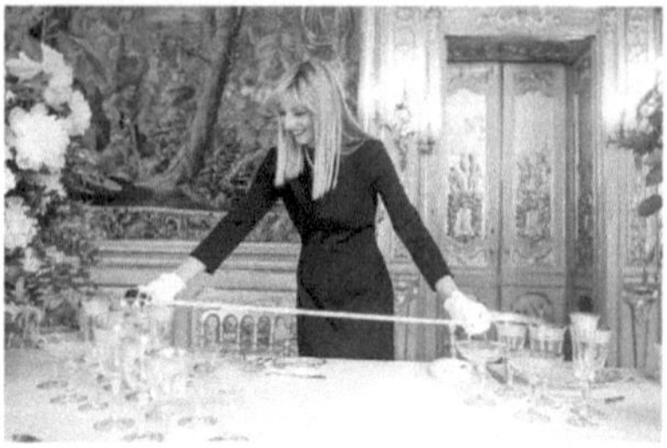

Tischdecken [i44]

Regelmäßige Familienmahlzeiten vermitteln Kindern Sicherheit und Geborgenheit [s252]. Ein bewährter Ansatz ist es, feste Essenszeiten zu etablieren und diese durch wiederkehrende Rituale zu bereichern. So könnte beispielsweise das Frühstück am Wochenende mit einem gemeinsamen Tischdecken beginnen, bei dem jedes Familienmitglied eine bestimmte Aufgabe übernimmt. Für Werktage empfiehlt sich eine klare Struktur mit festgelegten Mahlzeiten, etwa um 7:30 Uhr Frühstück, 12:30 Uhr Mittagessen und 18:00 Uhr Abendessen. Die Atmosphäre während der Mahlzeiten spielt eine entscheidende Rolle [s252]. Ein harmonisches Ambiente lässt sich durch kleine Gesten schaffen: eine schön gedeckte Tafel, gedämpftes Licht oder leise Hintergrundmusik. Besonders wichtig ist der Verzicht auf elektronische Geräte während der Mahlzeiten. Stattdessen können bedeutungsvolle Gespräche gefördert werden, etwa durch Rituale wie eine Erzählrunde über den Tag.

Die aktive Einbindung der Kinder in die Essensplanung und -zubereitung hat sich als besonders wertvoll erwiesen [s253]. Praktische Möglichkeiten hierfür sind:
- Gemeinsames Erstellen des Wochenspeiseplans
- Kinder beim Einkauf Zutaten auswählen lassen
- Altersgerechte Aufgaben bei der Zubereitung übertragen

- Gemeinsames Gärtnern und Ernten von Kräutern oder Gemüse

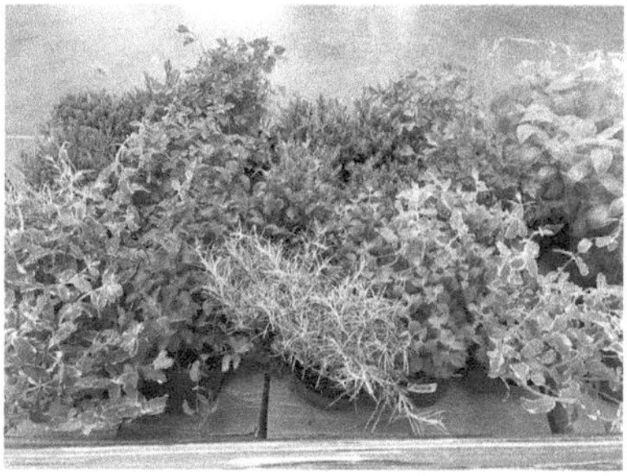

Kräuter [i45]

Thematische Mahlzeiten können den Familienalltag bereichern [s252]. Etablieren Sie beispielsweise einen "Weltreise-Mittwoch", an dem Gerichte aus verschiedenen Kulturen erkundet werden, oder einen "Sonntags-Brunch" als entspannten Start in den Tag. Solche wiederkehrenden Ereignisse schaffen Vorfreude und stärken das Familiengefühl. Ein wichtiger Aspekt ist die Vermeidung von emotionalem Essen [s254]. Lebensmittel sollten weder als Belohnung noch als Trost eingesetzt werden. Stattdessen kann ein "Dankbarkeitsritual" vor dem Essen etabliert werden, bei dem jeder etwas Positives vom Tag teilt.

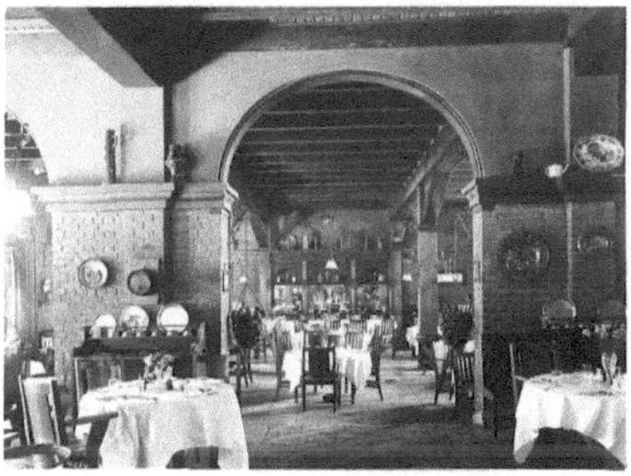

Essumgebung [i46]

Die Gestaltung einer gesundheitsfördernden Essumgebung [s254] umfasst auch die Organisation der Küche. Gesunde Snacks sollten gut sichtbar und erreichbar sein, während weniger gesunde Optionen außer Sichtweite aufbewahrt werden. Eine praktische Umsetzung könnte so aussehen:
- Obstschale auf dem Esstisch
- Vorgeschnittenes Gemüse auf Augenhöhe im Kühlschrank
- Nüsse und Trockenfrüchte in durchsichtigen Behältern

Die Zubereitung der Mahlzeiten bietet Gelegenheit, Kinder an verschiedene Geschmäcker heranzuführen [s255]. Experimentieren Sie gemeinsam mit Kräutern und Gewürzen, nutzen Sie gesunde Zubereitungsmethoden wie Dämpfen oder Grillen und reduzieren Sie schrittweise den Zuckergehalt in Gerichten. Studien belegen, dass regelmäßige Familienmahlzeiten nicht nur die Ernährungsqualität verbessern, sondern auch das Risiko für Übergewicht reduzieren [s256]. Dabei ist es wichtiger, die gemeinsame Zeit zu genießen, als perfekte Mahlzeiten zu servieren. Ein realistisches Ziel könnte sein, mindestens vier gemeinsame Mahlzeiten pro Woche zu etablieren [s252]. Die Gestaltung von Essensritualen ist ein fortlaufender Prozess, der sich mit dem Alter der Kinder weiterentwickelt [s251]. Bleiben Sie flexibel und passen Sie die Rituale an die sich verändernden Bedürfnisse der Familie an. Das Wichtigste ist, dass die gemeinsamen Mahlzeiten als positive, verbindende Erlebnisse wahrgenommen werden.

3. 3. 4. Allergieprävention

Die Prävention von Allergien hat sich in den letzten Jahren grundlegend gewandelt. Während früher die Vermeidung potenzieller Allergene im Vordergrund stand, setzen aktuelle Empfehlungen auf eine frühe und gezielte Einführung allergener Lebensmittel [s257]. Diese neue Strategie basiert auf umfangreichen Forschungsergebnissen und hat sich als vielversprechend erwiesen. Besonders die ersten 1000 Lebenstage, von der Empfängnis bis zum zweiten Geburtstag, spielen eine entscheidende Rolle für die Allergieprävention [s258]. In dieser Zeit entwickelt sich das kindliche Immunsystem, und wichtige Weichen werden gestellt. Während der Schwangerschaft und Stillzeit sollten Mütter keine speziellen Lebensmittel meiden, da dies nicht nachweislich Allergien vorbeugt [s259]. Das Stillen bietet einen natürlichen Schutz und sollte bis etwa zum 6. Lebensmonat die ausschließliche Ernährungsform sein [s260]. Die Muttermilch enthält wichtige immunologische Faktoren, die das Immunsystem des Babys unterstützen [s261]. Falls eine Ergänzung mit Säuglingsnahrung notwendig ist, sollte in der ersten Lebenswoche keine reguläre Milchformel verwendet werden [s262]. Ein besonderes Augenmerk gilt Kindern mit erhöhtem Allergierisiko, beispielsweise wenn bereits ein Ekzem vorliegt [s263]. Für diese Gruppe ist die gezielte Allergieprävention besonders wichtig. Studien zeigen eindrucksvoll, dass die frühe und regelmäßige Gabe von Erdnüssen bei Hochrisiko-Säuglingen das Allergierisiko um bis zu 81% senken kann [s257].

Die konkrete Umsetzung der Allergieprävention sollte wie folgt aussehen:
- Ab dem 4. bis 6. Lebensmonat können allergene Lebensmittel eingeführt werden [s257]
- Beginnen Sie mit gut gekochten Eiern, keine rohen oder nur pasteurisierten Varianten [s262]
- Nach der ersten Einführung sollte das Allergen regelmäßig, mindestens mehrmals pro Woche, gegeben werden [s261]
- Bei Kuhmilchprotein-Formula sollten mindestens 10 ml täglich verabreicht werden, um Toleranz aufzubauen [s261]

Ein praktischer Einführungsplan könnte so aussehen: Woche 1: Gekochtes Ei (gut durchgegart) Woche 2: Erdnussmus (fein püriert und unter Brei gemischt) Woche 3: Weizen (als feiner Getreidebrei) Woche 4: Fisch (gut gegart und fein zerkleinert) Wichtig ist dabei, dass zwischen der Einführung verschiedener Allergene keine Wartezeiten eingehalten werden müssen [s261]. Das Risiko einer schweren allergischen Reaktion bei der ersten Exposition im Säuglingsalter ist äußerst gering. Ein vorheriges Allergiescreen wird nicht empfohlen [s261]. Bei Säuglingen mit hohem Allergierisiko, die nicht ausschließlich gestillt werden können, können hydrolysierte Formeln vorteilhaft sein [s264]. Diese speziellen Säuglingsnahrungen können das Risiko für atopische Erkrankungen reduzieren. Sollten allergische Reaktionen auftreten, ist es wichtig, das entsprechende Lebensmittel sofort abzusetzen und ärztlichen Rat einzuholen [s259]. Dokumentieren Sie dabei genau, welche Symptome wann aufgetreten sind, um die Diagnose zu erleichtern. Die Einführung von Beikost kann mit eisenangereicherten Reisflocken beginnen, da diese als besonders allergenarm gelten [s260]. Von dort aus kann das Spektrum der Lebensmittel systematisch erweitert werden. Diese moderne Herangehensweise an die Allergieprävention erfordert von Eltern Mut und Konsequenz. Der Schlüssel zum Erfolg liegt in der regelmäßigen Gabe der Allergene und dem geduldigen Beobachten der kindlichen Reaktionen. Die wissenschaftlichen Erkenntnisse zeigen deutlich, dass dieser aktive Ansatz der Allergieprävention dem früheren Vermeidungsansatz überlegen ist [s257].

Glossar

Allergen

Substanzen, die eine allergische Reaktion im Körper auslösen können, wie bestimmte Proteine in Lebensmitteln, Pollen oder Hausstaubmilben

Atopisch

Bezeichnet eine erblich bedingte Neigung zu Überempfindlichkeitsreaktionen der Haut und Schleimhäute, oft verbunden mit Heuschnupfen, Asthma oder Neurodermitis

Hydrolysiert

Beschreibt einen Prozess, bei dem Proteine in kleinere Bestandteile zerlegt werden, wodurch sie weniger allergen wirken

Immunologisch

Bezieht sich auf die Abwehrmechanismen des Körpers, die vor Krankheitserregern und fremden Substanzen schützen

Zusammenfassung - 3. 3. Ernährung und Verdauung

- Die Beikosteinführung sollte um den 6. Lebensmonat beginnen, wenn das Baby selbstständig sitzen und den Kopf kontrollieren kann
- Bis zu 10 Versuche können nötig sein, bis ein Baby neue Geschmäcker akzeptiert
- Baby-led weaning ist nicht mit erhöhtem Erstickungsrisiko verbunden
- Die WHO empfiehlt für Säuglinge ab 6 Monaten zunächst 2-3 Mahlzeiten täglich
- Allergieauslösende Lebensmittel sollten bis zum 12. Lebensmonat eingeführt und mindestens zweimal wöchentlich wiederholt werden
- Die Portionsgröße für Kinder entspricht etwa der Größe ihrer Handfläche
- Food-Bridging kombiniert neue Lebensmittel mit bereits akzeptierten zur besseren Akzeptanz
- Studien zeigen, dass regelmäßige Familienmahlzeiten das Risiko für Übergewicht reduzieren
- Die ersten 1000 Lebenstage sind entscheidend für die Allergieprävention
- Die frühe Gabe von Erdnüssen kann bei Hochrisiko-Säuglingen das Allergierisiko um bis zu 81% senken
- Zwischen der Einführung verschiedener Allergene müssen keine Wartezeiten eingehalten werden
- Das Risiko einer schweren allergischen Reaktion bei der ersten Exposition im Säuglingsalter ist äußerst gering

Rückblick - 3. Gesundheit und Pflege

- Die WHO empfiehlt während der Schwangerschaft mindestens acht Vorsorgetermine, beginnend in den ersten 12 Wochen.
- Eine Ultraschalluntersuchung vor der 24. Schwangerschaftswoche wird zur Bestimmung des Gestationsalters und Erkennung fetaler Anomalien empfohlen.
- Die Well-Woman Chart bietet einen praktischen Rahmen für die Integration präventiver Gesundheitsdienste in den Alltag.
- Studien zeigen, dass Baby-led Weaning nicht mit erhöhtem Erstickungsrisiko verbunden ist.
- Die ersten 1000 Lebenstage sind entscheidend für die Allergieprävention - die frühe gezielte Gabe von Erdnüssen kann bei Hochrisiko-Säuglingen das Allergierisiko um bis zu 81% senken.
- Lymphdrainage als spezielle Massageform stimuliert das lymphatische System und unterstützt den Körper bei der Entgiftung.
- Food-Bridging hat sich als erfolgreiche Strategie erwiesen: Neue Lebensmittel werden mit bereits akzeptierten kombiniert.
- Bei Säuglingen mit hohem Allergierisiko können hydrolysierte Formeln das Risiko für atopische Erkrankungen reduzieren.
- Regelmäßige Familienmahlzeiten verbessern nicht nur die Ernährungsqualität, sondern reduzieren auch das Risiko für Übergewicht.
- Während die gesunde Entwicklung des Kindes im Fokus steht, zeigt sich zunehmend die Bedeutung einer stabilen Partnerschaft als Fundament der Familie.

4. Partnerschaft und Familie

Die Gestaltung einer erfüllten Partnerschaft und eines harmonischen Familienlebens gehört zu den größten Herausforderungen für werdende Eltern. Wie gelingt es, die vielfältigen Aufgaben fair zu verteilen und dabei die Bedürfnisse aller Familienmitglieder im Blick zu behalten? Welche Strategien helfen dabei, Beruf und Familie erfolgreich zu vereinbaren? Und wie können Eltern ihre eigene Balance finden, ohne sich selbst dabei zu verlieren? Die Forschung zeigt, dass eine bewusste Auseinandersetzung mit diesen Fragen maßgeblich zum Gelingen des Familienlebens beiträgt. Besonders in den ersten Jahren der Elternschaft werden wichtige Weichen gestellt - sei es bei der Definition gemeinsamer Erziehungsziele, der Etablierung von Familienritualen oder der klugen Einbindung der Großeltern. Dieses Kapitel vermittelt evidenzbasierte Erkenntnisse und praktische Ansätze, wie Eltern ihre Partnerschaft und ihr Familienleben aktiv gestalten können. Dabei wird deutlich: Es gibt nicht den einen richtigen Weg - vielmehr gilt es, im Austausch die individuell passenden Lösungen zu finden.

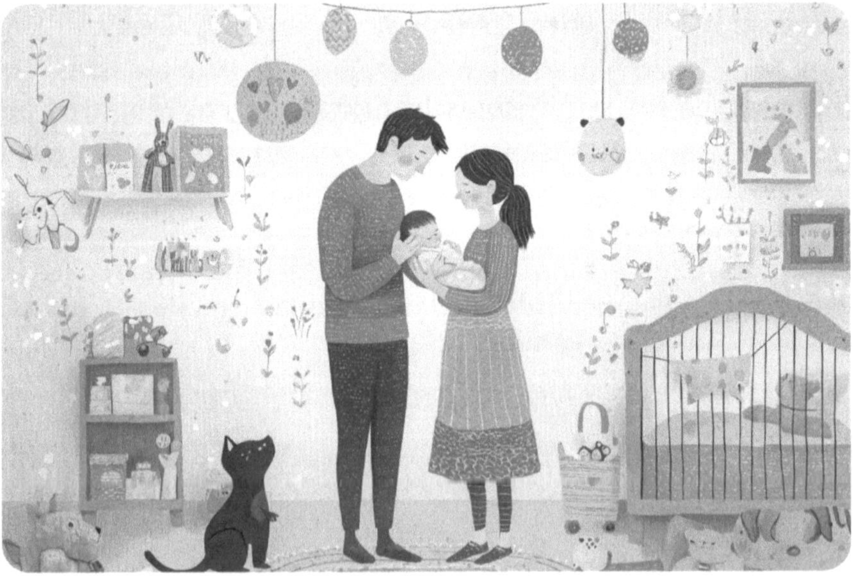

4. 1. Rollenverteilung

Die Rollenverteilung in Partnerschaften und Familien wirft auch heute noch viele Fragen auf: Wie können Aufgaben fair verteilt werden, ohne dass sich einer der Partner überfordert fühlt? Wie lässt sich der Spagat zwischen Beruf und Familie meistern? Und wie gelingt es, gemeinsame Erziehungsziele zu definieren und umzusetzen? Die Antworten auf diese Fragen sind so individuell wie die Familien selbst. Dennoch zeigen wissenschaftliche Erkenntnisse und praktische Erfahrungen, dass es bewährte Strategien gibt, die Paaren dabei helfen können, ihren eigenen Weg zu finden. Zentral ist dabei das Verständnis, dass traditionelle Rollenmuster hinterfragt und neue Wege der Aufgabenteilung entwickelt werden können. Die folgenden Abschnitte bieten konkrete Ansätze und praktische Werkzeuge, mit denen Paare ihre Rollenverteilung aktiv und bewusst gestalten können - für ein ausgewogenes und erfüllendes Familienleben.

„Frauen verbringen durchschnittlich 4,5 Stunden mehr pro Woche mit Haushaltsaufgaben als Männer und haben dadurch ein 28% höheres Risiko für Burnout.“

4. 1. 1. Aufgaben fair verteilen

Die faire Verteilung von Aufgaben ist eine der größten Herausforderungen für werdende Eltern. Studien zeigen, dass Frauen durchschnittlich 4,5 Stunden mehr pro Woche mit Haushaltsaufgaben verbringen als Männer und dadurch ein 28% höheres Risiko für Burnout haben [s265]. Diese Ungleichheit verstärkt sich oft nach der Geburt eines Kindes, wenn traditionelle Geschlechterrollen wieder stärker hervortreten [s266]. Ein wichtiger erster Schritt ist das Verständnis des Unterschieds zwischen "Helfen" und "echter Verantwortungsteilung". Wenn ein Partner dem anderen nur "hilft", bleibt die Hauptverantwortung und mentale Last weiterhin bei einer Person - meist der Mutter [s267]. Stattdessen sollte jeder Partner eigenständig Verantwortungsbereiche übernehmen. Ein praktisches Beispiel: Anstatt dass die Mutter an Arzttermine erinnert, könnte der Vater komplett die medizinische Versorgung des Kindes koordinieren. Die Rolle des "Haushaltsmanagers" sollte ebenfalls fair verteilt werden. Oft übernehmen Frauen unbewusst die Position der "Koordinatorin", die den Überblick behält und delegiert [s268]. Um dies zu vermeiden, können Paare Zeitprotokolle führen und dokumentieren, wer welche Aufgaben übernimmt [s269]. Ein digitaler Familienkalender, in dem beide Partner Termine und Aufgaben eintragen, kann dabei helfen, die Organisationslast zu teilen.

Für eine erfolgreiche Aufgabenverteilung ist es wichtig, dass beide Partner:
- Ihre Erwartungen klar kommunizieren
- Akzeptieren, dass der andere Aufgaben anders erledigt
- Sich auf einen "gut genug" Standard einigen
- Die Stärken des jeweils anderen berücksichtigen [s270]

Ein häufiges Hindernis ist das sogenannte "Gatekeeping", bei dem meist Mütter ihre Aufgaben "bewachen" und dem Partner nicht zutrauen, diese richtig zu erledigen [s266]. Um dies zu vermeiden, sollten Partner sich gegenseitig Raum für eigene Herangehensweisen lassen. Konkret bedeutet das zum Beispiel: Wenn der Vater das Kind anders anzieht als die Mutter, ist das in Ordnung, solange das Kind warm und wettergerecht gekleidet ist. Zur praktischen Umsetzung empfiehlt sich die Erstellung von Arbeitsblättern, die alle Verantwortlichkeiten auflisten - von Haushaltsaufgaben bis zur Kinderbetreuung [s271]. Diese können als

Grundlage für regelmäßige Gespräche über die Aufgabenverteilung dienen. Wichtig ist dabei, nicht nur über einzelne Aufgaben zu sprechen, sondern über komplette Verantwortungsbereiche. Die Verteilung muss nicht zwangsläufig 50:50 sein, sondern sollte die individuellen Möglichkeiten und Verpflichtungen berücksichtigen [s265]. Ein faires System könnte zum Beispiel so aussehen: Ein Partner übernimmt morgens die Kinderbetreuung und der andere abends, während die Haushaltsaufgaben nach Vorlieben und zeitlichen Möglichkeiten aufgeteilt werden. Besonders wichtig ist die gegenseitige Wertschätzung und das Verständnis für die Belastung des Partners [s272]. Regelmäßige "Check-in" Gespräche, idealerweise in entspannter Atmosphäre, helfen dabei, die Aufgabenverteilung bei Bedarf anzupassen [s273]. Diese Gespräche sollten in ruhigen Momenten stattfinden, nicht während oder direkt nach Konflikten. Bei anhaltenden Schwierigkeiten kann es hilfreich sein, externe Unterstützung durch einen Moderator oder Familienberater in Anspruch zu nehmen [s273]. Diese können helfen, eingefahrene Muster zu erkennen und neue Perspektiven zu entwickeln.

Glossar

Gatekeeping

Ein psychologisches Phänomen in der Eltern-Kind-Beziehung, bei dem ein Elternteil (meist unbewusst) den Zugang des anderen Elternteils zum Kind kontrolliert oder einschränkt. Dies kann sich durch übermäßige Kritik oder Micromanagement äußern.

4. 1. 2. Beruf und Familie vereinbaren

Die Vereinbarkeit von Beruf und Familie stellt Eltern vor komplexe Herausforderungen, die sowohl organisatorische als auch emotionale Aspekte umfassen. Besonders Frauen sehen sich oft einer "Mutterschaftsstrafe" am Arbeitsplatz ausgesetzt, die sich in reduzierten Aufstiegschancen im Vergleich zu Männern manifestiert [s274]. Dies wird durch gesellschaftliche Erwartungen verstärkt, die traditionelle Geschlechterrollen perpetuieren.

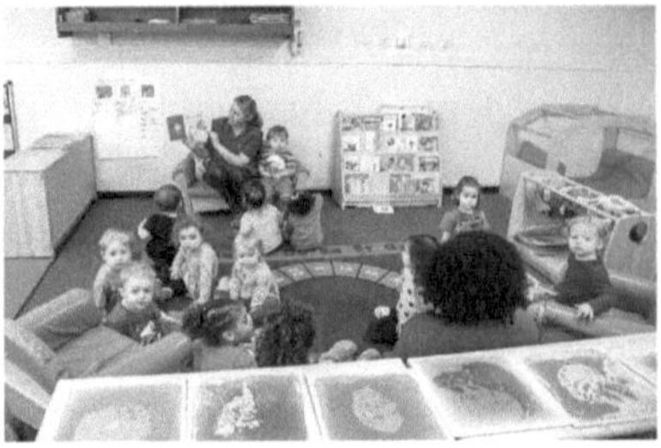

Work-Family Guilt [i47]

Ein zentraler Aspekt ist das Phänomen des "Work-Family Guilt" - Schuldgefühle, die entstehen, wenn berufliche und familiäre Verpflichtungen konkurrieren [s275]. Diese können sich in zwei Richtungen äußern: Als Arbeitsschuld, wenn man wegen beruflicher Verpflichtungen keine Zeit für die Familie hat, oder als Familienschuld, wenn familiäre Aufgaben die Arbeit beeinträchtigen. Ein praktischer Ansatz zur Bewältigung dieser Gefühle ist die bewusste Neudefinition dessen, was es bedeutet, eine "gute" Mutter oder Mitarbeiterin zu sein. Zum Beispiel könnte die Qualität der gemeinsamen Zeit mit den Kindern wichtiger sein als deren Quantität. Flexible Arbeitszeiten werden häufig als Lösung präsentiert, bergen aber auch Risiken: Während sie grundsätzlich die Vereinbarkeit erleichtern können, werden sie von Frauen oft primär für Pflegeaufgaben genutzt, was zu einer Verfestigung traditioneller Rollenverteilungen führen kann [s276]. Männer hingegen werden für die Nutzung flexibler Arbeitszeiten zur Leistungssteigerung häufig positiv wahrgenommen. Eine ausgewogene Nutzung flexibler Arbeitsmodelle durch beide Elternteile ist daher anzustreben. Die Gestaltung der Elternzeit spielt eine entscheidende Rolle: Kürzere, aber gleichmäßiger zwischen den Eltern verteilte Elternzeiten können traditionelle Geschlechterrollen aufbrechen [s277]. Ein konkreter Tipp ist die frühzeitige Planung der Elternzeit-Aufteilung, wobei beide Partner jeweils Hauptverantwortungsphasen übernehmen.

Unterstützende Strukturen sind fundamental für eine erfolgreiche Vereinbarkeit [s278]. Dies umfasst:
- Verlässliche Kinderbetreuung
- Mentoring-Programme am Arbeitsplatz
- Netzwerke mit anderen Eltern
- Familienfreundliche Unternehmenskultur

Die Rückkehr in den Beruf nach der Elternzeit sollte sorgfältig geplant werden [s279]. Hilfreich ist es, bereits vor der Elternzeit mit Vorgesetzten über Wiedereinstiegsoptionen zu sprechen und klare Vereinbarungen zu treffen. Ein schrittweiser Wiedereinstieg mit zunächst reduzierter Stundenzahl kann den Übergang erleichtern. Väter übernehmen zunehmend aktivere Rollen in der Familie und streben danach, sowohl beruflich erfolgreich als auch präsente Väter zu sein [s280]. Unternehmen, die flexible Arbeitsarrangements anbieten, berichten von höherer Mitarbeiterzufriedenheit bei Vätern. Ein praktisches Beispiel ist die Einführung von "Väter-Netzwerken" in Unternehmen, die den Austausch und die gegenseitige Unterstützung fördern.

Die Balance zwischen Beruf und Familie ist individuell und sollte regelmäßig überprüft werden [s281]. Wichtig ist dabei:
- Realistische Prioritäten setzen
- Zeit für Selbstfürsorge einplanen
- Regelmäßige "Check-ins" mit dem Partner zur Abstimmung
- Bewusstes Zeitmanagement mit blockierten Familienzeiten

Die Unterstützung durch den Arbeitgeber ist entscheidend [s282]. Bei der Jobsuche sollten Eltern gezielt nach familienfreundlichen Policies fragen und die Unternehmenskultur bezüglich Work-Life-Balance evaluieren. Führungskräfte können durch eigenes Vorleben einer gesunden Balance positive Signale setzen.

Glossar

Mutterschaftsstrafe
Ein arbeitsmarktökonomischer Begriff für systematische berufliche Nachteile, die Frauen nach der Geburt eines Kindes erfahren, wie beispielsweise geringere Gehaltssteigerungen oder verzögerte Beförderungen im Vergleich zu kinderlosen Kolleginnen.

Work-Family Guilt
Ein psychologisches Phänomen, bei dem Menschen ein inneres Spannungsfeld zwischen beruflichen und familiären Verpflichtungen erleben, oft begleitet von Selbstzweifeln und emotionalem Stress. Kann zu Erschöpfung und verminderter Leistungsfähigkeit in beiden Bereichen führen.

4. 1. 3. Gemeinsame Erziehungsziele definieren

Die Definition gemeinsamer Erziehungsziele ist ein fundamentaler Baustein für eine erfolgreiche Elternschaft. Studien zeigen, dass Kinder in einem Umfeld mit konsistenten Erziehungsansätzen besser gedeihen und sich positiver entwickeln [s283]. Dies beginnt mit offenen Gesprächen zwischen den Eltern über ihre jeweiligen Wertvorstellungen und Erziehungsphilosophien. Ein praktischer Ansatz ist die Erstellung einer gemeinsamen Werteliste. Dabei sollten Eltern zunächst individuell ihre wichtigsten Erziehungsziele aufschreiben und diese dann zusammen diskutieren [s284]. Zentrale Aspekte könnten sein: Wie wichtig ist uns Selbstständigkeit? Welchen Stellenwert haben Bildung und soziale Kompetenzen? Wie gehen wir mit Konflikten um?

Die fünf wesentlichen Entwicklungsziele, die Eltern häufig für ihre Kinder definieren, sind Kooperation, Selbstbewusstsein, Motivation, Selbstständigkeit und Rücksichtnahme [s283]. Um diese zu fördern, ist es wichtig, dass Eltern:
- Klare, altersgerechte Regeln aufstellen
- Konsequent in der Umsetzung sind
- Positive Verstärkung nutzen
- Mit gutem Beispiel vorangehen

Ein häufiges Problem sind unterschiedliche Erziehungsstile der Eltern, die zu Spannungen führen können [s283]. Wichtig ist hier, Diskussionen über Erziehungsfragen nicht vor den Kindern zu führen [s285]. Stattdessen sollten regelmäßige "Elterngespräche" eingeplant werden, bei denen in Ruhe über Erziehungsthemen gesprochen werden kann.

Die Entwicklung von Haushaltsregeln sollte auf der gemeinsamen Wertebasis aufbauen [s284]. Ein praktisches Beispiel: Wenn beiden Eltern Selbstständigkeit wichtig ist, könnte eine Regel sein, dass Kinder ab einem bestimmten Alter ihre Schultasche selbst packen. Die Regeln sollten:
- Klar und verständlich formuliert sein
- Positive Verhaltensweisen betonen
- Konsequenzen beinhalten
- Regelmäßig überprüft werden

Ein oft übersehener Aspekt ist die Rolle der erweiterten Familie und Community in der Erziehung [s286]. Mentoring durch ältere Familienmitglieder und gegenseitige Unterstützung können wertvolle Ressourcen sein. Dies entlastet die Eltern und bietet Kindern verschiedene Vorbilder und Bezugspersonen.

Besonders wichtig ist die Entwicklung von Übergangsritualen und Routinen [s284]. Diese geben Kindern Sicherheit und helfen bei der Strukturierung des Alltags. Beispiele sind:
- Gemeinsames Abendessen
- Feste Zu-Bett-Geh-Rituale
- Wochenendaktivitäten
- Familienkonferenzen

Die Einbindung der Kinder in Familienentscheidungen und -verantwortlichkeiten ist ebenfalls wichtig [s286]. Dies fördert nicht nur ihre Selbstständigkeit, sondern gibt ihnen auch das Gefühl, wertgeschätzte Familienmitglieder zu sein. Altersgerechte Aufgaben könnten sein:
- Tisch decken
- Pflanzen gießen
- Haustiere versorgen
- Bei Menüplanung mitentscheiden

Ein weiterer wichtiger Punkt ist der Umgang mit Generationskonflikten [s287]. Erziehungsvorstellungen können sich zwischen den Generationen stark unterscheiden. Hier ist es wichtig, dass Eltern:
- Ihre eigenen Werte klar definieren
- Respektvoll mit anderen Ansichten umgehen
- Grenzen setzen können
- Bereit sind, aus Fehlern zu lernen

Die Präsentation einer einheitlichen Front gegenüber den Kindern ist entscheidend [s283]. Dies bedeutet nicht, dass Eltern in allem übereinstimmen müssen, aber sie sollten:
- Sich gegenseitig unterstützen
- Vereinbarte Regeln gemeinsam durchsetzen
- Den anderen Elternteil nicht untergraben
- Konflikte konstruktiv lösen

4. 1. 4. Großeltern einbinden

Die Einbindung von Großeltern in das Familienleben ist ein wichtiger Aspekt der modernen Familienstruktur. Studien zeigen, dass fast 73% der Großeltern aktiv in die Kindererziehung eingebunden sind [s288]. Diese Beteiligung kann sowohl für die Kinder als auch für die Großeltern selbst von großem Nutzen sein, da sie das Wohlbefinden beider Generationen steigert [s289].

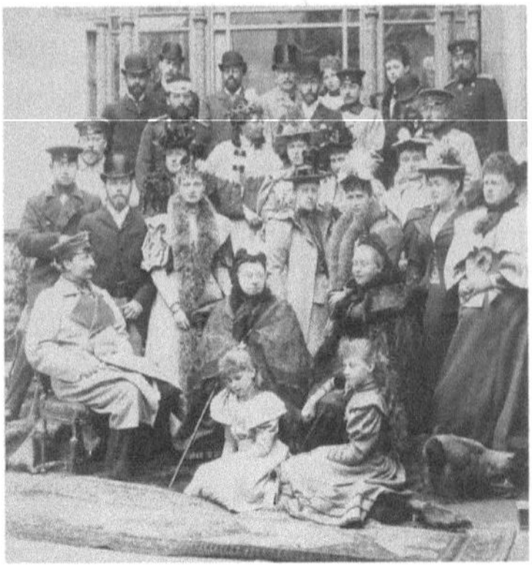

Familienleben [i48]

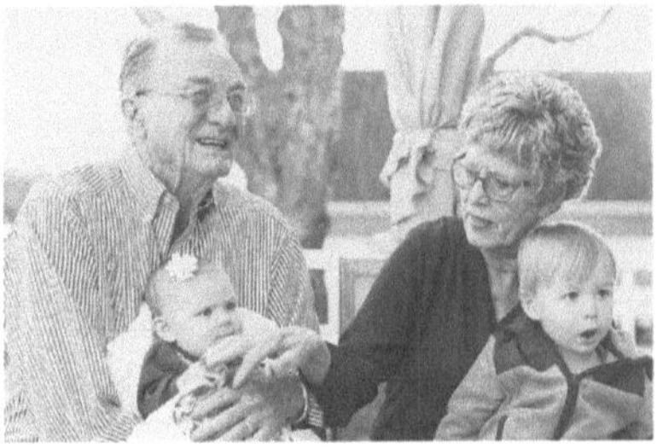

Großeltern [i49]

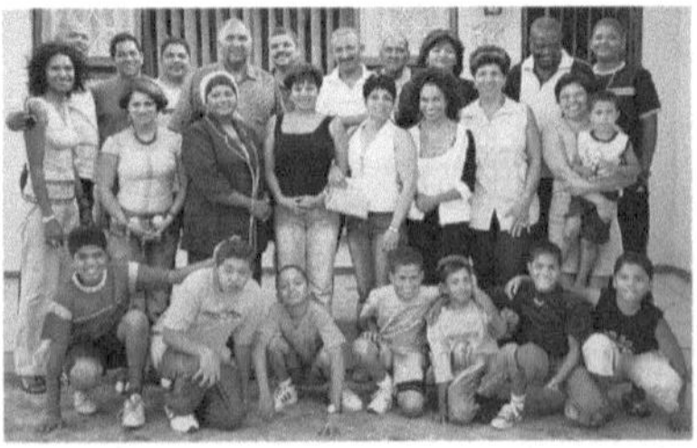

Enkelkinder [i50]

Für eine erfolgreiche Integration der Großeltern ist eine klare Kommunikation über Rollen und Erwartungen essentiell. Ein praktischer Ansatz ist es, in ruhigen Momenten Gespräche zu initiieren und dabei konkret zu erfragen, welches Zeitengagement sich die Großeltern vorstellen können [s290]. Beispielsweise könnte man fragen: "Würdet ihr gerne einen festen Nachmittag pro Woche mit den Kindern verbringen?" oder "Wie könntet ihr euch vorstellen, auch aus der Ferne am Leben der Enkelkinder teilzuhaben?"

Die emotionale Bindung zwischen Großeltern und Enkelkindern spielt eine besondere Rolle bei der sozialen und emotionalen Entwicklung der Kinder [s291]. Großeltern können wichtige Werte und Traditionen vermitteln, während sie gleichzeitig als zusätzliche Bezugspersonen fungieren. Um diese Beziehung zu fördern, können Eltern:
- Regelmäßige Videotelefonate einplanen, wenn Großeltern weiter weg wohnen
- Gemeinsame Aktivitäten organisieren, die beiden Generationen Freude bereiten
- Fotoalben oder digitale Bildersammlungen anlegen, um Erinnerungen zu teilen
- Großeltern zu wichtigen Ereignissen wie Schulaufführungen einladen

Dabei ist es wichtig, vernünftige Grenzen zu setzen, um potenzielle Konflikte zu vermeiden [s289]. Ein bewährter Ansatz ist es, zwischen Ratschlägen und Kritik zu unterscheiden und entsprechend zu reagieren. Wenn Großeltern beispielsweise Bedenken über Erziehungsmethoden äußern, sollte man dies in einem ruhigen Gespräch unter vier Augen besprechen, statt vor den Kindern zu diskutieren.

Die Rolle der Großeltern kann verschiedene Formen annehmen, von gelegentlicher Unterstützung bis hin zur Hauptbetreuung [s292]. Je nach Situation können Großeltern als:
- Tagespflege-Großeltern fungieren
- Bei ihnen lebende Großeltern sein
- Sorgeberechtigte Großeltern werden
- Mentoren und Geschichtenerzähler sein
- Unterstützer in Notfallsituationen agieren

Für Großeltern, die informelle Betreuung leisten, kann es herausfordernd sein, die richtige Balance zwischen Unterstützung und Zurückhaltung zu finden [s293]. Ein strukturierter Ansatz kann helfen:

- Wöchentliche Familientreffen etablieren
- Klare Absprachen über Betreuungszeiten treffen
- Erziehungsrichtlinien der Eltern respektieren
- Offene Kommunikationskanäle pflegen

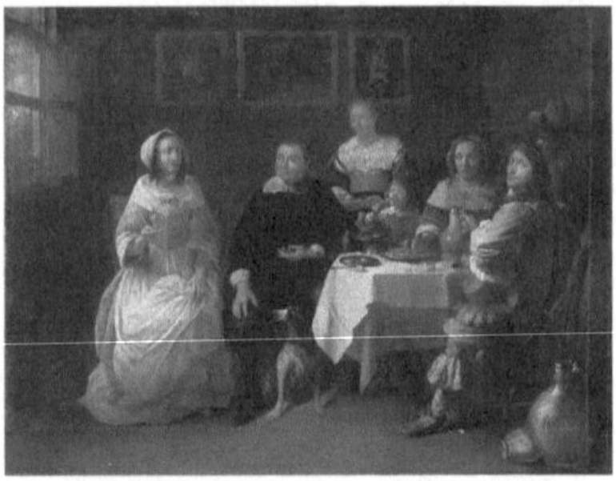

Familientreffen [i51]

Die traditionelle Rolle der Großeltern hat sich gewandelt, aber ihr Beitrag zur Entwicklung der Enkelkinder bleibt bedeutsam [s291]. Sie können:
- Soziale Fähigkeiten und Manieren vermitteln
- Familiengeschichten und -traditionen weitergeben
- Praktische Lebensweisheiten teilen
- Emotionale Unterstützung bieten

Für Eltern ist es wichtig zu akzeptieren, dass sich die Beziehung zwischen Großeltern und Enkelkindern im Laufe der Zeit entwickeln kann [s290]. Manchmal entspricht die Realität nicht den eigenen Erwartungen, und es ist in Ordnung, diese Gefühle zu verarbeiten. Gleichzeitig sollten Eltern flexibel bleiben und alternative Wege der Einbindung erkunden. In besonderen Fällen, wenn Großeltern die Hauptbetreuung übernehmen müssen, gibt es oft staatliche Unterstützungsprogramme [s294]. Diese können finanzielle Hilfen oder Beratungsangebote umfassen. Es ist wichtig, sich über solche Möglichkeiten zu informieren und sie bei Bedarf in Anspruch zu nehmen. Die Einbindung von Großeltern erfordert Geduld und Verständnis von allen Beteiligten [s289]. Der Aufbau einer positiven Dreigenerationenbeziehung ist ein Prozess, der Zeit braucht, sich aber langfristig für alle Beteiligten auszahlt.

4. 1. 5. Familie gründen - wichtige Aspekte

Die Gründung einer Familie ist eine der bedeutendsten Lebensentscheidungen, die sorgfältige Planung und Überlegung erfordert. Studien zeigen, dass eine bewusste Vorbereitung auf die Elternschaft die spätere Familiendynamik positiv beeinflusst. Ein zentraler Aspekt ist die emotionale und psychologische Vorbereitung auf die Elternrolle. Dies beinhaltet die Auseinandersetzung mit den eigenen Wertvorstellungen und Erwartungen an das Familienleben. Besonders wichtig ist dabei die Bereitschaft, die Bedürfnisse der Familie als Ganzes zu berücksichtigen, ohne die individuellen Bedürfnisse völlig aufzugeben. In vielen Kulturen, wie beispielsweise in Mexiko, wird traditionell erwartet, dass Familieninteressen Vorrang vor individuellen Wünschen haben. Diese Balance zu finden ist eine zentrale Herausforderung.

Die finanzielle Planung spielt ebenfalls eine wichtige Rolle. Empfehlenswert ist die Erstellung eines detaillierten Familienbudgets, das sowohl laufende Kosten als auch größere Anschaffungen berücksichtigt. Dabei sollten Eltern auch Reserven für unerwartete Ausgaben einplanen. Ein praktischer Ansatz ist die "3-Konten-Methode":
- Ein Konto für laufende Ausgaben
- Ein Sparkonto für größere Anschaffungen
- Ein Notfallkonto für unvorhergesehene Ereignisse

Die Wohnsituation sollte frühzeitig geplant werden. Dabei geht es nicht nur um ausreichend Platz, sondern auch um ein familienfreundliches Umfeld mit:
- Guter Infrastruktur für Familien
- Nähe zu Bildungseinrichtungen
- Sicherer Umgebung zum Spielen
- Anbindung an öffentliche Verkehrsmittel

Ein oft unterschätzter Aspekt ist die Bedeutung von Entscheidungsstrukturen in der Familie. Studien zeigen, dass Familien, die wichtige Entscheidungen gemeinsam treffen, eine höhere Zufriedenheit aufweisen. Dies gilt besonders für größere Anschaffungen oder die Planung von Familienaktivitäten. Ein praktischer Ansatz ist die Einführung regelmäßiger Familienkonferenzen, bei denen alle Familienmitglieder ihre Wünsche und Bedürfnisse einbringen können.

Die Entwicklung von Familienritualen und -traditionen ist ein weiterer wichtiger Baustein. Diese können sein:
- Gemeinsame Mahlzeiten
- Wöchentliche Familienaktivitäten
- Besondere Feiern von Erfolgen
- Gemeinsame Urlaubsplanung

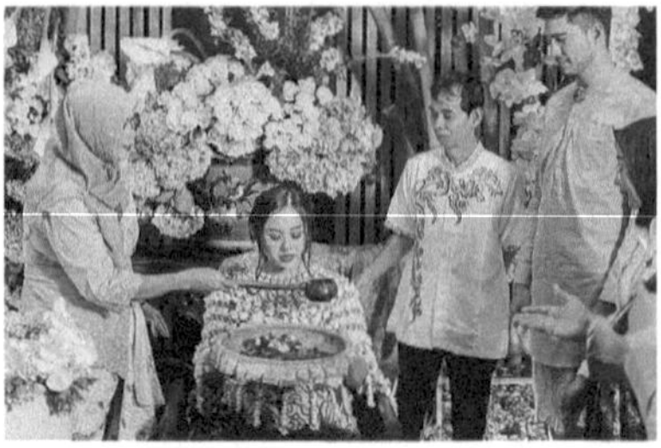

Familienrituale [i52]

Die Vorbereitung auf mögliche Krisen und Herausforderungen sollte ebenfalls Teil der Familienplanung sein. Dies umfasst:
- Aufbau eines Unterstützungsnetzwerks
- Kenntnis von Beratungsangeboten
- Entwicklung von Konfliktlösungsstrategien
- Planung von Auszeiten für beide Elternteile

Besonders wichtig ist die Entwicklung einer positiven Problemlösungskultur. Statt auf Bestrafung zu setzen, sollten Familien konstruktive Lösungsansätze entwickeln. Dies kann durch folgende Strategien gefördert werden:
- Aktives Zuhören
- Gemeinsames Brainstorming
- Kompromissbereitschaft
- Wertschätzende Kommunikation

Die Integration von Kindern in Familienentscheidungen sollte altersgerecht erfolgen. Dies fördert nicht nur ihre Entwicklung, sondern stärkt auch den Familienzusammenhalt. Praktische Beispiele sind:
- Mitbestimmung bei Freizeitaktivitäten
- Einbindung in die Urlaubsplanung
- Beteiligung an der Gestaltung des eigenen Zimmers
- Mitsprache bei Familienregeln

Zusammenfassung - 4. 1. Rollenverteilung

- Frauen verbringen durchschnittlich 4,5 Stunden mehr pro Woche mit Haushaltsaufgaben und haben ein 28% höheres Burnout-Risiko
- Das "Gatekeeping"-Phänomen beschreibt, wie Mütter ihre Aufgaben "bewachen" und Partnern nicht zutrauen, diese richtig zu erledigen
- Die "Mutterschaftsstrafe" manifestiert sich in reduzierten Aufstiegschancen für Frauen im Vergleich zu Männern
- Flexible Arbeitszeiten werden von Frauen primär für Pflegeaufgaben genutzt, während Männer sie zur Leistungssteigerung nutzen
- 73% der Großeltern sind aktiv in die Kindererziehung eingebunden
- Die fünf wesentlichen Entwicklungsziele für Kinder sind Kooperation, Selbstbewusstsein, Motivation, Selbstständigkeit und Rücksichtnahme
- Familien mit gemeinsamen Entscheidungsstrukturen weisen eine höhere Zufriedenheit auf
- Kürzere, aber gleichmäßiger zwischen den Eltern verteilte Elternzeiten können traditionelle Geschlechterrollen aufbrechen
- Das "Work-Family Guilt" beschreibt Schuldgefühle, die durch konkurrierende berufliche und familiäre Verpflichtungen entstehen
- Die "3-Konten-Methode" empfiehlt separate Konten für laufende Ausgaben, größere Anschaffungen und Notfälle

4. 2. Kommunikation

Wie gelingt es Familien, auch in herausfordernden Zeiten einen konstruktiven Dialog aufrechtzuerhalten? Welche Rolle spielen dabei etablierte Kommunikationsstrukturen und wie können diese im Alltag umgesetzt werden? Die Art und Weise, wie Familienmitglieder miteinander kommunizieren, prägt nicht nur das unmittelbare Zusammenleben, sondern hat auch langfristige Auswirkungen auf die emotionale und soziale Entwicklung aller Beteiligten. Eine gelingende Kommunikation basiert auf dem bewussten Ausdrücken von Bedürfnissen, dem konstruktiven Umgang mit Konflikten und der Etablierung verlässlicher Gesprächsformate. Dabei stehen Familien heute vor besonderen Herausforderungen: Die Vereinbarkeit von Beruf und Familie, die Omnipräsenz digitaler Medien und sich wandelnde Familienstrukturen erfordern neue Wege des Austauschs und der Verständigung. Die folgenden Abschnitte zeigen praxiserprobte Methoden und wissenschaftlich fundierte Ansätze, wie Familien ihre Kommunikation aktiv gestalten und verbessern können. Von der Kunst des achtsamen Zuhörens bis hin zur Etablierung wertvoller Familienrituale - hier finden Sie konkrete Werkzeuge für einen respektvollen und entwicklungsfördernden Dialog in Ihrer Familie.

> *„Die Qualität der Kommunikation zwischen den Eltern hat direkten Einfluss auf die emotionale Entwicklung des Kindes, da positive Kommunikationsmuster von Kindern übernommen werden."*

4. 2. 1. Bedürfnisse ausdrücken

Die Fähigkeit, Bedürfnisse klar und respektvoll zu kommunizieren, ist eine zentrale Herausforderung für werdende und frischgebackene Eltern. Eine offene und ehrliche Kommunikation bildet das Fundament für eine gesunde Familienbeziehung [s295]. Besonders in der frühen Elternschaft ist es wichtig, die eigenen Bedürfnisse wahrzunehmen und diese dem Partner gegenüber auszudrücken. Ein praktischer Ansatz ist die Verwendung von "Ich-Botschaften": Statt "Du kümmerst dich nie um das Baby" ist es konstruktiver zu sagen "Ich fühle mich überfordert und brauche mehr Unterstützung bei der Betreuung." Diese Kommunikationsform vermeidet Vorwürfe und öffnet den Weg für lösungsorientierte Gespräche [s296]. Die Kommunikation zwischen getrennten Eltern erfordert besondere Aufmerksamkeit. Hier hat sich die Nutzung eines gemeinsamen Kommunikationstagebuchs bewährt, in dem wichtige Informationen über Routinen, Essgewohnheiten und medizinische Aspekte des Kindes festgehalten werden. Dies ermöglicht einen sachlichen Informationsaustausch, bei dem persönliche Konflikte außen vor bleiben [s297]. Ein weiterer wichtiger Aspekt ist das Erkennen und Respektieren der kindlichen Bedürfnisse. Babys und Kleinkinder kommunizieren ihre Bedürfnisse zunächst nonverbal durch Körpersprache, Weinen oder Lautäußerungen. Eltern sollten lernen, diese Signale zu "lesen" und angemessen darauf zu reagieren. Ein praktisches Beispiel: Wenn ein Baby den Kopf wegdreht und quengelig wird, könnte dies bedeuten, dass es eine Pause vom Füttern oder von Reizen braucht [s295]. Mit zunehmendem Alter entwickeln Kinder ein starkes Bedürfnis nach Autonomie und Selbstbestimmung. Statt dies als Sturheit zu interpretieren, sollten Eltern altersgerechte Wahlmöglichkeiten anbieten. Zum Beispiel: "Möchtest du den roten oder den blauen Pullover anziehen?" Diese Art der Kommunikation respektiert das kindliche Bedürfnis nach Selbstständigkeit und vermeidet unnötige Machtkämpfe [s298]. Die Vermittlung von Liebe und Zuneigung erfordert ebenfalls bewusste Kommunikation. Jedes Kind hat seine eigene "Liebessprache" - manche brauchen körperliche Nähe, andere Worte der Bestätigung oder gemeinsame Aktivitäten. Eltern sollten darauf achten, wie ihr Kind auf verschiedene Formen der Zuneigung reagiert und ihre Kommunikation entsprechend anpassen [s299]. Wenn erwachsene Kinder Verletzungen aus der Vergangenheit ansprechen, ist es wichtig, einen sicheren Raum für diese Gespräche zu schaffen. Eltern sollten aktiv zuhören, ohne sich zu verteidigen, und Empathie zeigen. Ein hilfreicher Ansatz ist das "Spiegeln": "Ich höre, dass du dich damals alleingelassen gefühlt hast. Das tut mir leid." Diese Art der Kommunikation ermöglicht es, alte Verletzungen zu heilen und neue, gesündere Beziehungsmuster zu entwickeln [s300]. Die Qualität der Kommunikation zwischen den Eltern hat direkten Einfluss auf die emotionale Entwicklung des Kindes. Positive Kommunikationsmuster, die die Eltern vorleben, werden von Kindern übernommen und prägen ihre späteren Beziehungen. Daher ist es wichtig, auch in Konfliktsituationen respektvoll miteinander umzugehen und konstruktive Lösungen zu suchen [s297]. Eine professionelle Familientherapie kann helfen, festgefahrene Kommunikationsmuster zu erkennen und neue Wege des Austauschs zu entwickeln. Dies ist besonders wertvoll, wenn Familien Schwierigkeiten haben, ihre Bedürfnisse konstruktiv zu kommunizieren oder wenn alte Verletzungen die aktuelle Kommunikation belasten [s300].

4. 2. 2. Konflikte konstruktiv lösen

Konflikte gehören zum Familienleben dazu und sind eine natürliche Erfahrung, die Kinder bewältigen lernen müssen [s301]. Der konstruktive Umgang mit Konflikten kann sogar die Familienbeziehungen stärken, während destruktive Konfliktmuster emotionale Schäden bei Kindern verursachen können [s302]. Ein wichtiger erster Schritt ist die Erkenntnis, dass Konflikte durch unterschiedliche Bedürfnisse, Wünsche und Erwartungen entstehen [s303]. Statt diese zu vermeiden, was oft zu aufgestauten Ressentiments führt, ist eine bewusste Auseinandersetzung sinnvoll. Dabei sollten Eltern als positive Vorbilder fungieren und konstruktive Konfliktlösungsstrategien vorleben [s301]. Besonders die Rolle der Väter ist bedeutsam: Väter, die Konflikte konstruktiv durch ruhige Diskussion und Kompromissbereitschaft lösen, zeigen mehr Engagement und Wärme in der Erziehung [s304]. Dies wirkt sich positiv auf die sozioemotionale Entwicklung der Kinder aus. Ein praktisches Beispiel: Wenn es Unstimmigkeiten über die Freizeitgestaltung am Wochenende gibt, können Väter das Gespräch mit "Ich verstehe deinen Wunsch nach..." beginnen und dann gemeinsam nach Alternativen suchen. Für eine erfolgreiche Konfliktlösung hat sich das Modell der fünf Schritte bewährt [s303]: 1. Konflikt identifizieren ("Worum geht es genau?") 2. Alle Perspektiven anhören 3. Gemeinsames Brainstorming von Lösungen 4. Bewertung der Optionen 5. Umsetzung und Überprüfung Aktives Zuhören spielt dabei eine zentrale Rolle [s305]. Dies bedeutet: Augenkontakt halten, ausreden lassen und Gefühle spiegeln. Zum Beispiel: "Ich höre, dass du enttäuscht bist, weil..." Auch regelmäßige Auszeiten können helfen, um aufgeheizte Emotionen zu regulieren und dann konstruktiver an Lösungen zu arbeiten. In hochkonflikthaften Situationen kann professionelle mediation hilfreich sein [s306]. Mediatoren schaffen einen sicheren Rahmen und unterstützen dabei, dass die Beteiligten selbst Entscheidungsträger in ihrem Konflikt bleiben. Sie helfen, ruhig zu bleiben und systematisch Lösungen zu entwickeln.

Für Kinder ist es wichtig zu lernen, dass Konflikte normal sind und konstruktiv gelöst werden können [s301]. Eltern können dies unterstützen, indem sie:
- Den Fokus auf Kooperation statt Wettbewerb legen
- Kindern helfen, verschiedene Perspektiven zu verstehen
- Positive Konfliktlösungsstrategien direkt vermitteln
- Gemeinsam Lösungen erarbeiten

Die Selbstkontrolle spielt eine wichtige Rolle bei der Konfliktlösung [s307]. Eltern sollten ihre eigenen Emotionen und Reaktionen regulieren können. Ein praktischer Tipp ist die "STOP-Methode": Stop (innehalten), Think (nachdenken), Options (Optionen abwägen), Proceed (handeln). Besonders wichtig ist es, destruktive Konfliktmuster zu vermeiden, da diese zu negativen Erziehungspraktiken und niedrigeren sozialen Fähigkeiten bei Kindern führen [s308]. Stattdessen sollten Eltern auf konstruktive Konfliktlösung setzen, die positive Erziehungspraktiken und höhere soziale Kompetenzen fördert. Der Austausch über persönliche Ansichten und gegenseitiger Respekt sind fundamental [s309]. Ein praktisches Beispiel: Bei unterschiedlichen Erziehungsvorstellungen können Eltern einen "Familienrat" einberufen, wo jeder seine Sichtweise erklärt und gemeinsam nach Kompromissen gesucht wird.

4. 2. 3. Familienkonferenzen etablieren

Familienkonferenzen sind ein wertvolles Instrument zur Stärkung der Familienkommunikation und -bindung. Sie bieten einen strukturierten Rahmen, in dem alle Familienmitglieder ihre Anliegen vorbringen und gemeinsam Lösungen entwickeln können [s310]. Die regelmäßige Durchführung solcher Konferenzen fördert nicht nur den Zusammenhalt, sondern auch die Entwicklung wichtiger sozialer Kompetenzen bei allen Beteiligten. Für die erfolgreiche Etablierung von Familienkonferenzen ist eine sorgfältige Vorbereitung essentiell. Zunächst sollte die Familie ihre Bereitschaft für dieses Format prüfen: Sind alle Mitglieder offen für einen ehrlichen Dialog? Besteht ein Grundgefühl von emotionaler Sicherheit? Gibt es eine faire Verteilung der Redeanteile? [s310] Ein praktischer Tipp ist, mit einem "Probelauf" zu beginnen, bei dem ein einfaches, nicht konfliktbeladenes Thema besprochen wird, beispielsweise die Planung des nächsten Familienausflugs.

Die Organisation der Konferenzen folgt idealerweise klaren Strukturen. Ein regelmäßiger Rhythmus - zum Beispiel jeden Sonntagabend - hilft dabei, die Treffen als festen Bestandteil des Familienlebens zu etablieren. Der Raum sollte einladend gestaltet sein, mit bequemen Sitzgelegenheiten und einer störungsfreien Atmosphäre [s311]. Eine praktische Checkliste für die Vorbereitung umfasst:
- Festlegung eines festen Zeitpunkts und Orts
- Vorabinformation aller Teilnehmer über die Themen
- Bereitstellung von Getränken und eventuell kleinen Snacks
- Vorbereitung von Materialien (Notizblock, Stifte etc.)

Die Moderation der Konferenzen sollte rotierend erfolgen, sodass jedes Familienmitglied (auch Kinder, sofern altersgemäß) diese Rolle übernehmen kann [s310]. Dies fördert das Verantwortungsgefühl und die Führungskompetenzen aller Beteiligten. Ein bewährter Ablauf einer Familienkonferenz könnte so aussehen: 1. Begrüßung und positive Einstimmung 2. Kurze Rückschau auf die Umsetzung der letzten Beschlüsse 3. Vorstellung der aktuellen Themen 4. Offene Diskussionsrunde 5. Gemeinsame Entscheidungsfindung 6. Konkrete Handlungsvereinbarungen 7. Terminvereinbarung für das nächste Treffen Besonders bei getrennt lebenden Eltern können Familienkonferenzen durch digitale Tools unterstützt werden. Die Nutzung von webbasierten Kommunikationsplattformen oder gemeinsamen digitalen Kalendern erleichtert die Koordination und den Informationsaustausch [s312]. Ein praktisches Beispiel ist die Führung eines digitalen Familientagebuchs, in dem wichtige Ereignisse, Termine und Vereinbarungen festgehalten werden. Die Integration von Kindern in die Familienkonferenzen sollte altersgerecht erfolgen [s311]. Jüngere Kinder können beispielsweise durch kreative Elemente wie Zeichnungen oder kurze Rollenspiele einbezogen werden. Ältere Kinder können bereits aktiv an Entscheidungsprozessen teilnehmen und eigene Vorschläge einbringen.

Familienkonferenzen eignen sich auch hervorragend zur Verbesserung der Kommunikation zwischen Familie und Schule [s313]. Eltern können hier Strategien entwickeln, wie sie sich besser in schulische Aktivitäten einbringen können. Ein konkretes Beispiel wäre die Vorbereitung auf Eltern-Lehrer-Gespräche oder die Planung von schulischen Projekten, bei denen Elternbeteiligung erwünscht ist. Die Nachbereitung der Konferenzen ist ebenso wichtig wie die Durchführung selbst [s314]. Vereinbarte Maßnahmen sollten dokumentiert und deren Umsetzung beim nächsten Treffen überprüft werden. Ein gemeinsames Protokoll, das allen Familienmitgliedern zugänglich ist, hilft dabei, Vereinbarungen nachzuhalten und Fortschritte sichtbar zu machen.

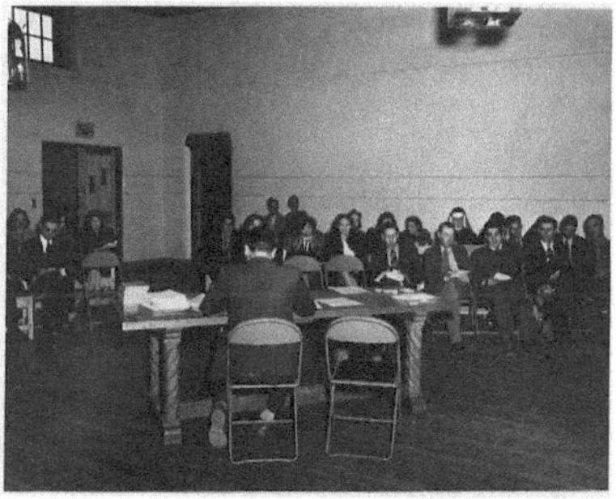

Eltern-Lehrer-Gespräch [i53]

4. 2. 4. Familienrituale gestalten

Familienrituale sind zentrale Bausteine für den Zusammenhalt und die emotionale Stabilität einer Familie. Sie schaffen Struktur, Vorhersehbarkeit und ein Gefühl von Zugehörigkeit, was besonders in Zeiten von Veränderungen oder Stress wichtig ist [s315]. Die Gestaltung von Familienritualen beginnt oft im Kleinen - mit täglichen Routinen wie gemeinsamen Mahlzeiten. Diese bieten nicht nur Gelegenheit zur Kommunikation, sondern dienen auch der sozialen Interaktion und Beziehungspflege [s316]. Ein praktischer Ansatz ist es, das Abendessen als festen Ankerpunkt zu etablieren: Alle Familienmitglieder helfen bei der Vorbereitung, der Tisch wird gemeinsam gedeckt und elektronische Geräte bleiben ausgeschaltet. So entsteht ein geschützter Raum für Gespräche über den Tag. Besonders wertvoll sind Rituale, die Augenkontakt, fokussierte Aufmerksamkeit und positive Berührung beinhalten [s317]. Ein bewährtes Beispiel ist das abendliche "Zu-Bett-bring-Ritual": Eine Geschichte vorlesen, über den Tag sprechen und eine Umarmung zum Abschied. Dies schafft einen sicheren Rahmen, in dem Kinder ihre Gedanken und Gefühle teilen können [s318]. Wochenendrituale bieten die Chance für ausgedehntere gemeinsame Aktivitäten. Ein "Familien-Spieleabend" am Freitag oder das gemeinsame Backen am Sonntagmorgen können zu festen Traditionen werden [s318]. Dabei ist es wichtig, dass alle Familienmitglieder einbezogen werden und sich abwechselnd einbringen können - zum Beispiel bei der Auswahl der Spiele oder Rezepte. Für Patchwork-Familien sind Rituale besonders bedeutsam. Sie helfen dabei, Übergänge zwischen den Familien harmonisch zu gestalten und die Geschichte beider Familien zu respektieren [s319]. Ein praktischer Ansatz ist die Entwicklung von "Übergangsritualen" wie einer speziellen Begrüßung oder einem gemeinsamen Ritual beim Wechsel zwischen den Haushalten. Die Einführung einer "Dankbarkeits-Ecke" im Haus, wo Familienmitglieder positive Gedanken und Erlebnisse notieren können, fördert die Wertschätzung untereinander [s318]. Dies kann durch ein Familien-Journal ergänzt werden, in dem besondere Momente festgehalten werden [s320]. Technologie sollte bewusst in Familienrituale integriert werden. Die Einrichtung "gerätefreier Zonen" oder Zeiten hilft dabei, echte Verbindungen zu stärken [s320]. Ein praktischer Tipp ist die Vereinbarung einer "Digital Detox"-Zeit am Wochenende, in der gemeinsame Aktivitäten im Vordergrund stehen. Die Konsistenz in der Durchführung von Ritualen ist entscheidend für ihre Wirksamkeit [s321]. Dabei sollten die individuellen Bedürfnisse und Beiträge aller Familienmitglieder berücksichtigt werden. Ein "Familienrat" kann helfen, Rituale gemeinsam zu planen und anzupassen.

Besonders wichtig ist die Schaffung von Qualitätszeit. Ungestörte Momente, in denen Eltern aktiv zuhören und teilnehmen, zeigen Kindern ihre Wertschätzung [s322]. Ein bewährtes Format ist die "Einzelzeit" - regelmäßige Zeitfenster, die ein Elternteil exklusiv mit einem Kind verbringt. Die Etablierung von Familienritualen ist ein dynamischer Prozess, der Flexibilität und Anpassungsfähigkeit erfordert. Wichtig ist, dass die Rituale zur Familie passen und von allen als bereichernd empfunden werden [s315]. Regelmäßige Reflexionen helfen dabei, Rituale lebendig zu halten und bei Bedarf anzupassen.

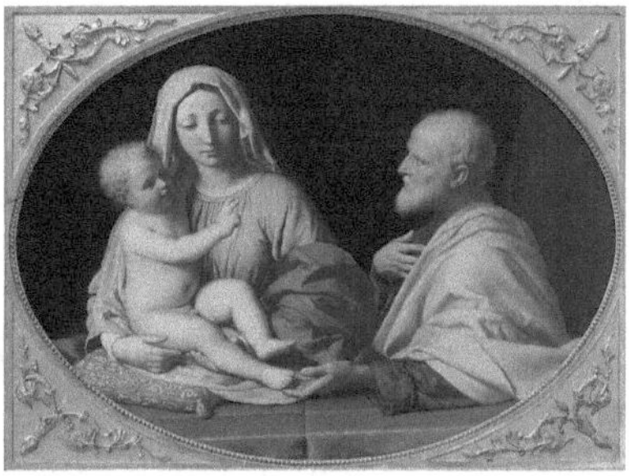

Einzelzeit [i54]

4. 2. 5. Sanfte Elternschaft praktizieren

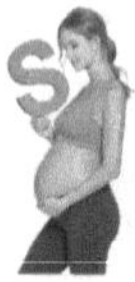

Sanfte Elternschaft ist ein beziehungsorientierter Erziehungsansatz, der auf Achtsamkeit, Verbindung und Zusammenarbeit basiert [s323]. Anders als kontrollorientierte Erziehungsstile fokussiert sich dieser Ansatz darauf, die individuellen Bedürfnisse des Kindes wahrzunehmen und respektvoll darauf zu reagieren [s324]. Ein zentrales Element der sanften Elternschaft ist das Verständnis, dass kindliches Verhalten immer eine Form der Kommunikation darstellt [s324]. Statt problematisches Verhalten zu bestrafen, gilt es, die dahinterliegenden unerfüllten Bedürfnisse zu erkennen. Wenn ein Kind beispielsweise aggressiv reagiert, könnte dies auf Überforderung, sensorische Reizüberflutung oder Stress hinweisen [s325]. Ein praktischer Ansatz wäre hier, zunächst eine ruhige Umgebung zu schaffen und dem Kind Zeit zu geben, sich zu regulieren.

Die Entwicklung emotionaler Kompetenz ist dabei ein fortlaufender Prozess [s326]. Eltern können dies unterstützen, indem sie:
- Gefühle des Kindes validieren ("Ich sehe, dass du wütend bist")
- Als Vorbild fungieren im Umgang mit eigenen Emotionen
- Gemeinsam Strategien zur Emotionsregulation entwickeln
- Einen sicheren Raum für alle Gefühle schaffen

Besonders wichtig ist das Setzen liebevoller, aber klarer Grenzen [s323]. Diese sollten:
- Altersangemessen sein
- Mit den Familienwerten übereinstimmen
- Klar kommuniziert werden
- Konsistent umgesetzt werden

Ein praktisches Beispiel: Statt "Hör sofort auf zu schreien!" könnte man sagen: "Ich verstehe, dass du frustriert bist. Lass uns gemeinsam eine Lösung finden, aber dafür müssen wir beide ruhig sprechen können."

Die ersten drei Lebensjahre sind besonders prägend für die Gehirnentwicklung [s324]. Responsive Elternschaft in dieser Zeit fördert:
- Sichere Bindung
- Emotionale Regulationsfähigkeit
- Resilienz
- Grundlegendes Vertrauen in Beziehungen

Ein wichtiger Aspekt der sanften Elternschaft ist auch die Selbstfürsorge der Eltern [s324]. Nur wer gut für sich selbst sorgt, kann auch gut für andere sorgen. Dies beinhaltet:
- Regelmäßige Pausen einlegen
- Eigene Grenzen wahrnehmen und respektieren
- Unterstützung annehmen
- Perfektionismus loslassen

Die gewaltfreie Kommunikation hat sich als hilfreiches Werkzeug erwiesen [s325]. Ein praktisches Beispiel für deren Anwendung: 1. Beobachtung: "Ich sehe, dass du dein Spielzeug wegwirfst" 2. Gefühl: "Du scheinst sehr frustriert zu sein" 3. Bedürfnis: "Möchtest du vielleicht etwas anderes spielen?" 4. Bitte: "Lass uns gemeinsam eine Alternative finden"

Für den Einstieg in die sanfte Elternschaft ist es hilfreich, vor dem Reagieren innezuhalten [s323]. Diese kurze Pause ermöglicht es:
- Die eigenen Emotionen wahrzunehmen
- Die Situation zu überdenken
- Eine bewusste Reaktion zu wählen
- Das kindliche Bedürfnis zu erkennen

Die Individualität jedes Kindes anzuerkennen bedeutet auch, dessen Führung zu folgen und Vertrauen in die natürliche Entwicklung zu haben [s327]. Dies kann praktisch umgesetzt werden durch:
- Beobachtung der kindlichen Interessen
- Anpassung des Tempos an das Kind
- Schaffung einer vorbereiteten Umgebung
- Unterstützung der Eigeninitiative

Glossar

Gewaltfreie Kommunikation
Ein von Marshall B. Rosenberg entwickeltes Kommunikationskonzept, das auf empathischem Zuhören und ehrlichem Selbstausdruck basiert, um Konflikte friedlich zu lösen.

Resilienz
Die psychische Widerstandsfähigkeit, die es Menschen ermöglicht, Krisen und schwierige Lebenssituationen ohne anhaltende Beeinträchtigung zu überstehen.

Zusammenfassung - 4. 2. Kommunikation

- Kommunikation durch Ich-Botschaften vermeidet Vorwürfe und öffnet den Weg für lösungsorientierte Gespräche
- Ein Kommunikationstagebuch ermöglicht sachlichen Informationsaustausch zwischen getrennten Eltern
- Väter mit konstruktiver Konfliktlösung zeigen mehr Engagement und Wärme in der Erziehung
- Die STOP-Methode (Stop, Think, Options, Proceed) unterstützt bei der Emotionsregulation
- Familienkonferenzen sollten rotierend moderiert werden, um Führungskompetenzen aller Beteiligten zu fördern
- Digitale Tools wie webbasierte Kommunikationsplattformen unterstützen Familienkonferenzen bei getrennt lebenden Eltern
- Familienrituale mit Augenkontakt, fokussierter Aufmerksamkeit und positiver Berührung sind besonders wertvoll
- Eine "Dankbarkeits-Ecke" im Haus fördert aktiv die Wertschätzung unter Familienmitgliedern
- "Digital Detox"-Zeiten stärken echte Verbindungen in der Familie
- Problematisches Verhalten von Kindern weist oft auf Überforderung oder sensorische Reizüberflutung hin
- Die ersten drei Lebensjahre sind entscheidend für die Entwicklung von Resilienz und emotionaler Regulationsfähigkeit
- Gewaltfreie Kommunikation folgt dem Schema: Beobachtung, Gefühl, Bedürfnis, Bitte

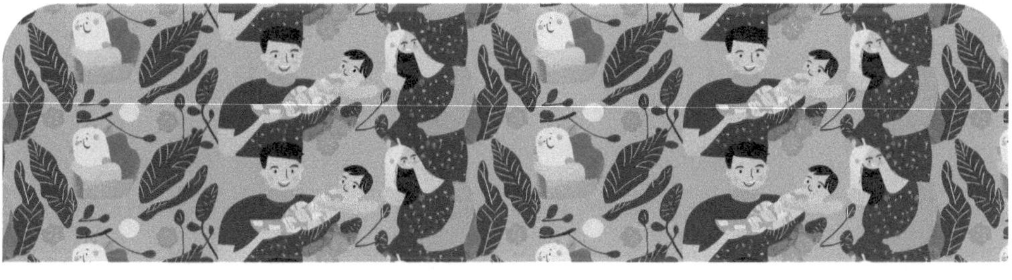

4. 3. Selbstfürsorge

Wie können Eltern in der intensiven Phase der Familiengründung ihre eigenen Bedürfnisse wahrnehmen und erfüllen? Wann ist der richtige Zeitpunkt, um aktiv Selbstfürsorge zu betreiben? Und welche konkreten Möglichkeiten gibt es, um im oft turbulenten Familienalltag Raum für die eigene Regeneration zu schaffen? Die Forschung zeigt deutlich: Eltern, die achtsam mit ihren eigenen Ressourcen umgehen, sind nicht nur ausgeglichener und zufriedener, sondern können auch besser auf die Bedürfnisse ihrer Kinder eingehen. Dabei geht es nicht um aufwendige Wellness-Programme oder zeitintensive Aktivitäten, sondern um die Integration kleiner, aber wirksamer Selbstfürsorge-Strategien in den Alltag. Die Balance zwischen den Anforderungen der Elternschaft und den eigenen Bedürfnissen zu finden, ist eine der zentralen Herausforderungen für junge Familien. Erfahren Sie in diesem Kapitel, wie Sie mit praktischen Methoden und bewährten Strategien ein stabiles Fundament für Ihr persönliches Wohlbefinden schaffen können - zum Wohl der ganzen Familie.

„Regelmäßige Auszeiten von mindestens 15 Minuten täglich sind ein fundamentaler Baustein der elterlichen Selbstfürsorge und tragen maßgeblich zum emotionalen Wohlbefinden bei.“

---

4. 3. 1. Auszeiten organisieren

Regelmäßige Auszeiten sind ein fundamentaler Baustein der elterlichen Selbstfürsorge und tragen maßgeblich zum emotionalen Wohlbefinden bei [s328]. Die Organisation solcher Pausen erfordert jedoch durchdachte Planung und konsequente Umsetzung im oft hektischen Familienalltag. Bereits kleine, aber regelmäßige Auszeiten können eine große Wirkung entfalten. Experten empfehlen, täglich mindestens 15-minütige "Spaßpausen" einzuplanen [s329]. Diese können beispielsweise morgens vor dem Aufstehen der Kinder oder während des Mittagsschlafs stattfinden. In dieser Zeit können Sie bewusst Aktivitäten nachgehen, die Ihnen Freude bereiten - sei es das Hören eines interessanten Podcasts während der Hausarbeit oder das Spielen eines entspannenden mobilen Spiels während kurzer Wartepausen.

Die Integration von Entspannungstechniken in den Alltag spielt eine zentrale Rolle [s330]. Praktische Umsetzungsmöglichkeiten sind etwa eine 5-minütige Atemübung nach dem Zubettbringen der Kinder oder eine kurze Meditation während der Mittagspause. Besonders effektiv sind gezielte Pausen von 5-60 Minuten, die nachweislich Energie, Produktivität und Konzentration steigern [s331]. Statt in solchen Momenten zu sozialen Medien zu greifen, empfiehlt es sich, den Geist durch naturverbundene Aktivitäten wie einen kurzen Spaziergang oder Gartenarbeit zu erfrischen.

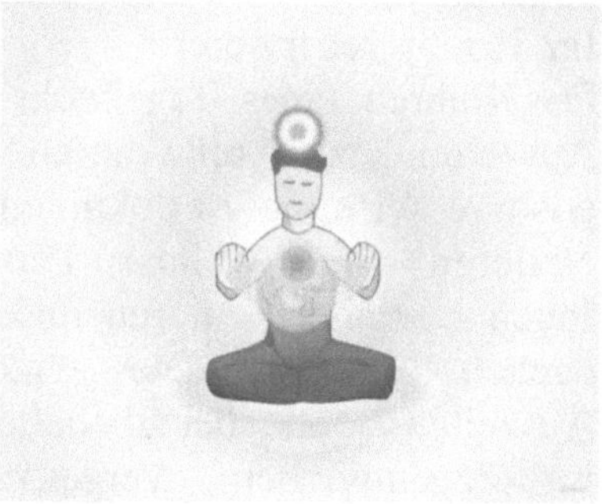

Meditation [i55]

Ein wichtiger Aspekt ist das Setzen von Grenzen und das Entwickeln von Durchsetzungsvermögen [s330]. Lernen Sie, "Nein" zu sagen, wenn zusätzliche Verpflichtungen Ihre geplanten Auszeiten gefährden würden. Kommunizieren Sie klar mit Ihrer Familie über Ihre Bedürfnisse nach Regeneration. Ein praktischer Ansatz ist die Einführung einer "stillen Stunde" im Familienkalender, während der jedes Familienmitglied seiner eigenen entspannenden Aktivität nachgeht. Die Planung gemeinsamer Familienauszeiten ist ebenso wichtig wie individuelle Pausen. Eine wöchentliche Familienunterhaltungsnacht [s329] kann beispielsweise als festes Ritual etabliert werden - etwa freitags mit gemeinsamen Brettspielen oder dem Anschauen einer kurzen TV-Serie. Dies stärkt nicht nur die familiäre Bindung, sondern schafft auch positive Erinnerungen. Für die nachhaltige Implementation von Auszeiten ist ein effektives Zeitmanagement unerlässlich [s330]. Erstellen Sie einen Wochenplan, in dem Sie bewusst Zeitfenster für Selbstfürsorge blockieren. Nutzen Sie dabei die natürlichen Rhythmen Ihres Tages - vielleicht sind Sie morgens besonders produktiv und können sich nachmittags leichter eine Auszeit gönnen. Die Verbindung mit anderen Eltern in ähnlichen Situationen kann sehr unterstützend wirken [s328]. Organisieren Sie beispielsweise einen regelmäßigen Elternaustausch, bei dem Sie sich gegenseitig bei der Kinderbetreuung unterstützen und so Freiräume für individuelle Auszeiten schaffen. Kreative Ausdrucksformen können wertvolle Auszeiten darstellen [s330]. Ob Zeichnen, Fotografieren oder Kochen - wichtig ist, dass die Aktivität Ihnen Freude bereitet und einen mentalen Abstand zum Alltag schafft. Integrieren Sie diese kreativen Momente gezielt in Ihre Tagesplanung, etwa indem Sie sich jeden Sonntagmorgen eine Stunde für Ihr Hobby reservieren.

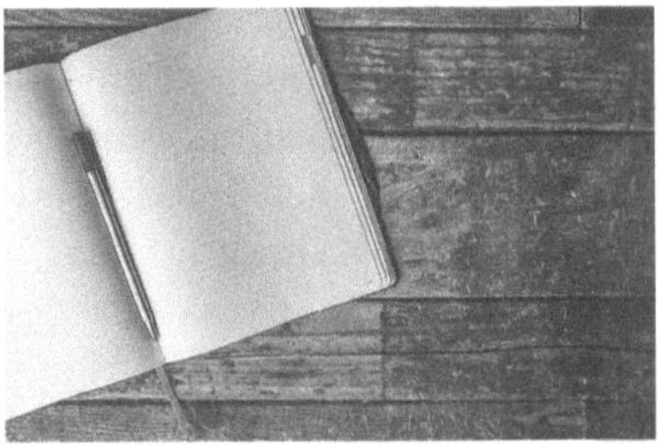

Tagebuch [i56]

Das Führen eines Tagebuchs kann helfen, Auszeiten zu reflektieren und deren positive Wirkung zu dokumentieren [s330]. Notieren Sie, welche Pausenaktivitäten Ihnen besonders gut tun und wie Sie sich danach fühlen. Dies motiviert, die Auszeiten beizubehalten und weiterzuentwickeln. Vergessen Sie nicht, dass Sie durch das konsequente Einhalten von Auszeiten ein wichtiges Vorbild für Ihre Kinder sind [s328]. Sie demonstrieren damit, dass Selbstfürsorge und bewusste Regenerationsphasen wichtige Lebenskompetenzen sind. Bleiben Sie dabei realistisch in Ihren Erwartungen - nicht jede geplante Auszeit wird perfekt verlaufen, und das ist völlig in Ordnung.

4. 3. 2. Stressmanagement im Alltag

Der Umgang mit Stress im Familienalltag erfordert ein durchdachtes und systematisches Vorgehen, das sowohl präventive als auch reaktive Maßnahmen umfasst. Besonders Eltern stehen hier vor der Herausforderung, nicht nur ihren eigenen Stress zu bewältigen, sondern auch den ihrer Kinder sensibel zu begleiten [s332]. Eine zentrale Säule des Stressmanagements ist die körperliche Aktivität, die nachweislich Stresshormone abbaut und das allgemeine Wohlbefinden steigert [s333]. Dies muss nicht bedeuten, täglich ins Fitnessstudio zu gehen - bereits ein 20-minütiger Spaziergang mit dem Kinderwagen oder gemeinsames Toben im Garten können positive Effekte erzielen. Integrieren Sie Bewegung geschickt in Ihren Alltag, etwa indem Sie kurze Strecken zu Fuß zurücklegen oder während des Telefonierens durch die Wohnung gehen. Die Entwicklung individueller Bewältigungsstrategien spielt eine Schlüsselrolle [s334]. Hier hat sich die STOP-Methode bewährt: Stop (innehalten), Take a breath (durchatmen), Observe (Situation beobachten), Proceed (überlegt handeln). Diese Technik können Sie beispielsweise anwenden, wenn Ihr Kind einen Wutanfall hat oder Sie sich von Alltagsanforderungen überfordert fühlen. Besonders effektiv ist die Kombination verschiedener Entspannungstechniken [s335]. Praktizieren Sie beispielsweise morgens eine kurze Atemübung, nutzen Sie tagsüber Visualisierungsübungen in stressigen Momenten und schließen Sie den Tag mit einer kurzen Yoga-Sequenz ab. Eine hilfreiche Übung ist das "3-4-5-Atmen": 3 Sekunden einatmen, 4 Sekunden halten, 5 Sekunden ausatmen. Die Etablierung eines unterstützenden sozialen Netzwerks ist unerlässlich [s336]. Scheuen Sie sich nicht, aktiv nach Hilfe zu fragen - sei es bei der Kinderbetreuung oder für ein offenes Gespräch. Tauschen Sie sich regelmäßig mit anderen Eltern aus, etwa in lokalen Elterngruppen oder Online-Communities. Ein praktischer Ansatz ist die Organisation eines rotierenden Betreuungssystems mit befreundeten Familien. Die kontinuierliche Weiterbildung in Erziehungsfragen kann das Stresserleben deutlich reduzieren [s337]. Nutzen Sie qualifizierte Online-Kurse, Podcasts oder Elternratgeber, um Ihr Wissen zu erweitern. Implementieren Sie neue Erkenntnisse schrittweise in Ihren Alltag und beobachten Sie die Wirkung. Ein oft unterschätzter Aspekt ist der bewusste Umgang mit digitalen Medien [s335]. Legen Sie "medienfreie Zonen" fest, etwa während der Mahlzeiten oder in der Stunde vor dem Schlafengehen. Nutzen Sie Apps gezielt für Ihr

Stressmanagement, beispielsweise Meditations- oder Achtsamkeits-Apps, aber vermeiden Sie zielloses Scrollen durch soziale Medien. Besondere Aufmerksamkeit verdient der Umgang mit kindlichen Ängsten und Sorgen [s332]. Etablieren Sie regelmäßige "Sorgensprechstunden", in denen Ihre Kinder offen über ihre Gefühle sprechen können. Eine kreative Methode ist die "Sorgenfresser-Box": Ihr Kind kann seine Sorgen aufschreiben oder malen und sie in eine speziell gestaltete Box werfen, die Sie dann gemeinsam zu festgelegten Zeiten "leeren" und besprechen. Die Prävention von Burnout erfordert regelmäßige Selbstreflexion [s333]. Führen Sie ein "Stresstagebuch", in dem Sie Ihre Trigger und erfolgreiche Bewältigungsstrategien dokumentieren. Überprüfen Sie monatlich Ihre Selbstfürsorgepraktiken und passen Sie sie bei Bedarf an. Für Eltern von Kindern mit besonderen Bedürfnissen ist professionelle Unterstützung oft besonders wichtig [s334]. Suchen Sie sich einen Therapeuten oder Coach, der Sie bei der Entwicklung individueller Stressmanagement-Strategien unterstützt. Spezielle Selbsthilfegruppen bieten zusätzlich wertvollen Erfahrungsaustausch und emotionalen Rückhalt.

4. 3. 3. Soziale Netzwerke pflegen

Die Pflege sozialer Netzwerke ist besonders in der Elternzeit von fundamentaler Bedeutung für das psychische und emotionale Wohlbefinden. Starke soziale Verbindungen können nachweislich das Risiko von Depressionen und Angstzuständen deutlich reduzieren [s338]. Gerade in den ersten Wochen nach der Geburt ist der Aufbau tragfähiger Beziehungen entscheidend für eine gesunde Entwicklung der gesamten Familie [s339].

Ein wichtiger erster Schritt ist die aktive Teilnahme an Eltern-Kind-Gruppen oder Spielkreisen [s340]. Diese bieten nicht nur die Möglichkeit zum Austausch mit anderen Eltern in ähnlichen Lebenssituationen, sondern auch wertvolle Anregungen für die kindliche Entwicklung. Suchen Sie gezielt nach kostenlosen lokalen Angeboten wie Krabbelgruppen oder Vorlesestunden in der Bibliothek. Hier können Sie ungezwungen Kontakte knüpfen und ein unterstützendes Netzwerk aufbauen. Die emotionale Unterstützung durch andere Menschen spielt eine zentrale Rolle, besonders wenn praktische Hilfe nicht immer verfügbar ist [s341]. Etablieren Sie regelmäßige virtuelle Treffen mit Familie und Freunden, wenn persönliche Begegnungen schwierig sind. Ein wöchentlicher Video-Chat mit der besten Freundin oder ein digitales Familientreffen können das Gefühl von Verbundenheit stärken. Besonders wichtig ist es, der oft auftretenden sozialen Isolation aktiv entgegenzuwirken [s342]. Viele Eltern, insbesondere Mütter, erleben Phasen der Einsamkeit und ziehen sich aus Angst vor Beurteilung zurück. Schaffen Sie sich bewusst Gelegenheiten für soziale Interaktionen: Ein regelmäßiger Spaziergang mit anderen Eltern oder die Teilnahme an einer Eltern-Sport-Gruppe können hier Wunder wirken. Die Einbindung des Partners in alle Aspekte der Kinderbetreuung ist von großer Bedeutung [s339]. Planen Sie gemeinsame Aktivitäten mit anderen Familien, bei denen beide Elternteile dabei sind. Dies stärkt nicht nur die Partnerschaft, sondern erweitert auch das gemeinsame soziale Netzwerk.

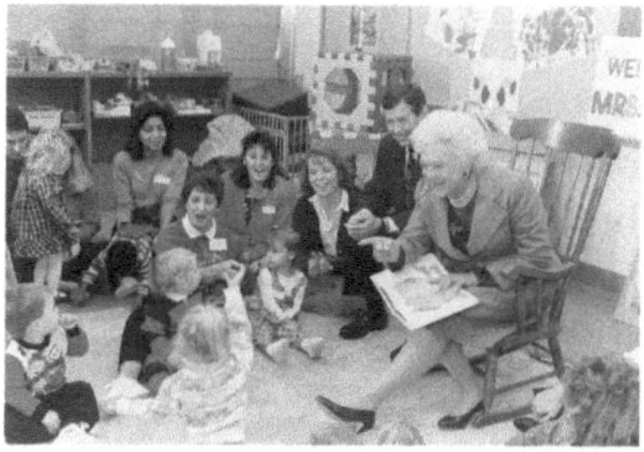

Eltern-Kind-Gruppen [i57]

Nutzen Sie soziale Medien gezielt und bewusst [s340]. Suchen Sie nach lokalen Elterngruppen oder themenspezifischen Online-Communities. Diese können besonders in den Nachtstunden oder während der Stillzeit wertvolle Unterstützung bieten. Achten Sie jedoch darauf, dass der Online-Austausch den persönlichen Kontakt nicht vollständig ersetzt. Für Eltern aus benachteiligten Gemeinschaften ist es besonders wichtig, aktiv Unterstützung zu suchen [s342].

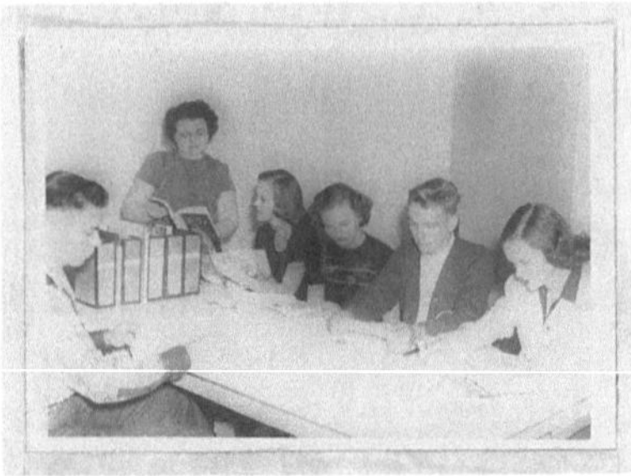

Elterngruppen [i58]

Informieren Sie sich über spezielle Angebote in Ihrer Region, wie beispielsweise Familienzentren oder kulturspezifische Elterngruppen. Hier finden Sie oft Menschen mit ähnlichen Erfahrungen und Herausforderungen. Die regelmäßige Überprüfung des eigenen Wohlbefindens ist essentiell [s341]. Nehmen Sie Warnsignale wie anhaltende Niedergeschlagenheit oder übermäßige Ängste ernst und scheuen Sie sich nicht, professionelle Hilfe in Anspruch zu nehmen. Viele Hebammen und Familienberatungsstellen bieten auch nach der Geburt noch Unterstützung an.

Entwickeln Sie ein System gegenseitiger Unterstützung mit anderen Eltern. Organisieren Sie beispielsweise einen rotierenden Babysitting-Kreis oder tauschen Sie Kinderbetreuungszeiten. Dies verschafft allen Beteiligten wertvolle Auszeiten und stärkt gleichzeitig die sozialen Bindungen. Denken Sie daran, dass der Aufbau eines tragfähigen sozialen Netzwerks Zeit braucht und nicht alle Kontakte sofort zu engen Freundschaften werden müssen. Bleiben Sie offen für neue Begegnungen und pflegen Sie gleichzeitig bestehende Beziehungen aktiv. Ein Mix aus alten und neuen Kontakten kann eine besonders wertvolle Ressource in der Elternzeit sein.

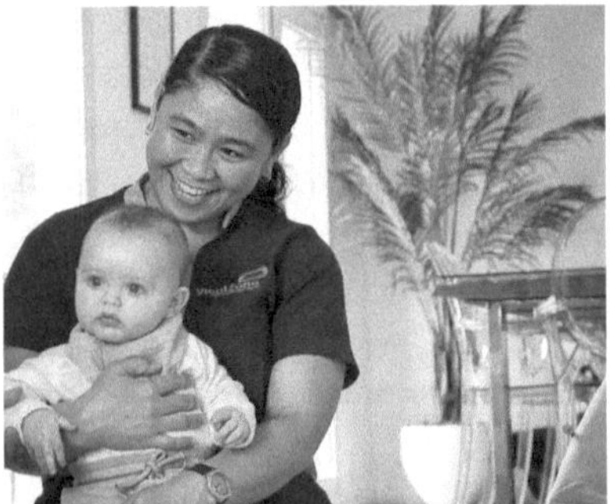

Babysitting-Kreis [i59]

4. 3. 4. Professionelle Unterstützung nutzen

Die Inanspruchnahme professioneller Unterstützung ist ein wichtiger Baustein für eine gesunde Elternschaft, besonders in herausfordernden Phasen. Studien zeigen, dass frühzeitige professionelle Hilfe das Risiko von postpartalen psychischen Erkrankungen deutlich reduzieren kann [s343]. Ein breites Spektrum an Fachkräften steht Eltern zur Verfügung. Neben klassischer psychologischer Betreuung können spezialisierte Dienste wie Nachtnannys, Neugeborenenpflege-Spezialisten oder postpartale Doulas wertvolle Unterstützung bieten [s344]. Auch Beckenbodenphysiotherapie ist eine wichtige Option, die viele postpartale körperliche Beschwerden adressieren kann. Besonders niedrigschwellig und flexibel sind telefonische Hilfsangebote. Die Elternunterstützungs-Hotline beispielsweise bietet rund um die Uhr Beratung durch erfahrene Eltern und Fachkräfte [s345]. Ein konkreter Tipp: Speichern Sie sich die Nummer direkt im Handy ein, um in Krisensituationen schnell darauf zugreifen zu können. Online-Therapieangebote haben sich als praktische Alternative etabliert [s345]. Sie ermöglichen therapeutische Unterstützung von zu Hause aus, was besonders für Eltern mit eingeschränkter Mobilität oder knappen Zeitressourcen vorteilhaft ist. Ein strukturierter Ansatz könnte sein, wöchentlich eine feste Zeit für Online-Sitzungen einzuplanen, etwa während des Mittagsschlafs des Kindes. Hausbesuchsprogramme bieten intensive Begleitung im vertrauten Umfeld. Qualifizierte Fachkräfte können bis zu drei Jahre lang regelmäßig die Familie besuchen und bei der gesunden Entwicklung unterstützen [s346]. Sie helfen auch bei der Vernetzung mit weiteren Hilfsangeboten wie Beratungsstellen oder Bildungsprogrammen. Selbsthilfegruppen spielen eine besondere Rolle, vor allem bei spezifischen Herausforderungen wie Kindsverlust oder postpartalen Depressionen [s347]. Der Austausch mit anderen Betroffenen kann sehr heilsam sein. Ein praktischer Weg ist es, sich zunächst online in entsprechenden Foren zu informieren und dann schrittweise den Kontakt zu lokalen Gruppen aufzubauen. Präventive psychologische Begleitung sollte nicht unterschätzt werden [s348]. Regelmäßige Gespräche mit einem Therapeuten können helfen, potenzielle Probleme früh zu erkennen und Bewältigungsstrategien zu entwickeln. Achten Sie auf Warnsignale wie anhaltende Traurigkeit oder übermäßige Ängste und scheuen Sie sich nicht, professionelle Hilfe in Anspruch zu nehmen. Die Unterstützung durch resilienz-Spezialisten [s345] kann besonders wertvoll sein. Diese Fachkräfte bringen oft eigene Erfahrungen mit und können sehr praktische Hilfestellung geben. Ein möglicher erster Schritt ist die Teilnahme an einem Resilienz-Workshop, um grundlegende Strategien zur Stressbewältigung zu erlernen. Für Familien mit Kleinkindern gibt es spezielle Programme, die emotionale und entwicklungsbezogene Unterstützung bieten [s347]. Diese Programme helfen dabei, starke Bindungen aufzubauen und Kinder vor den Auswirkungen von Stress und Trauma zu schützen. Konkret könnte das bedeuten, wöchentliche Termine mit einer Familienberaterin zu vereinbaren, die sowohl die Eltern-Kind-Interaktion beobachtet als auch praktische Tipps gibt. Der Zugang zu professioneller Hilfe sollte als Zeichen von Stärke und verantwortungsvoller Elternschaft verstanden werden [s349]. Informieren Sie sich proaktiv über verfügbare Angebote in Ihrer Region und legen Sie sich einen "Notfallplan" mit relevanten Kontakten zurecht. Ein praktischer Ansatz ist es, bereits während der Schwangerschaft Kontakte zu verschiedenen Unterstützungsangeboten zu knüpfen.

4. 3. 5. Eltern sein - Balance finden

Die Balance zwischen Elternschaft und persönlichen Bedürfnissen zu finden, stellt viele Eltern vor große Herausforderungen. Besonders die Gefühle von Überforderung und Schuldgefühle können die mentale Gesundheit stark beeinträchtigen [s350]. Ein ausgewogenes Verhältnis ist jedoch essentiell, da unbehandelte psychische Belastungen nicht nur die Eltern selbst, sondern auch die Entwicklung der Kinder negativ beeinflussen können [s351]. Chronischer Stress, sei es durch finanzielle Sorgen oder ein Ungleichgewicht zwischen Beruf und Familie, kann die elterliche Feinfühligkeit und Reaktionsfähigkeit deutlich einschränken [s351]. Um dem entgegenzuwirken, ist es wichtig, frühzeitig Warnsignale zu erkennen und aktiv gegenzusteuern. Ein praktischer Ansatz ist das Führen eines "Balance-Tagebuchs", in dem Sie täglich kurz notieren, welche Aktivitäten Energie gekostet und welche neue Kraft gegeben haben. Die Etablierung eines unterstützenden Umfelds spielt eine zentrale Rolle. Elterngruppen bieten hier eine wertvolle Plattform für den Erfahrungsaustausch und die gegenseitige Ermutigung [s352]. Ein konkreter Tipp ist die Gründung einer "Eltern-Tandems"-Gruppe, bei der sich jeweils zwei Familien regelmäßig austauschen und gegenseitig unterstützen - sei es bei der Kinderbetreuung oder einfach durch ein offenes Ohr. Professionelle therapeutische Unterstützung kann helfen, mit Gefühlen von Perfektionismus, Schuld und Trauer konstruktiv umzugehen [s353]. Die zunehmende Verfügbarkeit virtueller Therapiesitzungen macht es dabei leichter, Hilfe in Anspruch zu nehmen. Planen Sie beispielsweise monatliche Online-Coaching-Sessions ein, während Ihr Partner die Kinderbetreuung übernimmt. Systemische Veränderungen wie bezahlter Elternurlaub und erschwingliche Kinderbetreuung sind wichtige Rahmenbedingungen für eine gesunde Work-Life-Balance [s351]. Informieren Sie sich aktiv über verfügbare Unterstützungsangebote in Ihrer Region und scheuen Sie sich nicht, diese in Anspruch zu nehmen. Ein praktischer Schritt kann sein, einen Termin mit der Personalabteitung zu vereinbaren, um flexible Arbeitsmodelle zu besprechen. Die Integration regelmäßiger Vorsorgeuntersuchungen für die mentale Gesundheit ist besonders wichtig [s351]. Nutzen Sie die Termine beim Kinderarzt auch, um über Ihre eigenen Belastungen zu sprechen. Führen Sie eine Liste mit konkreten Fragen und Beobachtungen, die Sie beim nächsten Termin ansprechen möchten. Die Entwicklung individueller Bewältigungsstrategien ist ein fortlaufender

Prozess. Experimentieren Sie mit verschiedenen Ansätzen wie Achtsamkeitsübungen, Sport oder kreativen Tätigkeiten. Ein bewährter Ansatz ist die "Drei-Säulen-Methode": Planen Sie täglich mindestens eine Aktivität für Körper, Geist und soziale Verbindungen ein. Vergessen Sie nicht, dass eine ausgewogene Elternschaft auch bedeutet, eigene Grenzen zu akzeptieren und sich regelmäßig Unterstützung zu holen. Die Fähigkeit, um Hilfe zu bitten, ist keine Schwäche, sondern ein Zeichen von Stärke und verantwortungsvoller Elternschaft.

Zusammenfassung - 4. 3. Selbstfürsorge

- Regelmäßige Auszeiten von mindestens 15 Minuten täglich sind wissenschaftlich nachweislich effektiv für elterliches Wohlbefinden
- Gezielte Pausen von 5-60 Minuten steigern nachweislich Energie, Produktivität und Konzentration
- Die STOP-Methode (Stop, Take a breath, Observe, Proceed) hat sich als effektive Stressbewältigungstechnik bewährt
- Die "3-4-5-Atem-Technik" (3s einatmen, 4s halten, 5s ausatmen) ist eine wissenschaftlich fundierte Entspannungsmethode
- Frühzeitige professionelle Hilfe reduziert das Risiko postpartaler psychischer Erkrankungen signifikant
- Chronischer Elternstress schränkt nachweislich die elterliche Feinfühligkeit und Reaktionsfähigkeit ein
- Hausbesuchsprogramme mit qualifizierten Fachkräften können bis zu drei Jahre intensive Familienbegleitung bieten
- Online-Therapieangebote haben sich als praktikable Alternative zur klassischen Therapie etabliert
- Spezielle Resilienz-Programme unterstützen gezielt bei der Entwicklung von Stressbewältigungsstrategien
- Die Kombination aus körperlicher Aktivität, mentaler Entspannung und sozialer Interaktion zeigt die beste Wirkung bei Stressreduktion

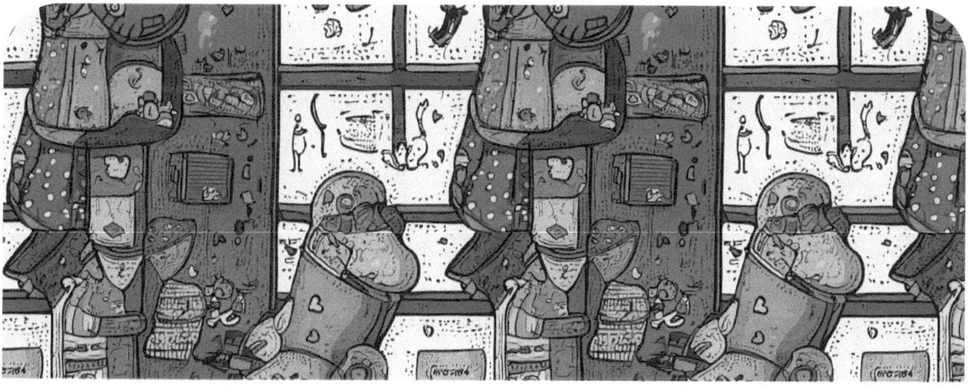

Rückblick - 4. Partnerschaft und Familie

- Frauen verbringen durchschnittlich 4,5 Stunden mehr pro Woche mit Haushaltsaufgaben als Männer und haben dadurch ein 28% höheres Burnout-Risiko.
- Das "Gatekeeping"-Phänomen beschreibt, wie meist Mütter ihre Aufgaben "bewachen" und dem Partner nicht zutrauen, diese richtig zu erledigen.
- Flexible Arbeitszeiten werden von Frauen oft primär für Pflegeaufgaben genutzt, während Männer sie zur Leistungssteigerung einsetzen.
- Kürzere, aber gleichmäßiger zwischen den Eltern verteilte Elternzeiten können traditionelle Geschlechterrollen aufbrechen.
- Die fünf wesentlichen Entwicklungsziele für Kinder sind Kooperation, Selbstbewusstsein, Motivation, Selbstständigkeit und Rücksichtnahme.
- Fast 73% der Großeltern sind aktiv in die Kindererziehung eingebunden.
- Die "STOP-Methode" (Stop, Think, Options, Proceed) hilft Eltern bei der Emotionsregulation in Konfliktsituationen.
- Familienkonferenzen mit rotierender Moderation fördern Verantwortungsgefühl und Führungskompetenzen aller Familienmitglieder.
- Studien zeigen, dass Kinder in einem Umfeld mit konsistenten Erziehungsansätzen besser gedeihen.
- Frühzeitige professionelle Hilfe kann das Risiko von postpartalen psychischen Erkrankungen deutlich reduzieren.
- Während die emotionalen Herausforderungen der Elternschaft vielfältig sind, wartet nun ein ebenso wichtiges Thema: Wie können junge Familien ihre finanzielle Zukunft optimal gestalten?

5. Finanzielles

Die Geburt eines Kindes verändert nicht nur das persönliche Leben grundlegend, sondern stellt auch die finanzielle Situation vor neue Herausforderungen. Wie lässt sich in Zeiten reduzierter Einkommen durch Elternzeit der gewohnte Lebensstandard aufrechterhalten? Welche finanziellen Vorbereitungen sind sinnvoll, um dem Kind einen guten Start zu ermöglichen? Und wie gelingt es, trotz zusätzlicher Ausgaben für Windeln, Kinderbetreuung und Co. langfristig Vermögen aufzubauen? Dieses Kapitel beleuchtet die wichtigsten finanziellen Aspekte der Familiengründung - von der systematischen Vermögensbildung über das Erkennen von Sparpotenzialen bis hin zur Organisation einer bezahlbaren Kinderbetreuung. Mit durchdachter Planung und den richtigen Strategien lässt sich die neue Lebensphase auch finanziell erfolgreich meistern.

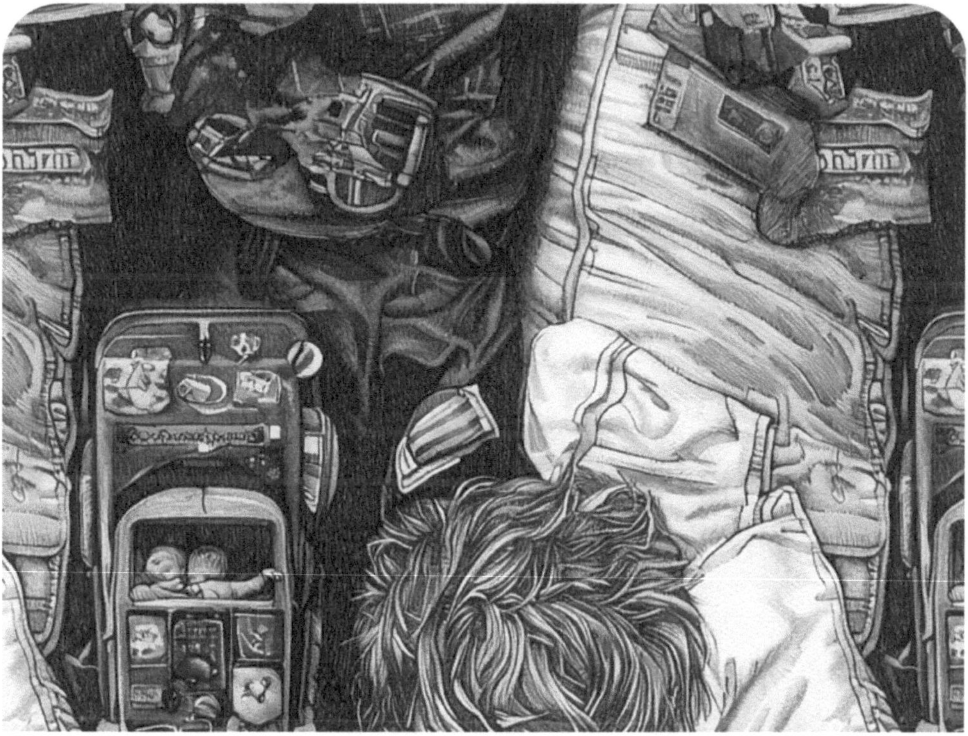

5. 1. Finanzplanung

Die Geburt eines Kindes verändert nicht nur das persönliche Leben grundlegend, sondern stellt auch die finanzielle Situation vor neue Herausforderungen. Wie viel Geld benötigt eine Familie tatsächlich für ein erfülltes Leben? Welche finanziellen Vorbereitungen sollten bereits während der Schwangerschaft getroffen werden? Und wie lässt sich trotz zusätzlicher Ausgaben ein solides finanzielles Fundament für die Zukunft aufbauen? Eine durchdachte Finanzplanung ermöglicht es werdenden Eltern, die wirtschaftlichen Aspekte der Familiengrundung systematisch anzugehen. Dies umfasst sowohl die langfristige Vermögensbildung als auch das Erkennen von Einsparpotenzialen im Alltag. Besonders in den ersten Jahren nach der Geburt, wenn häufig ein Elternteil beruflich kürzer tritt, ist ein strukturierter Umgang mit den verfügbaren finanziellen Mitteln entscheidend. Die folgenden Abschnitte zeigen konkrete Strategien und praktische Werkzeuge, mit denen Sie Ihre Familienfinanzen erfolgreich gestalten können - vom ersten Sparziel bis zur nachhaltigen Vermögensbildung.

> *„Bei einem Netto-Haushaltseinkommen von 4.000 Euro sollten zwischen 12.000 und 24.000 Euro als Notfallreserve angelegt werden."*

5. 1. 1. Langfristige Vermögensbildung

Die langfristige Vermögensbildung ist ein zentraler Baustein der Familienfinanzplanung und sollte idealerweise bereits vor oder spätestens mit der Familienplanung beginnen [s354]. Ein strukturierter Ansatz, der verschiedene Lebensphasen berücksichtigt, ist dabei unerlässlich [s355]. In den frühen Jahren der Familienplanung ist es wichtig, zunächst grundlegende finanzielle Strukturen zu schaffen. Dazu gehört der Aufbau eines Notfallfonds, der idealerweise drei bis sechs Monatsgehälter umfassen sollte [s356]. Ein praktisches Beispiel: Bei einem Netto-Haushaltseinkommen von 4.000 Euro sollten zwischen 12.000 und 24.000 Euro als Notfallreserve angelegt werden. Die Vermögensbildung folgt dem Prinzip der Diversifikation über verschiedene Anlageklassen [s357]. Ein ausgewogenes Portfolio könnte beispielsweise zu 60% aus Aktien (über ETFs), 30% aus Anleihen und 10% aus Immobilien bestehen. Besonders wichtig ist der frühe Einstieg in den Investitionsprozess, da der Zinseszinseffekt über lange Zeiträume seine volle Wirkung entfalten kann [s358]. Für Eltern ist die Einrichtung von speziellen Sparkonten oder Trusts für ihre Kinder ein wichtiger Schritt [s359]. Ein konkretes Beispiel wäre ein monatlicher Sparplan von 100 Euro pro Kind in einen breit gestreuten Aktien-ETF. Bei einer durchschnittlichen jährlichen Rendite von 7% könnte sich bis zum 18. Lebensjahr des Kindes ein Vermögen von über 40.000 Euro ansammeln. Die finanzielle Bildung der Kinder spielt eine zentrale Rolle [s357]. Eltern sollten ihre Kinder schrittweise an den Umgang mit Geld heranführen. Ein bewährter Ansatz ist das Drei-Töpfe-System: Ein Teil des Taschengeldes wird für kurzfristige Wünsche, ein Teil für mittelfristige Ziele und ein Teil für langfristiges Sparen verwendet. Budgetierung ist ein weiterer Schlüssel zum Erfolg [s360]. Eine praktische Faustregel ist die 50-30-20-Regel: 50% des Einkommens für notwendige Ausgaben, 30% für Wünsche und 20% für Sparen und Investieren. Die Verwendung von Budgetierungs-Apps kann dabei helfen, den Überblick zu behalten. Die Absicherung des aufgebauten Vermögens ist ebenso wichtig wie dessen Aufbau [s361]. Eine Risikolebensversicherung sollte mindestens das Vierfache des Jahreseinkommens abdecken. Auch die Einrichtung eines unwiderruflichen Trusts kann sinnvoll sein, um das Vermögen vor unerwarteten Pflegekosten zu schützen [s362]. Im Rahmen der Vermögensbildung sollte auch die Altersvorsorge nicht vernachlässigt werden [s355]. Neben der gesetzlichen

Rente empfiehlt sich der Aufbau einer privaten Altersvorsorge. Ein Mix aus betrieblicher Altersvorsorge, privater Rentenversicherung und eigenem Investmentportfolio bietet dabei optimale Diversifikation. Die regelmäßige Überprüfung und Anpassung der Anlagestrategie ist unerlässlich [s361]. Mindestens einmal jährlich sollte das Portfolio rebalanciert werden, um die ursprünglich geplante Vermögensaufteilung wiederherzustellen. Auch Lebensveränderungen wie die Geburt weiterer Kinder oder Karrieresprünge erfordern eine Anpassung der Strategie. Staatliche Fördermöglichkeiten sollten maximal ausgeschöpft werden [s363]. Dies umfasst Kindergeld, Kinderzulagen bei Riester-Verträgen und Bildungssparprogramme. Die Kombination verschiedener Förderungen kann einen erheblichen Beitrag zur langfristigen Vermögensbildung leisten. Ein professioneller Finanzberater kann besonders in komplexeren Situationen wertvoll sein [s354]. Die Kosten für eine qualifizierte Beratung amortisieren sich oft durch optimierte Anlagestrategien und die Vermeidung kostspieliger Fehler.

Glossar

Diversifikation

Verteilung von Investitionen auf verschiedene Anlageformen zur Risikostreuung, wie zum Beispiel die Aufteilung zwischen Aktien, Rohstoffen und Immobilien

ETF

Exchange Traded Funds sind börsengehandelte Investmentfonds, die meist einen bestimmten Index wie den DAX nachbilden und niedrige Verwaltungskosten haben

Portfolio

Gesamtheit aller Vermögenswerte und Investments einer Person oder Institution, die nach bestimmten Kriterien zusammengestellt wurden

Rebalancing

Wiederherstellung der ursprünglich geplanten prozentualen Aufteilung verschiedener Anlageklassen in einem Investmentportfolio durch Kauf oder Verkauf

Trust

Rechtliche Konstruktion zur Vermögensverwaltung, bei der ein Treuhänder das Vermögen im Interesse der Begünstigten verwaltet

5. 1. 2. Sparpotenziale erkennen

Die Identifikation und Nutzung von Sparpotenzialen ist besonders für werdende Eltern von großer Bedeutung. Eine systematische Herangehensweise hilft dabei, versteckte Einsparmöglichkeiten zu erkennen und nachhaltig umzusetzen. Ein wesentlicher Aspekt ist die Vermeidung von unnötigen Kreditkartenausgaben [s364]. Stattdessen empfiehlt sich die Nutzung von Bargeld oder Debitkarten für alltägliche Ausgaben. Dies schafft einen besseren Überblick über die tatsächlichen Ausgaben und verhindert impulsive Käufe. Ein praktischer Ansatz ist das Umstellen auf ein Bargeldbudget für variable Ausgaben wie Lebensmittel und Freizeitaktivitäten. Die Entwicklung eines bewussten Geldverhaltens erfordert eine ehrliche Reflexion der eigenen Einstellungen zu Finanzen [s365]. Hierbei kann das Führen eines Ausgabentagebuchs über einen Monat sehr aufschlussreich sein. Notieren Sie dabei nicht nur die Beträge, sondern auch die emotionalen Beweggründe für Käufe. Dies hilft, Ausgabenmuster zu erkennen und zu optimieren. Ein oft unterschätztes Sparpotenzial liegt in der strategischen Planung größerer Anschaffungen. Besonders bei der Erstausstattung für das Baby lässt sich durch überlegtes Vorgehen viel Geld sparen. Erstellen Sie eine Prioritätenliste und unterscheiden Sie zwischen "Must-haves" und "Nice-to-haves". Gebrauchte Artikel wie Kinderwagen oder Möbel können in einwandfreiem Zustand oft für einen Bruchteil des Neupreises erworben werden. Die Bildung von Einkaufsgemeinschaften mit anderen (werdenden) Eltern eröffnet weitere Sparpotenziale [s366]. Großpackungen können gemeinsam gekauft und aufgeteilt werden. Auch der Austausch von Kinderkleidung und Spielzeug in organisierten Tauschgruppen reduziert die Ausgaben erheblich. Ein strukturierter Ansatz zur Kostenreduktion umfasst auch die Überprüfung aller laufenden Verträge und Abonnements [s367]. Erstellen Sie eine vollständige Liste und prüfen Sie jeden Posten kritisch auf seinen Nutzen. Oft finden sich hier überraschende Einsparpotenziale durch Kündigung oder Neuverhandlung von Verträgen. Die Einrichtung eines automatisierten Sparsystems ist fundamental [s368]. Richten Sie Daueraufträge ein, die direkt nach Gehaltseingang einen festgelegten Betrag auf separate Sparkonten überweisen. Ein praktisches Beispiel: Bei einem Nettohaushaltseinkommen von 3.000 Euro werden automatisch 300 Euro (10%) in den Notfallfonds und 200 Euro (6,7%) in einen langfristigen Sparplan überwiesen. Besondere Aufmerksamkeit verdient die Planung von einmaligen größeren Ausgaben

[s369]. Erstellen Sie einen Jahreskalender mit allen absehbaren Kosten wie Versicherungsbeiträgen, Urlauben oder Anschaffungen. Teilen Sie die Gesamtsumme durch zwölf und legen Sie diesen Betrag monatlich zurück. Dies verhindert finanzielle Engpässe und teure Überziehungskredite. Die Nutzung von staatlichen Förderungen und Zuschüssen sollte systematisch geprüft werden [s370]. Neben dem Elterngeld gibt es oft weitere lokale oder regionale Unterstützungsangebote. Recherchieren Sie frühzeitig und stellen Sie rechtzeitig alle notwendigen Anträge. Ein Beispiel: Viele Bundesländer bieten Zuschüsse für die Erstausstattung von Babys an. Die Entwicklung von flexiblen Zahlungsstrategien kann zusätzliche Spielräume schaffen [s371]. Viele Anbieter gewähren Rabatte bei Vorauszahlung oder bieten zinsgünstige Ratenzahlungen an. Wägen Sie die Optionen sorgfältig ab und wählen Sie die für Ihre Situation vorteilhafteste Variante. Ein oft vernachlässigter Aspekt ist die regelmäßige Überprüfung und Anpassung der Sparstrategie [s367]. Setzen Sie sich vierteljährliche Termine zur Evaluation Ihrer Finanzen. Überprüfen Sie dabei nicht nur die Einhaltung Ihrer Sparziele, sondern identifizieren Sie auch neue Einsparpotenziale.

Zusammenfassung - 5. 1. Finanzplanung

- Ein Notfallfonds sollte 3-6 Monatgehälter umfassen, bei 4.000€ Netto also 12.000-24.000€
- Ein ausgewogenes Portfolio besteht typischerweise aus 60% Aktien (ETFs), 30% Anleihen und 10% Immobilien
- 100€ monatlich in einen Aktien-ETF ergeben bei 7% Rendite nach 18 Jahren über 40.000€
- Die 50-30-20-Regel teilt das Einkommen in: 50% Notwendiges, 30% Wünsche, 20% Sparen/Investieren
- Eine Risikolebensversicherung sollte mindestens das 4-fache des Jahreseinkommens abdecken
- Das Portfolio sollte mindestens jährlich rebalanciert werden
- Bei 3.000€ Nettoeinkommen sollten automatisch 300€ in den Notfallfonds und 200€ in einen langfristigen Sparplan fließen
- Das Drei-Töpfe-System teilt Taschengeld in: Kurzfristige Wünsche, mittelfristige Ziele und langfristiges Sparen
- Große Anschaffungen sollten durch Division der Jahresgesamtkosten durch 12 monatlich angespart werden
- Einkaufsgemeinschaften mit anderen Eltern ermöglichen Großeinkäufe und organisierten Kleidungs-/Spielzeugtausch

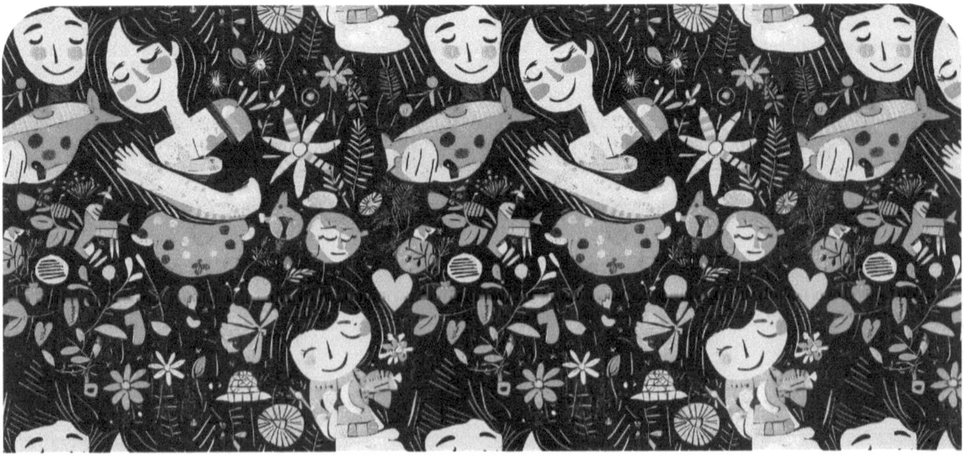

5. 2. Beruflicher Wiedereinstieg

Der berufliche Wiedereinstieg nach der Elternzeit stellt Mütter und Väter vor komplexe Herausforderungen. Wie lässt sich die Kinderbetreuung optimal organisieren? Welche Betreuungsmodelle passen zur individuellen Familiensituation? Und wie gelingt es, die Balance zwischen Beruf und Familie nachhaltig zu gestalten? Die Rückkehr in den Job erfordert eine sorgfältige Planung - von der Wahl der passenden Betreuungseinrichtung bis zur Abstimmung der Arbeitszeiten mit den familiären Bedürfnissen. Dabei spielen sowohl praktische als auch emotionale Aspekte eine wichtige Rolle. Zentrale Erfolgsfaktoren sind eine realistische Zeitplanung, offene Kommunikation mit dem Arbeitgeber und die Entwicklung individueller Strategien für den neuen Alltag. Die folgenden Abschnitte zeigen konkrete Wege auf, wie der Wiedereinstieg gelingen kann und welche Optionen Eltern zur Verfügung stehen, um Beruf und Familie erfolgreich zu vereinbaren.

> *„Die Kosten für Kinderbetreuung können erheblich sein, weshalb es sinnvoll ist, verschiedene Optionen zu vergleichen und mögliche Unterstützungsleistungen zu prüfen."*

5. 2. 1. Kinderbetreuung organisieren

Die Organisation der Kinderbetreuung ist ein zentraler Aspekt für Eltern, die nach der Elternzeit wieder in den Beruf einsteigen möchten. Eine sorgfältige Planung und Abwägung verschiedener Betreuungsoptionen ist dabei essentiell für einen erfolgreichen Wiedereinstieg [s372].
Grundsätzlich stehen Eltern verschiedene Betreuungsmodelle zur Verfügung. Institutionelle Einrichtungen wie Kindertagesstätten bieten professionelle Betreuung in einer strukturierten Umgebung. Diese Option fördert nicht nur die soziale Entwicklung der Kinder durch den Kontakt mit Gleichaltrigen, sondern bietet auch pädagogische Programme zur frühkindlichen Bildung [s373]. Beispielsweise können Kinder hier erste Gruppenerfahrungen sammeln und wichtige soziale Kompetenzen entwickeln.

Bei der Wahl einer Kindertagesstätte ist es ratsam, sich frühzeitig um einen Platz zu bemühen, da Wartezeiten von bis zu 9 Monaten keine Seltenheit sind [s374]. Ein praktischer Tipp ist es, mehrere Einrichtungen zu besichtigen und dabei einen strukturierten Fragenkatalog zu nutzen. Wichtige Aspekte sind dabei:
- Betreuungsschlüssel und Qualifikation des Personals
- Tagesablauf und pädagogisches Konzept
- Ernährungskonzept und Schlafenszeiten
- Umgang mit Konflikten und Erziehungsfragen

Alternative Betreuungsmodelle wie Tagesmütter oder Au-pairs bieten eine familienähnlichere Atmosphäre mit flexibleren Betreuungszeiten [s375]. Diese Option kann besonders attraktiv sein für Eltern mit unregelmäßigen Arbeitszeiten oder wenn eine individuellere Betreuung gewünscht wird.

Ein wichtiger Aspekt ist die Entwicklung eines Notfallplans für unvorhergesehene Situationen [s376]. Dies kann bedeuten:
- Ein Netzwerk aus Familie und Freunden aufzubauen, die kurzfristig einspringen können
- Mit dem Arbeitgeber flexible Arbeitszeiten oder Home-Office-Optionen zu vereinbaren
- Alternative Betreuungsmöglichkeiten wie Drop-in-Center zu kennen

Die finanzielle Planung spielt ebenfalls eine wichtige Rolle. Die Kosten für Kinderbetreuung können erheblich sein, weshalb es sinnvoll ist, verschiedene Optionen zu vergleichen und mögliche Unterstützungsleistungen zu prüfen [s377]. Viele Arbeitgeber bieten mittlerweile Unterstützung bei der Kinderbetreuung an, sei es durch:
- Betriebseigene Kinderbetreuungseinrichtungen
- Zuschüsse zu den Betreuungskosten
- Vermittlung von Betreuungsangeboten

Für einen erfolgreichen Wiedereinstieg ist es wichtig, eine Balance zwischen beruflichen Anforderungen und familiären Bedürfnissen zu finden [s378]. Dies kann durch verschiedene Strategien erreicht werden:
- Klare Kommunikation mit dem Arbeitgeber über Betreuungszeiten
- Etablierung fester Routinen im Familienalltag
- Regelmäßige Überprüfung und Anpassung der Betreuungsarrangements

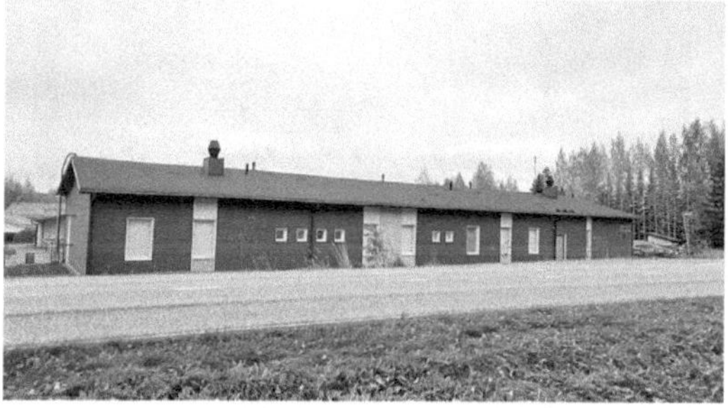

Kindertagesstätte [i60]

Eine innovative Option ist die Co-Op Kinderbetreuung [s375], bei der sich mehrere Familien die Betreuung teilen. Dies kann nicht nur kostensparend sein, sondern auch ein wichtiges soziales Netzwerk schaffen. Die Qualität der Kinderbetreuung hat direkten Einfluss auf die berufliche Produktivität der Eltern [s373]. Eine gute Betreuung ermöglicht es, sich während der Arbeitszeit voll auf den Beruf zu konzentrieren, während man weiß, dass die Kinder gut versorgt sind. Für die erfolgreiche Organisation der Kinderbetreuung ist es wichtig, regelmäßig die gewählte Lösung zu evaluieren und bei Bedarf anzupassen. Dabei sollten sowohl die Bedürfnisse des Kindes als auch die beruflichen Anforderungen berücksichtigt werden [s372].

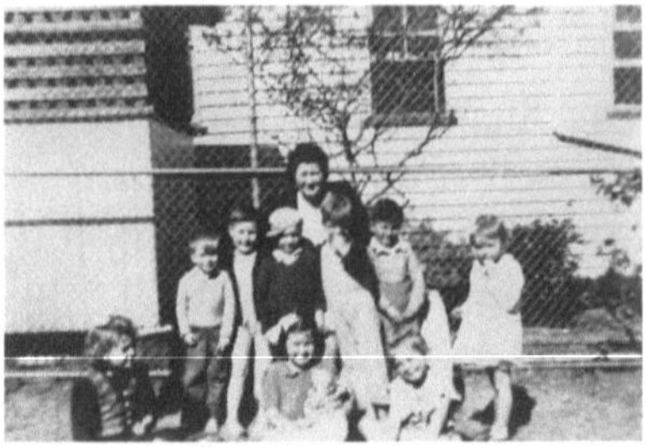

Co-Op Kinderbetreuung [i61]

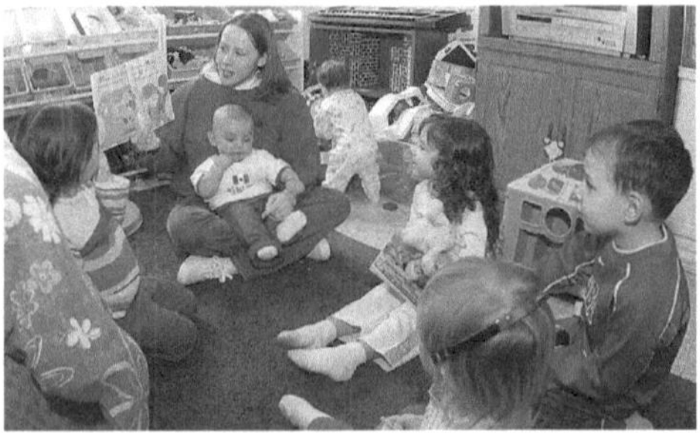

Tagesmutter [i62]

Glossar

Co-Op Kinderbetreuung

Ein gemeinschaftliches Betreuungsmodell, bei dem Eltern eine Genossenschaft gründen und sich die Verantwortung für die Kinderbetreuung teilen. Oft werden professionelle Betreuer eingestellt und durch elterliche Mitarbeit ergänzt.

Drop-in-Center

Flexible Kinderbetreuungseinrichtungen, die stundenweise und ohne langfristige Anmeldung genutzt werden können. Ideal für Notfälle oder unregelmäßigen Betreuungsbedarf.

5. 2. 2. Work-Life-Balance optimieren

Die Optimierung der Work-Life-Balance ist ein dynamischer Prozess, der besonders nach dem beruflichen Wiedereinstieg eine zentrale Rolle spielt. Aktuelle Forschungen zeigen, dass die traditionelle Vorstellung einer strikten Trennung zwischen Arbeit und Privatleben überholt ist - vielmehr geht es um eine gelungene Integration beider Bereiche [s379]. Für einen erfolgreichen Wiedereinstieg ist die Entwicklung individueller Strategien essentiell. Ein praktischer Ansatz ist die Einführung von "Übergangsritualen": Beispielsweise kann der Arbeitsweg bewusst als mentale Umschaltphase genutzt werden, etwa durch Meditation oder Musik. Nach der Arbeit hilft ein kurzer Spaziergang, um den "Arbeitsmodus" abzulegen und präsent für die Familie zu sein. Die emotionale Komponente spielt eine wichtige Rolle - viele Eltern erleben am ersten Arbeitstag eine Mischung aus Vorfreude und Wehmut [s380]. Diese Gefühle sind normal und sollten akzeptiert werden. Ein hilfreicher Ansatz ist es, sich mit anderen Eltern in ähnlichen Situationen auszutauschen, etwa in betrieblichen Elternnetzwerken oder lokalen Selbsthilfegruppen.

Flexible Arbeitsmodelle sind ein Schlüsselfaktor für eine ausgewogene Work-Life-Balance [s381]. Konkret bedeutet dies:
- Gleitzeit nutzen, um Bring- und Abholzeiten zu koordinieren
- Home-Office-Tage strategisch einplanen
- Teilzeitmodelle oder Jobsharing prüfen
- Kernarbeitszeiten mit Familienroutinen abstimmen

Die Unterstützung durch den Arbeitgeber ist dabei entscheidend [s382]. Progressive Unternehmen bieten:
- Eltern-Kind-Büros für Notfälle
- Betriebliche Gesundheitsförderung mit Familienkomponente
- Mentoring-Programme für Wiedereinsteiger

Flexible Meetingzeiten unter Berücksichtigung von Familienzeiten

Ein innovativer Ansatz ist das "Life-Domain-Management": Statt einer strikten Balance wird eine bewusste Integration verschiedener Lebensbereiche angestrebt. Dies kann bedeuten, während der Mittagspause kurz mit dem Kindergarten zu telefonieren oder abends nach dem Zubettbringen der Kinder noch E-Mails zu checken - wichtig ist dabei die selbstbestimmte Gestaltung. Die schwedische Arbeitskultur zeigt vorbildlich, wie staatliche Rahmenbedingungen die Work-Life-Balance unterstützen können [s383]. Dort haben Eltern bis zum achten Lebensjahr des Kindes ein Recht auf Arbeitszeitreduzierung. Übertragen auf den deutschen Kontext bedeutet dies, proaktiv mit dem Arbeitgeber über langfristige Arbeitszeitmodelle zu verhandeln.

Für die praktische Umsetzung einer verbesserten Work-Life-Balance empfiehlt sich:
- Regelmäßige "Familien-Meetings" zur Abstimmung von Terminen
- Etablierung von "Quality Time" durch handyfreie Zeiten
- Delegation von Aufgaben, sowohl beruflich als auch privat
- Aufbau eines verlässlichen Unterstützungsnetzwerks

Die Partnerschaft spielt eine zentrale Rolle [s379]. Eine faire Aufgabenverteilung und regelmäßige Gespräche über die Bedürfnisse beider Partner sind essentiell. Praktische Werkzeuge wie digitale Familienkalender können die Organisation erleichtern. Selbstfürsorge darf dabei nicht vernachlässigt werden. Regelmäßige "Me-Time" sollte fest eingeplant werden, sei es für Sport, Hobbys oder einfach Entspannung. Dies ist keine Selbstsucht, sondern notwendige Energieaufladung für die vielfältigen Anforderungen.

Ein oft unterschätzter Aspekt ist der Umgang mit unerwarteten Situationen. Ein "Plan B" für Notfälle gibt Sicherheit:
- Backup-Betreuungspersonen identifizieren
- Notfall-Homeoffice-Regelungen vereinbaren
- Kollegiale Vertretungsregelungen etablieren

Die erfolgreiche Integration von Beruf und Familie ist ein kontinuierlicher Prozess, der regelmäßige Reflexion und Anpassung erfordert. Dabei gilt: Es gibt nicht die eine perfekte Lösung, sondern individuelle Wege zur persönlichen Work-Life-Balance.

Glossar

Home-Office
Arbeitsmodell, bei dem die berufliche Tätigkeit von zu Hause aus ausgeführt wird, meist mit digitaler Anbindung an den Arbeitsplatz.

Jobsharing
Arbeitsmodell, bei dem sich zwei oder mehr Personen eine Vollzeitstelle teilen, inklusive der Verantwortungen und Aufgaben.

Life-Domain-Management
Moderner Managementansatz zur aktiven Gestaltung und Vereinbarung verschiedener Lebensbereiche, der über das klassische Work-Life-Balance-Konzept hinausgeht.

Work-Life-Balance
Ein Konzept zur ausgewogenen Gestaltung zwischen Berufs- und Privatleben, das auf individuellen Bedürfnissen basiert und flexible Anpassungen ermöglicht.

Zusammenfassung - 5. 2. Beruflicher Wiedereinstieg

- Wartezeiten für Kita-Plätze können bis zu 9 Monate betragen.
- Co-Op Kinderbetreuung ermöglicht Kostenteilung zwischen mehreren Familien und schafft soziale Netzwerke.
- Übergangsrituale wie bewusstes Nutzen des Arbeitswegs fördern die mentale Umstellung zwischen Beruf und Familie.
- Das schwedische Modell gewährt Eltern ein Recht auf Arbeitszeitreduzierung bis zum achten Lebensjahr des Kindes.
- Life-Domain-Management ersetzt das klassische Work-Life-Balance Konzept durch bewusste Integration der Lebensbereiche.
- Progressive Arbeitgeber bieten Eltern-Kind-Büros für Notfälle und familienorientierte Gesundheitsförderung.
- Drop-in-Center dienen als flexible Notfall-Betreuungsoption.
- Betriebliche Unterstützung umfasst oft eigene Kinderbetreuungseinrichtungen oder Betreuungskostenzuschüsse.
- Die Qualität der Kinderbetreuung hat direkten Einfluss auf die berufliche Produktivität der Eltern.

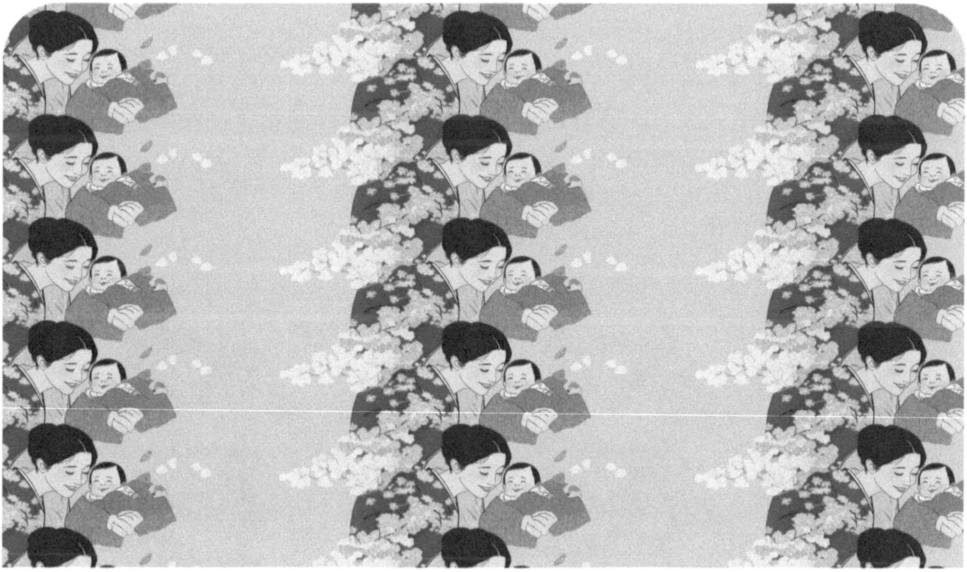

Rückblick - 5. Finanzielles

- Ein Notfallfonds sollte drei bis sechs Monatsgehälter umfassen, bei 4.000€ Netto also 12.000-24.000€
- Ein ausgewogenes Portfolio besteht typischerweise aus 60% Aktien (ETFs), 30% Anleihen und 10% Immobilien
- 100€ monatlich in einen breit gestreuten ETF ergeben bei 7% Rendite nach 18 Jahren über 40.000€
- Die 50-30-20-Regel empfiehlt: 50% für Notwendiges, 30% für Wünsche, 20% für Sparen/Investieren
- Eine Risikolebensversicherung sollte mindestens das Vierfache des Jahreseinkommens abdecken
- Bei Kindertagesstätten sind Wartezeiten von bis zu 9 Monaten keine Seltenheit
- Co-Op Kinderbetreuung ermöglicht kostengünstige Betreuung durch Zusammenschluss mehrerer Familien
- Drop-in-Center bieten flexible Betreuung ohne langfristige Anmeldung für Notfälle
- Life-Domain-Management ersetzt die strikte Work-Life-Balance durch bewusste Integration der Lebensbereiche
- In Schweden haben Eltern bis zum achten Lebensjahr des Kindes ein Recht auf Arbeitszeitreduzierung

Während finanzielle Absicherung und Betreuungsorganisation die Basis für ein stabiles Familienleben bilden, wartet nun die spannende Frage, wie Sie Ihr Kind bestmöglich in seiner Entwicklung fördern und begleiten können.

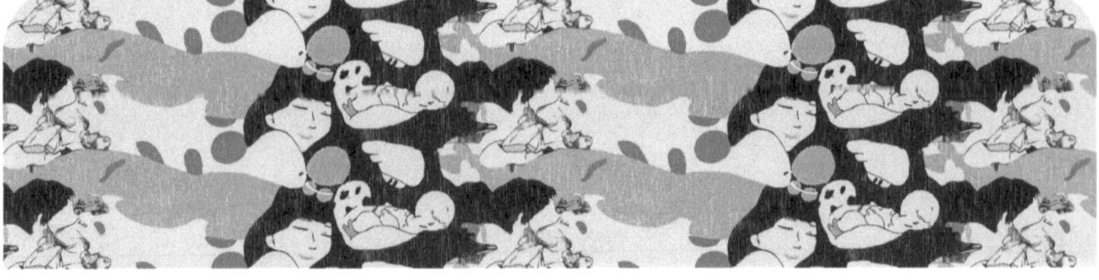

6. Erziehung und Entwicklung

Die Erziehung und Entwicklung von Kindern gehört zu den komplexesten und gleichzeitig bedeutendsten Aufgaben, denen sich Eltern stellen müssen. Wie können wir unsere Kinder bestmöglich in ihrer Entwicklung unterstützen, ohne sie zu überfordern? Welche Rolle spielen dabei klare Grenzen und wie lässt sich eine Balance zwischen Förderung und kindlicher Eigenständigkeit finden? Die moderne Entwicklungspsychologie zeigt, dass jedes Kind sein eigenes Entwicklungstempo hat und individuell begleitet werden muss. Dabei stehen Eltern vor der Herausforderung, sowohl konsequent als auch einfühlsam zu sein. Sie müssen Orientierung geben und gleichzeitig Raum für eigenständige Erfahrungen lassen. Besonders im Alltag entstehen immer wieder Situationen, die Eltern vor die Frage stellen: Wie reagiere ich jetzt richtig? Wie kann ich mein Kind dabei unterstützen, soziale und emotionale Kompetenzen zu entwickeln? Und wie gehe ich konstruktiv mit schwierigen Situationen um? In diesem Kapitel erfahren Sie, welche wissenschaftlich fundierten Ansätze es für eine entwicklungsgerechte Erziehung gibt und wie Sie diese praktisch im Familienalltag umsetzen können. Denn eines ist klar: Eine liebevolle und kompetente Begleitung in den frühen Jahren legt den Grundstein für die gesamte weitere Entwicklung Ihres Kindes.

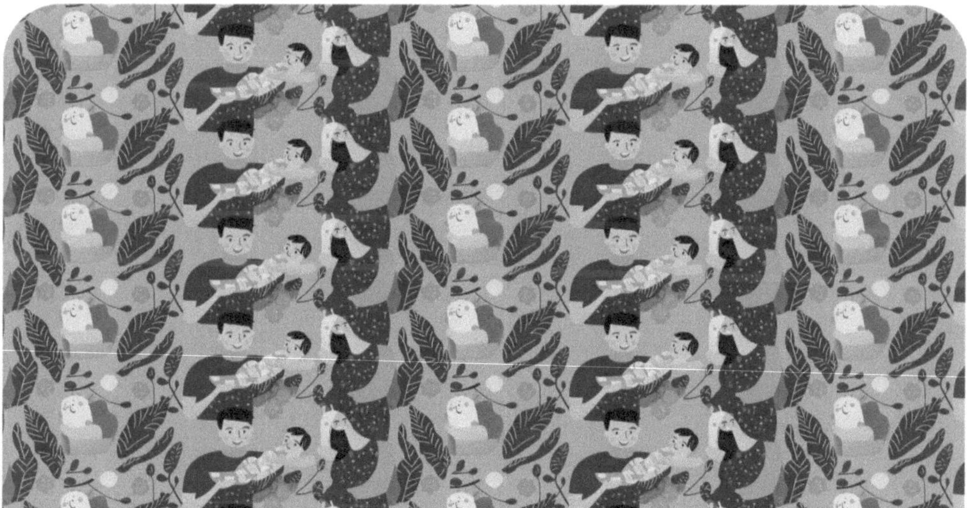

6. 1. Kindererziehung

Die Kindererziehung gehört zu den komplexesten und gleichzeitig bedeutendsten Aufgaben, denen sich Eltern stellen müssen. Wie können Grenzen gesetzt werden, ohne die Beziehung zum Kind zu belasten? Welche Förderung ist in welchem Alter sinnvoll, und wann wird sie möglicherweise kontraproduktiv? Die Forschung der letzten Jahrzehnte hat gezeigt, dass erfolgreiche Kindererziehung auf einem ausgewogenen Verhältnis zwischen Struktur und emotionaler Wärme basiert. Dabei spielen sowohl die Persönlichkeit des Kindes als auch die familiären Rahmenbedingungen eine entscheidende Rolle. Dieses Kapitel beleuchtet evidenzbasierte Ansätze zur Kindererziehung und zeigt praktische Wege auf, wie Eltern ihre Kinder dabei unterstützen können, zu selbstbewussten und verantwortungsvollen Menschen heranzuwachsen. Die folgenden Seiten bieten konkrete Handlungsempfehlungen, die sich im Familienalltag direkt umsetzen lassen.

> *„Studien zeigen, dass Kinder, die in einem Umfeld mit klaren Grenzen aufwachsen, bessere soziale und emotionale Fähigkeiten entwickeln.“*

---

6. 1. 1. Grenzen und Konsequenzen

Das Setzen von Grenzen und die Anwendung von Konsequenzen sind fundamentale Aspekte einer gesunden Kindererziehung. Studien zeigen, dass Kinder, die in einem Umfeld mit klaren Grenzen aufwachsen, bessere soziale und emotionale Fähigkeiten entwickeln [s384]. Dabei ist es entscheidend, dass Grenzen nicht als Bestrafungsinstrument, sondern als Orientierungsrahmen verstanden werden. Ein autoritativer Erziehungsstil, der Wärme und klare Grenzen verbindet, hat sich als besonders effektiv erwiesen. Dabei validieren Eltern zunächst die Gefühle ihrer Kinder, bevor sie Grenzen setzen [s384]. Zum Beispiel könnte eine Situation so aussehen: "Ich verstehe, dass du wütend bist, weil du weiterspielen möchtest. Aber es ist jetzt Schlafenszeit, und dein Körper braucht die Ruhe." Die Konsistenz in der Durchsetzung von Grenzen spielt eine zentrale Rolle [s385]. Wenn Eltern heute etwas erlauben, was sie gestern verboten haben, führt dies zu Verwirrung und untergräbt ihre Autorität. Besonders wichtig ist dabei die Einigkeit der Eltern. Sie sollten eine gemeinsame Linie verfolgen und sich nicht gegenseitig untergraben [s386]. Konsequenzen sollten logisch und altersgerecht sein [s387]. Anstatt willkürlicher Strafen empfiehlt sich die Anwendung natürlicher Konsequenzen. Wenn ein Kind beispielsweise seine Hausaufgaben nicht macht, ist die natürliche Konsequenz nicht etwa ein Fernsehverbot, sondern ein Gespräch mit der Lehrerin und möglicherweise schlechtere Noten. Das Setzen von Grenzen sollte immer in einem ruhigen, rationalen Zustand erfolgen [s388]. Ein praktischer Ansatz ist es, wichtige Regeln gemeinsam mit den Kindern zu besprechen und aufzuschreiben. Dies könnte zum Beispiel in Form eines "Familienvertrags" geschehen, der von allen Beteiligten unterschrieben wird. Friedliche Erziehung basiert auf Verbindung statt auf Bestrafung [s389]. Wenn Kinder Regeln brechen, sollten Eltern dies als Lerngelegenheit nutzen [s390]. Ein konstruktiver Dialog könnte so aussehen: "Was ist passiert? Was hättest du anders machen können? Wie können wir das beim nächsten Mal besser machen?" Bei emotionaler Dysregulation, wie Wutausbrüchen, sind Konsequenzen nicht zielführend [s391]. Stattdessen brauchen Kinder in solchen Momenten Unterstützung beim Erlernen von Emotionsregulation. Eine hilfreiche Technik ist das "Time-In", bei dem Eltern beim Kind bleiben und es durch seine Gefühle begleiten. Das Fehlen von Grenzen kann zu emotionaler Vernachlässigung führen [s392]. Kinder brauchen Struktur und klare Erwartungen, um sich sicher zu fühlen und gesunde Bewältigungsmechanismen zu entwickeln. Dabei ist es wichtig, dass Grenzen nicht aus einer perfektionistischen Haltung heraus gesetzt werden, die unrealistische Erwartungen schafft. Positive Verstärkung sollte ein wesentlicher Bestandteil der Erziehung sein [s388]. Wenn Kinder Regeln einhalten und verantwortungsvolles Verhalten zeigen, sollte dies anerkannt und gelobt werden. Dies könnte durch verbales Lob, kleine Privilegien oder gemeinsame Aktivitäten geschehen. Die Art der Kommunikation ist entscheidend [s387]. Eltern sollten respektvoll mit ihren Kindern sprechen und ihnen die Gründe für Regeln erklären. Statt "Weil ich es sage!" ist es hilfreicher zu erklären: "Wir haben diese Regel, weil..." Letztendlich geht es darum, Kindern beizubringen, dass ihr Verhalten Konsequenzen hat und sie Verantwortung für ihre Handlungen übernehmen müssen [s385]. Dies fördert ihre resilienz und bereitet sie auf ein erfolgreiches Leben in der Gesellschaft vor.

Glossar

Emotionsregulation
Die Fähigkeit, die eigenen Gefühle wahrzunehmen, zu verstehen und angemessen zu steuern

autoritativ
Ein Erziehungsstil, der durch hohe Zuwendung bei gleichzeitig klaren Regeln gekennzeichnet ist - zwischen autoritär und permissiv

Time-In
Eine Erziehungsmethode, bei der Eltern in Stresssituationen aktiv beim Kind bleiben, statt es zu isolieren

6. 1. 2. Altersgerechte Förderung

Die altersgerechte Förderung von Kindern basiert auf dem Verständnis ihrer individuellen Entwicklungsphasen und -meilensteine [s393]. Dabei ist es essentiell, dass Eltern die typischen Entwicklungsschritte ihrer Kinder kennen und verstehen, um angemessen darauf reagieren zu können. In den ersten Lebensmonaten durchlaufen Kinder rasante Entwicklungsphasen. Bereits mit zwei Monaten zeigen sich erste sozial-emotionale Meilensteine, wie beispielsweise das erste soziale Lächeln [s393]. Eltern können diese frühe Phase optimal unterstützen, indem sie viel Blickkontakt halten, mit dem Baby sprechen und auf seine Laute reagieren. Dies fördert nicht nur die Bindung, sondern auch die kommunikativen Fähigkeiten des Kindes. Die Rolle der Väter verdient besondere Aufmerksamkeit, da ihre aktive Beteiligung nachweislich positive Auswirkungen hat. Studien zeigen, dass eine hohe väterliche Präsenz das Risiko von Entwicklungsverzögerungen in verschiedenen Bereichen wie Grob- und Feinmotorik sowie Problemlösungsfähigkeiten deutlich reduziert [s394]. Ein praktischer Ansatz wäre hier, dass Väter regelmäßige "Papa-Zeit" einplanen, in der sie sich ausschließlich dem Kind widmen, sei es beim gemeinsamen Spielen, Vorlesen oder bei alltäglichen Pflegeaufgaben.

Im Alter von drei Jahren beginnt eine wichtige Phase für das Erlernen sozialer Kompetenzen. Dabei ist es normal, dass Kinder noch Schwierigkeiten mit dem Teilen haben [s395]. Eltern können dies unterstützen, indem sie:
- Selbst vorbildliches Teilungsverhalten demonstrieren
- Gefühle des Kindes und anderer benennen ("Ich sehe, dass du traurig bist, weil du dein Spielzeug teilen sollst")
- Kleine Erfolge beim Teilen positiv verstärken

Ab dem fünften Lebensjahr sollten Kinder bereits gelernte soziale Fähigkeiten selbstständig anwenden können [s395]. Rollenspiele sind in dieser Phase ein effektives Werkzeug, um komplexere soziale Situationen zu üben. Für eine optimale Förderung ist es wichtig, regelmäßig die Entwicklung zu beobachten [s396]. Eltern können sich dabei an Entwicklungschecklisten orientieren [s397], sollten aber kulturelle Unterschiede berücksichtigen. Ein Kind, das in einer mehrsprachigen

Familie aufwächst, kann beispielsweise andere sprachliche Entwicklungsmuster zeigen als einsprachig aufwachsende Kinder. Falls Entwicklungsauffälligkeiten bemerkt werden, ist schnelles Handeln wichtig [s398]. Ein konstruktiver Ansatz wäre: 1. Dokumentation der Beobachtungen 2. Vergleich mit altersgerechten Meilensteinen 3. Gespräch mit dem Kinderarzt 4. Gegebenenfalls Frühe Hilfen in Anspruch nehmen Die Kommunikation über Entwicklungsfortschritte sollte stets wertschätzend sein [s397]. Statt "Max ist spät dran mit dem Laufen" wäre eine bessere Formulierung: "Max erkundet seine Umgebung noch krabbelnd und macht dabei große Fortschritte in seiner Geschicklichkeit."

Besonders wichtig ist es, die individuellen Stärken des Kindes zu erkennen und zu fördern [s398]. Ein Kind, das sich beispielsweise früh für Musik interessiert, könnte durch gemeinsames Singen und Musizieren in seiner Entwicklung unterstützt werden, während ein bewegungsfreudiges Kind von zusätzlichen motorischen Angeboten profitiert. Die altersgerechte Förderung sollte niemals als Leistungsdruck verstanden werden. Vielmehr geht es darum, dem Kind einen sicheren Rahmen zu bieten, in dem es seinem natürlichen Entwicklungstempo folgen kann, während es die notwendige Unterstützung erhält, um sein volles Potenzial zu entfalten.

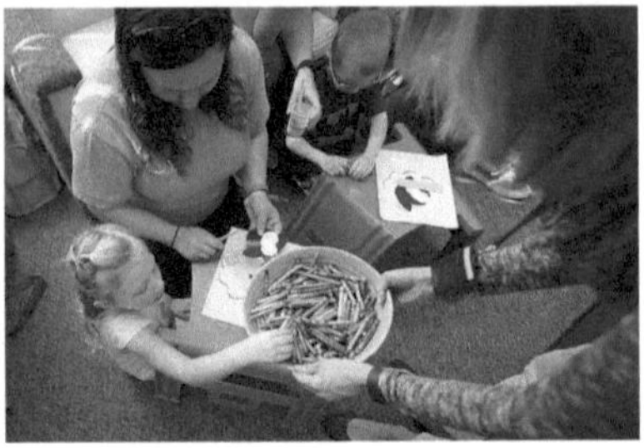

motorischen Angeboten [i63]

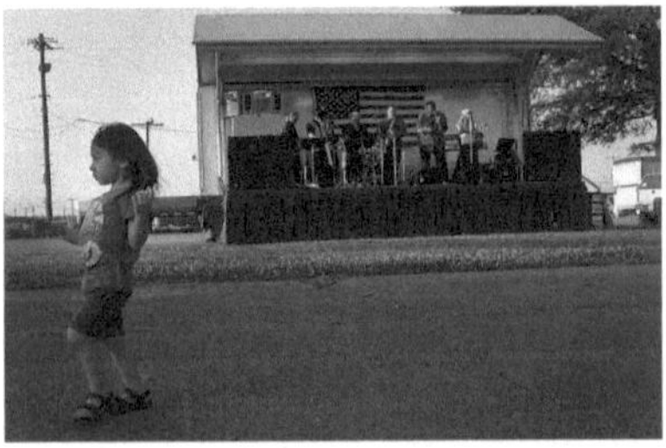

Musik [i64]

Zusammenfassung - 6. 1. Kindererziehung

- Studien belegen bessere soziale und emotionale Fähigkeiten bei Kindern mit klaren Grenzen
- Der autoritative Erziehungsstil, der Wärme mit Grenzen kombiniert, zeigt die besten Entwicklungsergebnisse
- Natürliche Konsequenzen sind effektiver als willkürliche Strafen
- Time-In Technik ist bei emotionaler Dysregulation wirksamer als traditionelle Konsequenzen
- Väterliche Präsenz reduziert nachweislich das Risiko von Entwicklungsverzögerungen in Motorik und Problemlösungsfähigkeit
- Dreijährige durchlaufen eine kritische Phase für soziale Kompetenzentwicklung
- Mehrsprachig aufwachsende Kinder zeigen abweichende sprachliche Entwicklungsmuster
- Bereits mit zwei Monaten zeigen sich erste sozial-emotionale Meilensteine wie das soziale Lächeln
- Das Fehlen von Grenzen kann zu emotionaler Vernachlässigung und Entwicklungsstörungen führen
- Ab dem fünften Lebensjahr sollten Kinder gelernte soziale Fähigkeiten selbstständig anwenden können

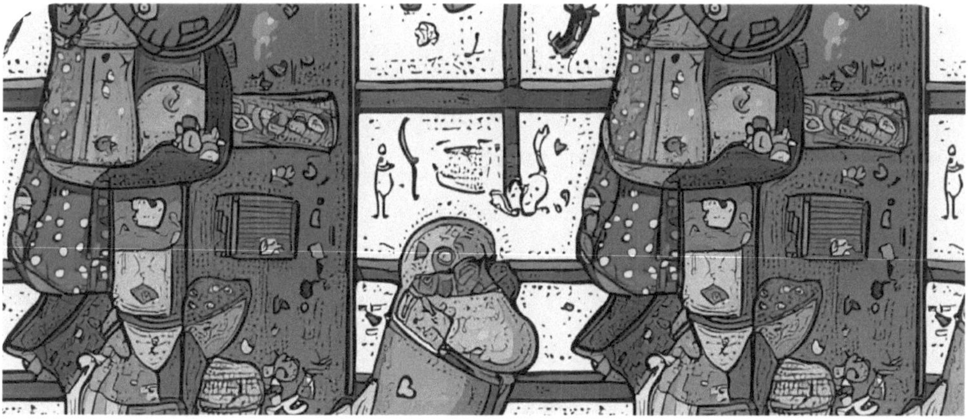

6. 2. Erziehungsratgeber

Die Suche nach dem "richtigen" Weg in der Kindererziehung beschäftigt Eltern seit Generationen. Wie können wir unsere Kinder bestmöglich fördern und gleichzeitig ihre individuellen Bedürfnisse respektieren? Welche Erziehungsmethoden sind wissenschaftlich fundiert und praxistauglich? Die Fülle an verfügbaren Erziehungsratgebern kann überwältigend wirken. Während einige Ansätze strenge Regeln und Konsequenzen betonen, setzen andere auf bedingungslose Akzeptanz. Zwischen diesen Polen bewegen sich moderne Erziehungskonzepte, die wissenschaftliche Erkenntnisse aus Entwicklungspsychologie und Bindungsforschung berücksichtigen. Dieses Kapitel beleuchtet praktische Strategien für den Familienalltag, zeigt Wege im Umgang mit herausfordernden Situationen auf und erklärt, wie Kinder entsprechend ihrer Entwicklungsstufe optimal unterstützt werden können. Der Fokus liegt dabei auf konkreten, evidenzbasierten Handlungsempfehlungen, die Eltern direkt in ihren Alltag integrieren können.

> *„Eine zentrale Erkenntnis der modernen Erziehungsforschung ist, dass Eltern sich weniger darauf konzentrieren sollten, das Verhalten ihrer Kinder zu kontrollieren, sondern vielmehr ihre eigenen Reaktionen darauf anzupassen.“*

6. 2. 1. Praktische Tipps für den Alltag

Der Alltag mit Kindern stellt Eltern vor vielfältige Herausforderungen, die mit den richtigen Strategien und Werkzeugen besser gemeistert werden können. Eine zentrale Erkenntnis der modernen Erziehungsforschung ist, dass Eltern sich weniger darauf konzentrieren sollten, das Verhalten ihrer Kinder zu kontrollieren, sondern vielmehr ihre eigenen Reaktionen darauf anzupassen [s399]. Dies beginnt mit der Selbstregulation der Eltern - der Fähigkeit, auch in stressigen Situationen ruhig zu bleiben und angemessen zu reagieren [s400]. Im Alltag bedeutet dies konkret, dass Eltern zunächst ihre eigenen emotionalen Trigger erkennen und bewusst damit umgehen sollten. Beispielsweise können sie sich in aufreibenden Situationen kurz zurückziehen und dreimal tief durchatmen, bevor sie reagieren. Eine "No-Yelling-Politik" kann dabei helfen, die Kommunikation grundsätzlich ruhiger zu gestalten [s401]. Struktur und Routine sind weitere wichtige Bausteine für einen harmonischen Familienalltag [s402]. Ein regelmäßiger Tagesablauf gibt Kindern Sicherheit und reduziert Stress. Dies kann durch einen sichtbaren Familienkalender oder eine bildliche Darstellung der Morgen- und Abendroutine unterstützt werden. Dabei ist es wichtig, realistische Erwartungen zu setzen und die Entwicklungsstufe des Kindes zu berücksichtigen [s400]. Im Umgang mit kindlichen Emotionen ist es essentiell, diese zu validieren und dem Kind Werkzeuge zur Bewältigung an die Hand zu geben [s402]. Ein praktischer Ansatz ist die Einrichtung einer "Sorgenbox" [s403] oder eines "Abkühlungsraums" [s404], wo Kinder ihre Gefühle sicher ausdrücken können. Eltern können ihren Kindern auch dabei helfen, einen emotionalen Wortschatz aufzubauen, indem sie Gefühle benennen und beschreiben. Die Kommunikation zwischen Eltern und Kind sollte von aktivem Zuhören geprägt sein [s405]. Statt sofort Lösungen anzubieten, können Eltern ihr Kind durch offene Fragen dabei unterstützen, selbst Antworten zu finden. Bei notwendigem Feedback ist es hilfreich, mit einem positiven Aspekt zu beginnen [s402]. Ein konkretes Beispiel wäre: "Ich sehe, dass du dir beim Aufräumen deiner Spielsachen sehr viel Mühe gegeben hast. Lass uns gemeinsam überlegen, wie wir die restlichen Sachen noch unterbringen können." Für getrennt lebende Eltern ist eine effektive Co-Elternschaft besonders wichtig [s406]. Dies beinhaltet regelmäßige, respektvolle Kommunikation und die Bereitschaft, persönliche Differenzen zum Wohl des Kindes beiseite zu legen. Ein gemeinsam geführter digitaler

Kalender kann dabei helfen, Termine und Übergaben reibungslos zu koordinieren. Ein weiterer wichtiger Aspekt ist das Coaching-Prinzip in der Erziehung [s407]. Statt Kindern fertige Lösungen zu präsentieren, sollten Eltern sie dabei unterstützen, eigene Problemlösungsstrategien zu entwickeln. Dies kann durch gemeinsame Reflexion und positives Feedback gefördert werden. Beispielsweise könnte man ein Kind, das Schwierigkeiten beim Anziehen hat, fragen: "Was könntest du als erstes anziehen, damit es leichter geht?" Die Entwicklung von Selbstregulationsfähigkeiten sollte spielerisch gestaltet werden [s400]. Entspannungsübungen können als "Superhelden-Training" präsentiert werden, bei dem das Kind lernt, seine "Superkräfte" (Selbstkontrolle) einzusetzen. Auch regelmäßige Bewegung, ausreichend Schlaf und eine ausgewogene Ernährung sind fundamental für die emotionale Regulation. Es ist wichtig zu verstehen, dass Fehler sowohl bei Eltern als auch bei Kindern normal und wichtig für den Lernprozess sind [s405]. Wenn Eltern ihre eigenen Fehler eingestehen und daraus lernen, setzen sie ein wichtiges Beispiel für ihre Kinder. Ein offener Umgang mit Fehlern könnte so aussehen: "Entschuldige, ich war gerade zu ungeduldig. Lass uns noch einmal von vorne anfangen."

Glossar

Co-Elternschaft
Eine Erziehungsform bei der beide Elternteile - auch wenn getrennt lebend - gleichberechtigt Verantwortung für die Kindererziehung übernehmen und eng zusammenarbeiten

Selbstregulation
Die Fähigkeit, eigene Gefühle, Impulse und Verhaltensweisen bewusst zu steuern und an die jeweilige Situation anzupassen

Validieren
Die Gefühle und Erlebnisse einer anderen Person als berechtigt und nachvollziehbar anerkennen, ohne sie zu bewerten

6. 2. 2. Umgang mit schwierigen Situationen

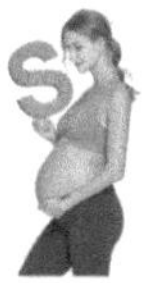

Schwierige Situationen gehören zum Familienalltag und können Eltern vor große Herausforderungen stellen. Die Forschung zeigt, dass es dabei besonders wichtig ist, die zugrundeliegenden Ursachen zu verstehen und angemessen zu reagieren [s408]. Häufig sind Kinder einfach müde, hungrig oder überreizt, wenn sie schwieriges Verhalten zeigen. Ein verständnisvoller und geduldiger Umgang ist dann besonders wichtig. Bei der Bewältigung herausfordernder Situationen spielt die Gehirnentwicklung des Kindes eine zentrale Rolle [s409]. Besonders jüngere Kinder haben aufgrund ihrer noch nicht ausgereiften Hirnstrukturen Schwierigkeiten, ihre Emotionen zu regulieren. Dies erklärt, warum sie häufig mit intensivem Verhalten reagieren. Ein praktischer Ansatz ist hier, dem Kind dabei zu helfen, seine Gefühle zu erkennen und zu benennen: "Ich sehe, dass du gerade sehr wütend bist. Lass uns gemeinsam einen Weg finden, damit umzugehen." Für einen effektiven Umgang mit schwierigen Situationen ist Konsistenz von entscheidender Bedeutung [s410]. Klare Regeln und vorhersehbare Konsequenzen geben Kindern Orientierung und Sicherheit. Dabei sollten Eltern ruhig und gelassen bleiben, auch wenn es manchmal schwerfällt. Eine bewährte Strategie ist die "Wenn-Dann-Methode": "Wenn du jetzt deine Hausaufgaben machst, dann können wir danach zusammen spielen." Bei älteren Kindern, insbesondere Teenagern, entstehen oft neue Herausforderungen [s411]. Die Pubertät bringt hormonelle Veränderungen und Identitätsfindungsprozesse mit sich, die zu konflikthaften Situationen führen können. Hier ist es wichtig, den Jugendlichen ausreichend Freiraum zu gewähren, aber gleichzeitig klare Grenzen zu setzen. Ein offener Kommunikationskanal sollte dabei immer bestehen bleiben. Für Kinder mit besonderen Bedürfnissen, wie etwa einer Hörbehinderung, gelten spezifische Empfehlungen [s412]. Die Kommunikation sollte hier besonders klar und eindeutig sein, wobei Mimik und Gestik unterstützend eingesetzt werden können. Dabei ist es wichtig, geduldig zu sein, aber gleichzeitig nicht zuzulassen, dass die Behinderung als Ausrede für unangemessenes Verhalten genutzt wird. Eine effektive Methode im Umgang mit herausforderndem Verhalten kann die "Auszeit" sein [s413]. Diese Strategie hat sich besonders bei Kindern zwischen 3 und 7 Jahren als wirksam erwiesen. Wichtig ist dabei, dass die Auszeit nicht als Strafe, sondern als Möglichkeit zur Beruhigung verstanden wird. Ein separater, ruhiger Bereich kann dafür eingerichtet werden. Bei anhaltenden

Schwierigkeiten sollten Eltern nicht zögern, professionelle Hilfe in Anspruch zu nehmen [s414]. Dies gilt besonders, wenn ein Kind deutlich mehr Herausforderungen bereitet als seine Geschwister. Oft können Fachleute dabei helfen, individuelle Strategien zu entwickeln und die familiäre Situation zu verbessern. Für Familien, in denen psychische Erkrankungen eine Rolle spielen, ist es besonders wichtig, altersgerechte Aufklärung zu betreiben [s415]. Kinder sollten dabei unterstützt werden, angemessene Bewältigungsstrategien zu entwickeln. Klare Grenzen und Strukturen sind hier besonders wichtig. Ein wichtiger Aspekt ist auch die Identifikation von Auslösern für schwieriges Verhalten [s410]. Wenn Eltern verstehen, welche Situationen oder Umstände problematisches Verhalten triggern, können sie präventiv handeln. Ein Tagebuch kann dabei helfen, Muster zu erkennen und entsprechende Strategien zu entwickeln. Die Entwicklung von Selbstregulationsfähigkeiten kann durch positive Verstärkung gefördert werden [s409]. Kleine Erfolge sollten gefeiert und erwünschtes Verhalten gezielt belohnt werden. Dies kann durch verbales Lob, aber auch durch ein Belohnungssystem erfolgen.

Glossar

Selbstregulation

Die Fähigkeit, eigene Gefühle, Impulse und Verhaltensweisen bewusst zu steuern und an die Situation anzupassen. Ein wichtiger Entwicklungsschritt in der frühen Kindheit.

Trigger

Ein Reiz oder eine Situation, die eine bestimmte Reaktion oder ein bestimmtes Verhalten auslöst. Kann positiv oder negativ sein.

6. 2. 3. Entwicklungsgerechte Unterstützung

Die entwicklungsgerechte Unterstützung von Kindern basiert auf dem Verständnis, dass jedes Kind sein eigenes Entwicklungstempo hat und individuell gefördert werden muss [s416]. Dabei ist es essentiell, die verschiedenen Entwicklungsphasen zu kennen und die Unterstützung entsprechend anzupassen. In den ersten drei Lebensjahren ist besonders die Entwicklung einer sicheren Bindung von grundlegender Bedeutung. Eltern sollten feinfühlig auf die Signale ihres Kindes reagieren und emotional verfügbar sein [s417]. Dies bedeutet konkret, dass sie beispielsweise beim Weinen des Babys prompt reagieren und versuchen, die Ursache zu verstehen - sei es Hunger, Müdigkeit oder das Bedürfnis nach Nähe. Für Kinder unter drei Jahren ist das Konzept des Teilens noch schwer zu verstehen [s418]. Statt Kinder zum Teilen zu zwingen, sollten Eltern positives Verhalten vorleben. Ein praktisches Beispiel wäre: "Schau mal, ich teile mein Sandwich mit Papa. Möchtest du auch ein Stück?" So lernen Kinder spielerisch und ohne Druck. Im Alter von drei bis fünf Jahren entwickelt sich zunehmend das Verständnis für soziale Interaktionen [s418]. In dieser Phase können Eltern gezielt Spielsituationen mit anderen Kindern arrangieren und dabei unterstützend eingreifen. Wenn beispielsweise zwei Kinder das gleiche Spielzeug haben möchten, können Eltern Vorschläge zur Konfliktlösung machen: "Ihr könntet abwechselnd damit spielen und die Zeit mit der Sanduhr messen." Die frühen Lern- und Entwicklungsstandards bieten einen wichtigen Orientierungsrahmen für Eltern [s419]. Sie helfen dabei, altersgerechte Aktivitäten zu planen und die Entwicklung des Kindes im Blick zu behalten. Ein konkretes Beispiel wäre die Förderung der Feinmotorik durch altersgerechte Bastelaktivitäten - von einfachem Kneten für Zweijährige bis hin zum Ausschneiden entlang vorgezeichneter Linien für Vorschulkinder. Besonders wichtig ist die Berücksichtigung verschiedener Temperamentstypen [s416]. Ein zurückhaltendes Kind braucht möglicherweise mehr Zeit und sanfte Ermutigung bei neuen Aktivitäten, während ein aktives Kind mehr Struktur und klare Grenzen benötigt. Eltern können ihre Erziehungsstrategie entsprechend anpassen, indem sie beispielsweise einem schüchternen Kind erlauben, neue Situationen zunächst zu beobachten, bevor es sich beteiligt. Die Entwicklung von resilienz und emotionaler Kompetenz sind wichtige Schutzfaktoren [s420]. Eltern können diese fördern, indem sie Kindern beibringen, mit Frustration und Enttäuschung umzugehen. Ein praktischer Ansatz wäre das gemeinsame

Entwickeln von Bewältigungsstrategien: "Wenn du wütend bist, kannst du tief durchatmen wie ein Drache oder in dein Kissen boxen." Die Zusammenarbeit zwischen Familie und Bildungseinrichtungen spielt eine zentrale Rolle [s419]. Eltern sollten regelmäßig mit Erziehern und Lehrern kommunizieren und sich über die Entwicklung ihres Kindes austauschen. Dies kann durch regelmäßige Entwicklungsgespräche oder ein Kommunikationsheft erfolgen. Frühe Interventionen sind besonders wichtig für Kinder aus benachteiligten Verhältnissen [s421]. Eltern sollten sich nicht scheuen, professionelle Unterstützung in Anspruch zu nehmen, wenn sie Entwicklungsauffälligkeiten bemerken. Je früher Fördermaßnahmen beginnen, desto besser sind die Entwicklungschancen des Kindes. Das eco-biologische Entwicklungsmodell verdeutlicht, dass die Entwicklung eines Kindes von vielen Faktoren beeinflusst wird [s416]. Eltern sollten daher eine ganzheitliche Perspektive einnehmen und sowohl die biologischen als auch die umweltbedingten Einflüsse berücksichtigen. Dies könnte bedeuten, dass sie nicht nur die direkten Entwicklungsfortschritte beobachten, sondern auch das soziale Umfeld und die Lebensumstände des Kindes in ihre Überlegungen einbeziehen.

Zusammenfassung - 6. 2. Erziehungsratgeber

- Die moderne Erziehungsforschung betont die Bedeutung der elterlichen Selbstregulation statt Verhaltenskontrolle der Kinder.
- Eine "No-Yelling-Politik" und bewusstes Durchatmen helfen Eltern, in Stresssituationen ruhig zu bleiben.
- Die Einrichtung einer "Sorgenbox" oder eines "Abkühlungsraums" unterstützt Kinder bei der Emotionsregulation.
- Getrennt lebende Eltern profitieren von digitalen Kalendern zur Koordination der Co-Elternschaft.
- Die noch nicht ausgereiften Hirnstrukturen jüngerer Kinder erschweren ihre Emotionsregulation.
- Die "Wenn-Dann-Methode" schafft klare Strukturen und vorhersehbare Konsequenzen.
- Auszeiten haben sich besonders bei 3-7-jährigen Kindern als wirksame Beruhigungsstrategie erwiesen.
- Das Führen eines Verhaltenstagebuchs hilft bei der Identifikation von Triggern für problematisches Verhalten.
- Das Konzept des Teilens ist für Kinder unter drei Jahren entwicklungspsychologisch noch nicht erfassbar.
- Das eco-biologische Entwicklungsmodell berücksichtigt sowohl biologische als auch umweltbedingte Entwicklungsfaktoren.
- Frühe Interventionen sind besonders effektiv bei Kindern aus benachteiligten Verhältnissen.

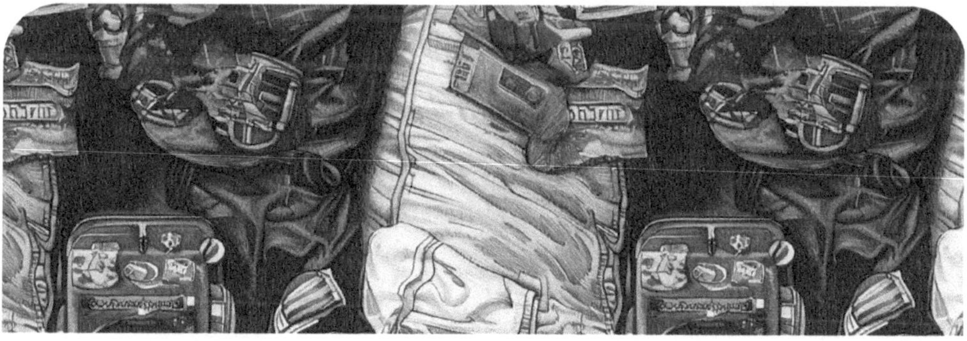

Rückblick - 6. Erziehung und Entwicklung

- Kinder mit klaren Grenzen entwickeln bessere soziale und emotionale Fähigkeiten
- Der autoritative Erziehungsstil, der Wärme mit klaren Grenzen verbindet, ist besonders effektiv
- Konsistenz bei Grenzen und Konsequenzen ist entscheidend für die elterliche Autorität
- Konsequenzen sollten logisch und altersgerecht sein statt willkürlicher Strafen
- Friedliche Erziehung basiert auf Verbindung statt Bestrafung
- Time-In ist effektiver als Time-Out bei emotionaler Dysregulation
- Väterliche Präsenz reduziert nachweislich Entwicklungsverzögerungen
- Ab dem fünften Lebensjahr sollten Kinder gelernte soziale Fähigkeiten selbstständig anwenden
- Frühe Hilfen sind bei Entwicklungsauffälligkeiten besonders wichtig
- Selbstregulation der Eltern ist Grundlage für effektive Kindererziehung
- Eine "No-Yelling-Politik" verbessert die Familienkommunikation nachhaltig
- Aktives Zuhören und offene Fragen fördern die Problemlösungskompetenz der Kinder
- Co-Elternschaft erfordert respektvolle Kommunikation trotz persönlicher Differenzen
- Die Gehirnentwicklung des Kindes bestimmt maßgeblich seine Fähigkeit zur Emotionsregulation
- Professionelle Hilfe sollte bei anhaltenden Schwierigkeiten ohne Zögern in Anspruch genommen werden
- Das eco-biologische Entwicklungsmodell zeigt die Komplexität kindlicher Entwicklung

Kostenlose Zusatzangebote in Planung

Wir freuen uns, Ihnen künftig ergänzende kostenlose Materialien zu diesem Buch anbieten zu können:

- Ein exklusives Bonuskapitel mit zusätzlichen Inhalten
- Eine kompakte Zusammenfassung des gesamten Buches im PDF-Format

Die Veröffentlichung dieser Materialien ist für Januar 2025 geplant.
Besuchen Sie gerne schon heute unsere Website. Sobald unser Newsletter-Service startet (voraussichtlich Januar 2025), können Sie sich dort für Updates registrieren und verpassen keine Neuigkeiten zu den kostenlosen Zusatzangeboten.

SaageBooks.com/de/eltern_werden-bonus-BC9ZT2

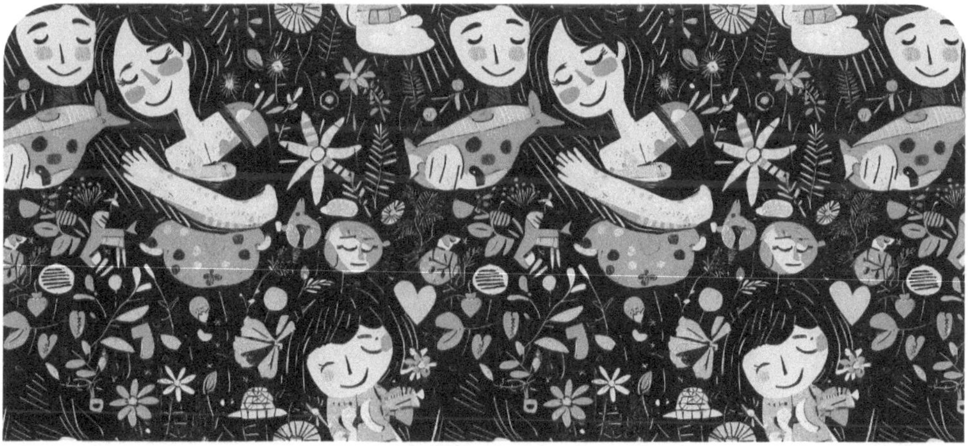

Liebe Leserinnen, liebe Leser,

Ich fühle mich sehr geehrt, dass Sie sich die Zeit genommen haben, mein Buch von Anfang bis Ende zu lesen. Als Autor ist es mein größter Wunsch, Ihnen wertvolle Erkenntnisse und praktische Hilfestellungen mit auf den Weg zu geben. Ihr Vertrauen in meine Arbeit bedeutet mir sehr viel. Ich hoffe, die Lektüre war für Sie bereichernd. Sollten Sie Fragen oder Anregungen haben, können Sie mich gerne über unsere Website kontaktieren.

Wenn Ihnen dieses Buch gefallen hat, würde ich mich sehr über eine ehrliche Rezension freuen. Ihre Meinung ist mir wichtig und hilft anderen Lesern bei ihrer Entscheidung. Sie können Ihre ehrliche Bewertung ganz einfach auf der Verkaufsplattform hinterlassen, über die Sie das Buch erworben haben.
Vielen Dank für Ihre Unterstützung!

Artemis Saage

Saage Media GmbH

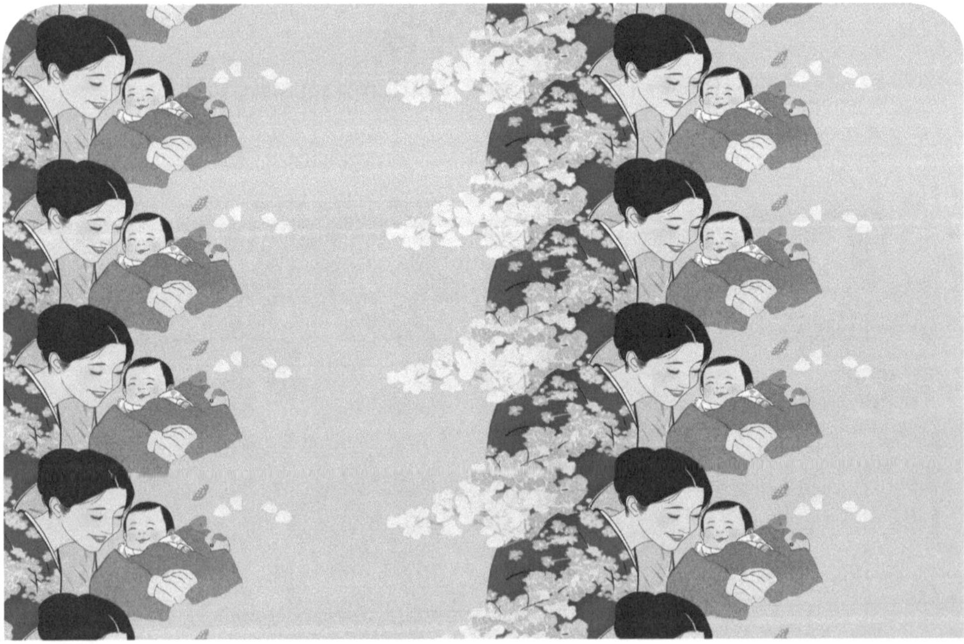

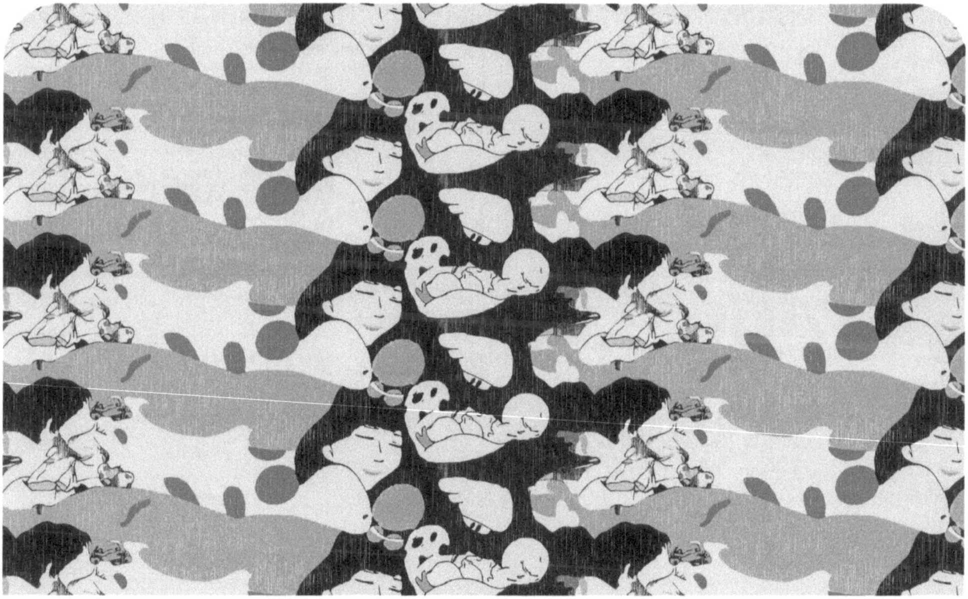

Quellen

Mein aufrichtiger Dank gilt allen Autorinnen und Autoren der zitierten wissenschaftlichen und nicht-wissenschaftlichen Quellen, den Betreibern der referenzierten Internetseiten sowie den Urheberinnen und Urhebern der verwendeten Bilder, Grafiken und Studien, deren wertvolle Arbeiten wesentlich zur Entstehung dieses Buches beigetragen haben.
Für weitere Informationen empfehle ich Ihnen, die verlinkten Quellen-Websites zu besuchen.

Alle Quellen wurden zuletzt aufgerufen am: 2025-01-03

[s1] - https://link.springer.com/10.1007/978-3-319-29456-8_46-1
Autor: Jane Fisher, Karin Hammarberg
Titel: Psychological Aspects of Infertility Among Men
von: Springer International Publishing AG
Erscheinungsdatum: 03 March 2017
Webseite: Springer
Publisher: Springer, Cham

[s2] - https://reproductive-health-journal.biomedcentral.com/articles/10.1186/s12978-024-01855-5
Autor: Jinping Zhao, Weijing Qi, Yu Cheng, Ran Hao, Meina Yuan, Haoyu Jin, Yongjian Wang, Huicong Lv, Yibo Wu, Jie Hu
Titel: Influence of perceived stress on fertility intention among women of childbearing age without children: multiple mediating effect of anxiety, family communication and subjective well-being
von: BMC (BioMed Central)
Erscheinungsdatum: 18 September 2024
Webseite: Reproductive Health
Publisher: BioMed Central

[s3] - https://www.vatican.va/content/paul-vi/en/encyclicals/documents/hf_p-vi_enc_25071968_humanae-vitae.html
Autor: Paul VI
Titel: Humanae Vitae
Erscheinungsdatum: 1968-07-25
Webseite: Vatican

[s4] - https://womensmidlifehealthjournal.biomedcentral.com/articles/10.1186/s40695-017-0027-5
Autor: Versie Johnson-Mallard, Elizabeth A. Kostas-Polston, Nancy Fugate Woods, Katherine E. Simmonds, Ivy M. Alexander, Diana Taylor
Titel: Unintended pregnancy: a framework for prevention and options for midlife women in the US
von: BMC Womens Midlife Health
Erscheinungsdatum: 2017-09-15
Webseite: Womens Midlife Health Journal
Publisher: BMC

[s5] - https://www.indoreinfertilityclinic.com/trans-men-and-women-fertility-preservation-for-parenthood/
Autor: Dr. Shivani Bhadauria
Titel: Trans Men and Women Fertility Preservation for Parenthood
von: Indore Infertility Clinic
Erscheinungsdatum: June 14, 2024
Webseite: Indore Infertility Clinic

[s6] - https://www.un.org/womenwatch/daw/csw/shalev.htm
Autor: Dr. Carmel Shalev
Titel: Rights to Sexual and Reproductive Health - the ICPD and the Convention on the Elimination of All Forms of Discrimination Against Women
von: United Nations
Erscheinungsdatum: March 18, 1998
Webseite: United Nations WomenWatch

[s7] - https://www.ncbi.nlm.nih.gov/pmc/articles/PMC6521092/
Autor: Adina Y Lang, Cheryce L Harrison, Jacqueline A Boyle
Titel: Preconception Lifestyle and Weight-Related Behaviors by Maternal Body Mass Index: A Cross-Sectional Study of Pregnant Women
von: Monash University
Erscheinungsdatum: 2019-03-31
Webseite: NCBI
Publisher: MDPI

[s8] - https://www.betterhealth.vic.gov.au/health/conditionsandtreatments/weight-fertility-and-pregnancy-health
Titel: Weight, fertility and pregnancy health
von: Better Health Channel
Erscheinungsdatum: 2023-10-11
Webseite: Better Health Channel

[s9] - https://www.shadygrovefertility.com/article/prepare-your-body-for-a-healthy-pregnancy/
Autor: Bailey Gill McAlas, M.D.
Titel: Prepare your body for a healthy pregnancy
von: Shady Grove Fertility
Erscheinungsdatum: 12192024
Webseite: Shady Grove Fertility

[s10] - https://medlineplus.gov/ency/patientinstructions/000513.htm
Autor: John D. Jacobson, MD
Titel: Steps to take before you get pregnant
von: A.D.A.M., Inc.
Erscheinungsdatum: 2024-05-14
Webseite: MedlinePlus
Publisher: National Library of Medicine

[s11] - https://www.cdc.gov/mmwr/preview/mmwrhtml/rr5506a1.htm
Autor: Kay Johnson, MPH, Samuel F. Posner, PhD, Janis Biermann, MS, Jos F. Cordero, MD, Hani K. Atrash, MD, Christopher S. Parker, PhD, Sheree Boulet, DrPH, Michele G. Curtis, MD
Titel: Recommendations to Improve Preconception Health and Health Care --- United States
von: Centers for Disease Control and Prevention (CDC)
Webseite: CDC
Publisher: CDC

[s12] - https://pubmed.ncbi.nlm.nih.gov/31011520/
Autor: Briony Hill, Emily J Kothe, Sinad Currie, Meaghan Danby, Adina Y Lang, Cate Bailey, Lisa J Moran, Helena Teede, Madelon North, Lauren J Bruce, Helen Skouteris
Titel: A systematic mapping review of the associations between pregnancy intentions and health-related lifestyle behaviours or psychological wellbeing
von: Monash University, Deakin University, University of Stirling
Erscheinungsdatum: 2019-04-05
Webseite: PubMed
Publisher: Prev Med Rep

[s13] - https://bmcmedethics.biomedcentral.com/articles/10.1186/s12910-017-0241-6
Autor: Pauline E. Osamor, Christine Grady
Titel: Autonomy and couples' joint decision-making in healthcare
von: BMC Medical Ethics
Erscheinungsdatum: 11 January 2018
Webseite: BMC Medical Ethics

[s14] - https://bmcpublichealth.biomedcentral.com/articles/10.1186/1471-2458-13-523
Autor: Idda Mosha, Ruerd Ruben, Deodatus Kakoko
Titel: Family planning decisions, perceptions and gender dynamics among couples in Mwanza, Tanzania: a qualitative study
von: BMC Public Health
Erscheinungsdatum: 30 May 2013
Webseite: BMC Public Health

[s15] - https://pubmed.ncbi.nlm.nih.gov/27459947/
Autor: Ruth Astbury, Ashley Shepherd, Helen Cheyne
Titel: Working in partnership: the application of shared decision-making to health visitor practice
Erscheinungsdatum: 2016-09-20
Webseite: PubMed
Publisher: John Wiley Sons Ltd.

[s16] - https://www.ndcourts.gov/state-court-administration/family-law-mediation-program
Titel: Family Law Mediation Program
von: North Dakota Supreme Court
Webseite: ndcourts.gov

[s17] - https://www.cdss.ca.gov/inforesources/the-integrated-core-practice-model/about-icpm
Titel: The Integrated Core Practice Model - About ICPM
von: California Department of Social Services
Webseite: California Department of Social Services

[s18] - https://ospi.k12.wa.us/sites/default/files/2023-08/familyengagement.pdf
Autor: Gayle Pauley, Maria Flores
Titel: Family Engagement Guidance and Toolkit
von: Office of Superintendent of Public Instruction (OSPI)
Erscheinungsdatum: 2020
Webseite: OSPI

[s19] - https://www.pdxmoneycoaching.com/blog-1/2019/10/22/planning-financially-for-having-kids
Autor: Emily Gowen
Titel: Planning financially for having a kid (or two)
von: PDX Money Coaching
Erscheinungsdatum: 2019-10-22
Webseite: PDX Money Coaching

[s20] - https://moneywithkatie.com/cost-of-children
Autor: Katie Gatti Tassin
Titel: Rich Girl Roundup: How to Financially Prepare for ChildrenBefore You Have Them
von: Money with Katie
Webseite: Money with Katie
Publisher: Morning Brew

[s21] - https://www.motherhoodcenter.com/financial-guide-for-expectant-parents/
Autor: Delaney Baldovinos
Titel: Navigating Parenthood in 2024: A Financial Guide for Expectant Parents
von: Motherhood Center
Erscheinungsdatum: March 11, 2024
Webseite: Motherhood Center

[s22] - https://americanspcc.org/financial-planning-for-the-costs-of-childcare-and-medical-expenses/
Titel: Financial Planning for the Costs of Childcare and Medical Expenses
von: American SPCC
Erscheinungsdatum: 2023-04-05
Webseite: American SPCC

[s23] - https://beyondfinances.medium.com/im-a-financial-planner-here-s-how-i-financially-prepared-for-our-first-child-5e1fc968a218
Autor: Eric Roberge
Titel: I'm a financial planner; here's how I financially prepared for our first child
Erscheinungsdatum: Apr 18, 2022
Webseite: Medium
Publisher: Business Insider

[s24] - https://www.investopedia.com/the-costs-of-lgbtq-family-planning-5180217
Autor: Kathryn Flynn
Titel: The Costs of LGBTQ+ Family Planning
von: Investopedia
Erscheinungsdatum: June 25, 2024
Webseite: Investopedia
Publisher: Dotdash Meredith

[s25] - https://www.governor.ny.gov/news/governor-hochul-announces-significant-steps-improve-new-yorkers-health-part-fy-2025-budget
Autor: Kathy Hochul
Titel: Governor Hochul Announces Significant Steps to Improve New Yorkers' Health as Part of FY 2025 Budget Agreement
von: New York State Government
Erscheinungsdatum: April 22, 2024
Webseite: New York State Government

[s26] - https://www.ncbi.nlm.nih.gov/books/NBK539766/
Autor: John M. Kepley; Kaitlyn Bates; Shamim S. Mohiuddin
Titel: Physiology, Maternal Changes
von: StatPearls Publishing
Erscheinungsdatum: 2024 Jan
Webseite: NCBI Bookshelf
Publisher: StatPearls Publishing

[s27] - https://www.betterhealth.vic.gov.au/health/healthyliving/pregnancy-stages-and-changes
Titel: Pregnancy stages and changes
von: Better Health Channel
Erscheinungsdatum: 2016-11-03
Webseite: Better Health Channel

[s28] - https://ijspt.scholasticahq.com/article/37863-maximizing-recovery-in-the-postpartum-period-a-timeline-for-rehabilitation-from-pregnancy-through-return-to-sport
Autor: Rachel Selman, Kate Early, Brianna Battles, Misty Seidenburg, Elizabeth Wendel, Susan Westerlund
Titel: Maximizing Recovery in the Postpartum Period: A Timeline for Rehabilitation from Pregnancy through Return to Sport
Erscheinungsdatum: October 01, 2022
Webseite: IJSPT

[s29] - https://link.springer.com/article/10.1007/s00737-018-0889-z
Autor: Erika Barba-Mller, Sinad Craddock, Susanna Carmona, Elseline Hoekzema
Titel: Brain plasticity in pregnancy and the postpartum period: links to maternal caregiving and mental health
Erscheinungsdatum: 14 July 2018
Webseite: SpringerLink
Publisher: Springer

[s30] - https://www.nature.com/articles/s41593-024-01741-0
Autor: Laura Pritschet, Caitlin M. Taylor, Daniela Cossio, Joshua Faskowitz, Tyler Santander, Daniel A. Handwerker, Hannah Grotzinger, Evan Layher, Elizabeth R. Chrastil, Emily G. Jacobs
Titel: Neuroanatomical changes observed over the course of a human pregnancy
von: Nature Publishing Group
Erscheinungsdatum: 16 September 2024
Webseite: Nature
Publisher: Nature Publishing Group

[s31] - https://bmcpregnancychildbirth.biomedcentral.com/articles/10.1186/s12884-016-1121-7
Autor: Pavel Dietz, Estelle D. Watson, Matteo C. Sattler, Wolfgang Ruf, Sylvia Titze, Mireille van Poppel
Titel: The influence of physical activity during pregnancy on maternal, fetal or infant heart rate variability: a systematic review
von: BMC Pregnancy and Childbirth
Erscheinungsdatum: 26 October 2016
Webseite: BMC Pregnancy and Childbirth
Publisher: BioMed Central

[s32] - https://www.betterhealth.vic.gov.au/health/healthyliving/food-and-your-life-stages
Titel: Food and Your Life Stages
von: Better Health Channel
Webseite: Better Health Channel

[s33] - https://www.betterhealth.vic.gov.au/health/healthyliving/pregnancy-and-exercise
Titel: Pregnancy and exercise
von: Better Health Channel
Erscheinungsdatum: 2002-12-09
Webseite: Better Health Channel

[s34] - https://nutritionsource.hsph.harvard.edu/2018/11/13/new-physical-activity-guidelines-for-americans/
Titel: New Physical Activity Guidelines for Americans
von: Harvard University
Erscheinungsdatum: November 13, 2018
Webseite: The Nutrition Source

[s35] - https://pubmed.ncbi.nlm.nih.gov/37836497/
Autor: Traci A McCarthy, Sarah M Velez, Jennifer F Buckman, Andrea M Spaeth
Titel: The Role of Meeting Exercise and Nutrition Guidelines on Sleep during Pregnancy
Erscheinungsdatum: 2023-09-29
Webseite: Nutrients

[s36] - https://www.cdc.gov/physicalactivity/basics/pdfs/pa-pregnant-and-postpartum-women-508.pdf
Titel: Physical Activity Recommendations for Pregnant and Postpartum Women
von: Centers for Disease Control and Prevention (CDC)
Webseite: Centers for Disease Control and Prevention (CDC)

[s37] - https://pmc.ncbi.nlm.nih.gov/articles/PMC5106319/
Autor: Kara M Whitaker, Sara Wilcox, Jihong Liu, Steven N Blair, Russell R Pate
Titel: Provider advice and women's intentions to meet weight gain, physical activity, and nutrition guidelines during pregnancy
von: University of Minnesota, University of South Carolina
Erscheinungsdatum: 2016 Nov
Webseite: National Center for Biotechnology Information
Publisher: Matern Child Health J

[s38] - https://pmc.ncbi.nlm.nih.gov/articles/PMC4690786/
Autor: Kara M Whitaker, Sara Wilcox, Jihong Liu, Steven N Blair, Russell R Pate
Titel: Patient and provider perceptions of weight gain, physical activity and nutrition counseling during pregnancy: a qualitative study
von: University of Minnesota, University of South Carolina
Erscheinungsdatum: 2015 Nov 24
Webseite: PMC
Publisher: Womens Health Issues

[s39] - https://obgyn.weillcornell.org/patient-education/expectant-parent-education-and-wellness-program
Titel: Expectant Parent Education and Wellness Program
von: Weill Cornell Medicine
Webseite: Weill Cornell Medicine

[s40] - https://www.nwh.org/patient-guides-and-forms/maternity-guide/maternity-chapter-2/childbirth-education-department
Titel: Childbirth Education
von: Newton-Wellesley Hospital
Webseite: nwh.org

[s41] - https://womenshealth.ucsf.edu/whrc/classes-groups/class/great-expectations-pregnancy-postpartum-program
Titel: Great Expectations Pregnancy Postpartum Program
von: University of California, San Francisco
Webseite: UCSF Womens Health Resource Center

[s42] - https://www.redlandshospital.org/services/pregnancy-birth-care/
Titel: Pregnancy Birth Care
von: Redlands Community Hospital
Webseite: redlandshospital.org

[s43] - https://www.chisaintjosephhealth.org/womens-hospital-saint-joseph-east/services/birth-center/maternity-education
Titel: Maternity Education at Womens Hospital at Saint Joseph East
von: Saint Joseph Health
Webseite: Saint Joseph Health

[s44] - https://www.dignityhealth.org/bayarea/locations/sequoia/classes-and-events/maternity-and-family-programs
Titel: Maternity and Family Programs
von: Dignity Health
Webseite: Dignity Health

[s45] - https://ahs.atlantichealth.org/conditions-treatments/maternity/parent-education-classes/prenatal-classes.html
Titel: Prenatal Classes
von: Atlantic Health System
Webseite: Atlantic Health System

[s46] - https://www.ohsu.edu/womens-health/childbirth-and-parenting-classes
Titel: Childbirth and Parenting Classes
von: OHSU
Webseite: OHSU

[s47] - https://kristielloydphotography.com/2023/03/23/hospital-bag-checklist-for-mom-and-baby/
Autor: Kristie Lloyd
Titel: Hospital Bag Checklist for Mom and Baby for Nashville Moms
von: Kristie Lloyd Photography, LLC
Erscheinungsdatum: March 23, 2023
Webseite: Kristie Lloyd Photography

[s48] - https://laurennatalia.co/blog/hospital-bag
Autor: Lauren Natalia
Titel: What To Pack In Your Hospital Bag - Checklist Tips From A Second Time Mum! + Vid
Erscheinungsdatum: March 13, 2022
Webseite: Lauren Natalia

[s49] - https://mommasurvivalguide.com/2019/02/26/baby-hospital-bag-checklist-the-essentials-for-your-newborn/
Autor: Madysen
Titel: Baby Hospital Bag Checklist: The Essentials for Your Newborn
von: Momma Survival Guide
Erscheinungsdatum: February 26, 2019
Webseite: Momma Survival Guide

[s50] - http://www.lindsayannbakes.com/2021/06/minimalist-hospital-bag-for-new-baby.html
Titel: Minimalist Hospital Bag: What to Pack (for New Baby, Mom and DadPartner)
von: Lindsay Ann Bakes
Erscheinungsdatum: 2021-06
Webseite: Lindsay Ann Bakes

[s51] - https://blog.zencare.co/adjusting-to-fatherhood/
Autor: John Carr, LICSW
Titel: Finding Fatherhood: The Transition to Being A Dad
von: Zencare
Webseite: Zencare Blog

[s52] - https://pubmed.ncbi.nlm.nih.gov/30289768/
Autor: Sharin Baldwin, Mary Malone, Jane Sandall, Debra Bick
Titel: Mental health and wellbeing during the transition to fatherhood: a systematic review of first time fathers experiences
von: Kings College London
Erscheinungsdatum: 2018-11
Webseite: PubMed
Publisher: JBI Database System Rev Implement Rep

[s53] - https://theparentologist.com/a-guide-for-couples-transitioning-to-parenthood/
Autor: Dr. Kim
Titel: A Guide for Couples Transitioning to Parenthood
von: The Parentologist
Webseite: The Parentologist

[s54] - https://pendleton.usmc-mccs.org/marine-family-support/child-and-youth/new-parent-support
Titel: New Parent Support Program
von: Marine Corps Community Services (MCCS)
Webseite: MCCS Pendleton

[s55] - https://pubmed.ncbi.nlm.nih.gov/18808584/
Autor: Toity Deave, Debbie Johnson
Titel: The transition to parenthood: what does it mean for fathers?
Erscheinungsdatum: 2008-09
Webseite: PubMed
Publisher: J Adv Nurs

[s56] - https://www.betterhealth.vic.gov.au/health/healthyliving/pregnancy-stages-and-changes
Titel: Pregnancy stages and changes
von: Better Health Channel
Erscheinungsdatum: 2016-11-03
Webseite: Better Health Channel

[s57] - https://www.nhs.uk/mental-health/conditions/post-natal-depression/overview/
Titel: Overview - Postnatal depression
von: NHS
Erscheinungsdatum: 4 August 2022
Webseite: NHS

[s58] - https://pubmed.ncbi.nlm.nih.gov/38780101/
Autor: Lorraine O Walker, Nicole Murry, Heather Becker, Yang Li
Titel: Leading Stressors and Coping Strategies Associated With Maternal Physical and Mental Health During the Extended Postpartum Period
von: The University of Texas at Austin
Erscheinungsdatum: 2024-05-23
Webseite: PubMed
Publisher: American College of Nurse-Midwives

[s59] - https://pubmed.ncbi.nlm.nih.gov/29924917/
Autor: Ira Kantrowitz-Gordon, Shannon Abbott, Rachel Hoehn
Titel: Experiences of Postpartum Women after Mindfulness Childbirth Classes: A Qualitative Study
von: American College of Nurse-Midwives
Erscheinungsdatum: 2018-06-20
Webseite: PubMed
Publisher: J Midwifery Womens Health

[s60] - https://link.springer.com/article/10.1007/s00737-018-0889-z
Autor: Erika Barba-Mller, Sinad Craddock, Susanna Carmona, Elseline Hoekzema
Titel: Brain plasticity in pregnancy and the postpartum period: links to maternal caregiving and mental health
Erscheinungsdatum: 14 July 2018
Webseite: SpringerLink
Publisher: Springer

[s61] - https://www.who.int/teams/mental-health-and-substance-use/promotion-prevention/maternal-mental-health
Titel: Maternal Mental Health
von: World Health Organization (WHO)
Erscheinungsdatum: 24 June 2019
Webseite: World Health Organization

[s62] - https://www.nature.com/articles/s41380-020-0813-6
Autor: Nadia Cattane, Katri Rikknen, Roberta Anniverno, Claudio Mencacci, Marco A. Riva, Carmine M. Pariante, Annamaria Cattaneo
Titel: Depression, obesity and their comorbidity during pregnancy: effects on the offspring's mental and physical health
von: Nature Publishing Group
Erscheinungsdatum: 2020-07-06
Webseite: Nature
Publisher: Molecular Psychiatry

[s63] - https://www.urban.org/urban-wire/enhanced-medicaid-support-out-hospital-births-could-protect-moms-and-babies-and-reduce-hospital-strain
Autor: Sarah Benatar
Titel: Enhanced Medicaid Support for Out-of-Hospital Births Could Protect Moms and Babies and Reduce Hospital Strain
von: Urban Institute
Erscheinungsdatum: April 10, 2020
Webseite: Urban Institute

[s64] - http://nationalpartnership.org/childbirthconnection/healthy-pregnancy/choosing-a-place-of-birth/your-options/
Titel: Your Options
von: National Partnership for Women Families
Webseite: National Partnership for Women Families

[s65] - https://www.quincymedgroup.com/qmg-birth-center
Titel: QMG Birth Center
von: Quincy Medical Group
Webseite: Quincy Medical Group

[s66] - https://www.vanderbilthealth.com/locations/vanderbilt-birth-center
Titel: Vanderbilt Birth Center
von: Vanderbilt University Medical Center
Webseite: Vanderbilt Health

[s67] - https://www.womenandinfants.org/services/pregnancy/having-a-baby/alternative-birthing-center
Titel: Alternative Birthing Center
von: Women Infants
Webseite: Women Infants

[s68] - https://www.nhs.uk/pregnancy/labour-and-birth/preparing-for-the-birth/where-to-give-birth-the-options/
Titel: Where to give birth: the options
von: NHS
Erscheinungsdatum: 29 April 2024
Webseite: NHS

[s69] - https://www.upmc.com/services/womens-health/services/obgyn/obstetrics/labor-delivery/birth-experience/natural-birth
Titel: Natural Birth
von: UPMC
Webseite: UPMC

[s70] - https://www.healthpartners.com/blog/birth-center-vs-hospital/
Autor: HealthPartners
Titel: Freestanding birth center or hospital: What's the difference and how do you choose?
Webseite: HealthPartners

[s71] - https://www.oregon.gov/oha/HSD/OHP/Tools/Planned-Community-Birth-Guide.pdf
Autor: Oregon Health Authority
Titel: Planned Community Births (Out-of-Hospital Births) Prior Authorization and Billing Guide
Erscheinungsdatum: September 2021
Webseite: Oregon Health Authority

[s72] - https://www.unitypoint.org/locations/unitypoint-health---meriter-hospital/birth-and-newborn-services
Titel: Birth and Newborn Services
von: UnityPoint Health
Webseite: UnityPoint Health - Meriter Hospital

[s73] - https://www.who.int/news/item/30-03-2022-who-urges-quality-care-for-women-and-newborns-in-critical-first-weeks-after-childbirth
Autor: World Health Organization: WHO
Titel: WHO urges quality care for women and newborns in critical first weeks after childbirth
Erscheinungsdatum: 30 March 2022
Webseite: World Health Organization

[s74] - https://www.nhs.uk/pregnancy/labour-and-birth/after-the-birth/early-days/
Titel: Early days
von: NHS
Webseite: NHS

[s75] - https://www.nj.gov/dcf/providers/fcp/uhvp/
Autor: Governor Phil Murphy, Lt. Governor Tahesha Way **Titel:** Family Connects NJ Universal Home Visiting
von: State of New Jersey Department of Children and Families **Erscheinungsdatum:** 2021-07
Webseite: New Jersey Department of Children and Families **Publisher:** State of New Jersey

[s76] - https://www.nhs.uk/mental-health/conditions/post-partum-psychosis/
Titel: Postpartum Psychosis **von:** NHS
Erscheinungsdatum: 18 October 2023 **Webseite:** NHS

[s77] - https://www.ncbi.nlm.nih.gov/pmc/articles/PMC9301983/
Autor: KAREN A SCOTT, DANA-AIN DAVIS **Titel:** Destigmatizing et Democratizing Postpartum Cura: A Niger Mulier-Persona Primus' Appropinquatio
von: Birthing Cultural Rigor, LLC **Erscheinungsdatum:** 2022-06-21
Webseite: NCBI **Publisher:** Wolters Kluwer Health, Inc.

[s78] - https://www.who.int/news-room/fact-sheets/detail/infant-and-young-child-feeding
Autor: World Health Organization: WHO **Titel:** Infant and young child feeding
Erscheinungsdatum: 20 December 2023 **Webseite:** World Health Organization

[s79] - https://internationalbreastfeedingjournal.biomedcentral.com/articles/10.1186/s13006-020-00275-y
Autor: Jeanine Ahishakiye, Laura Bouwman, Inge D. Brouwer, Lenneke Vaandrager, Maria Koelen **Titel:** Prenatal infant feeding intentions and actual feeding practices during the first six months postpartum in rural Rwanda: a qualitative, longitudinal cohort study
von: BMC (BioMed Central) **Erscheinungsdatum:** 2020-04-17
Webseite: International Breastfeeding Journal **Publisher:** BioMed Central

[s80] - https://abm.memberclicks.net/assets/DOCUMENTS/PROTOCOLS/3-supplementation-protocol-english.pdf
Autor: Ann Kellams, Cadey Harrel, Stephanie Omage, Carrie Gregory, Casey Rosen-Carole **Titel:** ABM Clinical Protocol #3: Supplementary Feedings in the Healthy Term Breastfed Neonate, Revised 2017
von: Academy of Breastfeeding Medicine **Erscheinungsdatum:** 2017

[s81] - https://www.nature.com/articles/s44324-023-00001-2
Autor: Bridget Chalifour, Elizabeth A. Holzhausen, Joseph J. Lim, Emily N. Yeo, Natalie Shen, Dean P. Jones, Bradley S. Peterson, Michael I. Goran, Donghai Liang, Tanya L. Alderete **Titel:** The potential role of early life feeding patterns in shaping the infant fecal metabolome: implications for neurodevelopmental outcomes
von: Nature Publishing Group **Erscheinungsdatum:** 2023-12-13
Webseite: Nature **Publisher:** npj Metabolic Health and Disease

[s82] - https://pubmed.ncbi.nlm.nih.gov/11036803/
Autor: S M Chan, E A Nelson, S S Leung, C Y Li **Titel:** Breastfeeding failure in a longitudinal post-partum maternal nutrition study in Hong Kong
von: The Chinese University of Hong Kong **Erscheinungsdatum:** 2000-10
Webseite: PubMed **Publisher:** J Paediatr Child Health

[s83] - https://pubmed.ncbi.nlm.nih.gov/26290005/
Autor: Elizabeth J OSullivan, Cria G Perrine, Kathleen M Rasmussen **Titel:** Early Breastfeeding Problems Mediate the Negative Association between Maternal Obesity and Exclusive Breastfeeding at 1 and 2 Months Postpartum
von: CDC **Erscheinungsdatum:** 2015-08-19
Webseite: PubMed **Publisher:** American Society for Nutrition

[s84] - http://www.ontario.ca/page/register-birth-new-baby
Titel: Register a birth (new baby) **von:** Government of Ontario
Erscheinungsdatum: September 04, 2012 **Webseite:** Ontario.ca
Publisher: ServiceOntario

[s85] - https://www.ssa.gov/forms/ss-5.pdf
Autor: Social Security Administration **Titel:** Application for a Social Security Card
Erscheinungsdatum: 10-2021 **Webseite:** www.ssa.gov

[s86] - https://lifeinspirationfile.com/blog/birth-in-german-checklist-from-pre-positive-test-to-registering-your-baby
Autor: Simone Woods **Titel:** Having a baby in Germany: the bureaucratic experience - checklist of all the things to do from pre-positive test to registering your new baby
Erscheinungsdatum: 20 Feb **Webseite:** Life Inspiration File

[s87] - https://portal.ct.gov/dph/vital-records/birth-certificates
Titel: Birth Certificates **von:** Connecticut State Department of Public Health
Webseite: CT.gov

[s88] - https://www.ca.gov/departments/176/services/52/
Titel: Apply for Birth Certificate **von:** California Department of Public Health
Erscheinungsdatum: 04092020 **Webseite:** Official California website
Publisher: California Department of Public Health

[s89] - https://www.cac.mil/portals/53/documents/required_docs.pdf
Titel: DoD Identity and Eligibility Documentation Requirements **von:** Department of Defense
Erscheinungsdatum: June 2020 **Webseite:** CAC.mil

[s90] - https://www.panda.org.au/get-support/support-dads
Titel: Support for Dads **von:** PANDA
Webseite: PANDA

[s91] - https://link.springer.com/article/10.1007/s00404-020-05714-z
Autor: Lena C. Vischer, Xenia Heun, Joscha Steetskamp, Annette Hasenburg, Christine Skala **Titel:** Birth experience from the perspective of the fathers
von: University Medical Center Mainz **Erscheinungsdatum:** 01 August 2020
Webseite: Springer **Publisher:** Springer Nature

[s92] - https://mhanational.org/sites/default/files/FACT%20SHEET%20-%20MH%20and%20the%20New%20Father.pdf
Titel: MH and the New Father **von:** Mental Health America
Webseite: Mental Health America

[s93] - https://www.ncbi.nlm.nih.gov/pmc/articles/PMC5818130/
Autor: Sheena V Kumar, John L Oliffe, Mary T Kelly **Titel:** Promoting Postpartum Mental Health in Fathers: Recommendations for Nurse Practitioners
von: University of British Columbia **Erscheinungsdatum:** 2017 Nov 28
Webseite: NCBI **Publisher:** SAGE Publications

[s94] - https://www.nct.org.uk/information/life-parent/wellbeing-mental-health/postnatal-depression-dads-and-co-parents-10-things-you-should-know
Titel: Postnatal depression in dads and co-parents: 10 things you should know **von:** NCT (National Childbirth Trust)
Webseite: NCT

[s95] - https://www.developmentalscience.com/blog/2017/3/31/what-is-a-secure-attachmentand-why-doesnt-attachment-parenting-get-you-there
Autor: Diana Divecha, Ph.D. **Titel:** What is a Secure Attachment? And Why Doesn't Attachment Parenting Get You There?
von: Developmental Science **Erscheinungsdatum:** April 3, 2017
Webseite: Developmental Science

[s96] - https://mentalhealthcenterkids.com/blogs/articles/what-is-attachment-parenting
Autor: Michael Vallejo, LCSW **Titel:** What is Attachment Parenting?
von: Mental Health Center for Kids **Erscheinungsdatum:** September 13, 2024
Webseite: Mental Health Center for Kids

[s97] - https://www.nct.org.uk/information/life-parent/support-change/what-attachment-parenting-and-it-right-for-me
Titel: What is attachment parenting and is it right for me? **von:** NCT (National Childbirth Trust)
Webseite: NCT

[s98] - https://bmcpsychology.biomedcentral.com/articles/10.1186/s40359-020-00424-2
Autor: Dag Nordahl, Kamilla Rognmo, Agnes Bohne, Inger Pauline Landsem, Vibeke Moe, Catharina Elisabeth Arfwedson Wang, Ragnhild Soerensen Hoeifodt **Titel:** Adult attachment style and maternal-infant bonding: the indirect path of parenting stress
von: BMC Psychology **Erscheinungsdatum:** 2020-06-08
Webseite: BMC Psychology **Publisher:** BioMed Central

[s99] - https://www.betterhelp.com/advice/parenting/what-is-attachment-parenting/
Autor: Laura Angers Maddox, NCC, LPC and Melissa Guarnaccia, LCSW **Titel:** What Is Attachment Parenting And How Does It Work?
von: BetterHelp **Erscheinungsdatum:** November 20, 2024
Webseite: BetterHelp

[s100] - https://link.springer.com/article/10.1007/s10578-022-01398-5
Autor: E. Rusanen, A. R. Lahikainen, E. Vierikko, P. Pikki, E. J. Paavonen **Titel:** A Longitudinal Study of Maternal Postnatal Bonding and Psychosocial Factors that Contribute to Social-Emotional Development
von: Springer **Erscheinungsdatum:** 23 July 2022
Webseite: SpringerLink **Publisher:** Springer

[s101] - https://testdomain.nih.gov/2017/09/positive-parenting
Autor: Dr. Keith Crnic, Dr. Carol Metzler, Dr. John Bates **Titel:** Positive Parenting: Building Healthy Relationships With Your Kids
von: National Institutes of Health **Erscheinungsdatum:** September 2017
Webseite: nih.gov **Publisher:** NIH News in Health

[s102] - https://www.developmentalscience.com/blog/2017/3/31/what-is-a-secure-attachmentand-why-doesnt-attachment-parenting-get-you-there
Autor: Diana Divecha, Ph.D. **Titel:** What is a Secure Attachment? And Why Doesn't Attachment Parenting Get You There?
von: Developmental Science **Erscheinungsdatum:** April 3, 2017
Webseite: Developmental Science

[s103] - https://amybraunlcpc.com/blog/mothering-naturally
Autor: Amy Braun, LCPC, PMH-C **Titel:** The Benefits of Mothering Naturally
von: Mom Therapy Chicago **Erscheinungsdatum:** Jan 29
Webseite: amybraunlcpc.com

[s104] - https://hipdysplasia.org/wp-content/uploads/2022/07/AJPN.MS_.ID_.555876.pdf
Autor: Henrik Norholt, Charles Price, Raylene Phillips, Joanna McNeilly **Titel:** Babywearing Practices and Effects on Parental, Child Physical and Psychological Health
von: Center for Babywearing Studies **Erscheinungsdatum:** June 06, 2022
Webseite: hipdysplasia.org **Publisher:** Acad J Ped Neonatol

[s105] - https://pubmed.ncbi.nlm.nih.gov/32603951/
Autor: Henrik Norholt **Titel:** Revisiting the roots of attachment: A review of the biological and psychological effects of maternal skin-to-skin contact and carrying of full-term infants
von: SomAffect - The Somatosensory Affective Neuroscience Group **Erscheinungsdatum:** 2020 Jun 27
Webseite: PubMed **Publisher:** Elsevier Inc.

[s106] - https://pmc.ncbi.nlm.nih.gov/articles/PMC10676003/
Autor: Emily E Little, Cristine H Legare, Leslie J Carver **Titel:** Culture, carrying, and communication: Beliefs and behavior associated with babywearing
von: University of California, San Diego; University of Texas at Austin **Erscheinungsdatum:** 2019 May 16
Webseite: National Center for Biotechnology Information **Publisher:** Infant Behavior and Development

[s107] - https://thearkgroup.org/what-are-some-ways-to-build-strong-family-bonds/
Titel: What Are Some Ways to Build Strong Family Bonds? **von:** The ARKGroup
Webseite: thearkgroup.org

[s108] - https://familysleep.ca/blog/neufeld-stages-of-attachment-sleep-part-1
Autor: Heather Boyd **Titel:** Neufeld's Six Stages of Attachment at Bedtime (Part I: Stages 1 to 3)
Erscheinungsdatum: Apr 24 **Webseite:** Family Sleep

[s109] - https://blog.nchs.org/why-are-family-traditions-important
Titel: Why Building Family Traditions Matters (And How to Start Them) **von:** Nebraska Children's Home Society
Erscheinungsdatum: January 18, 2024 **Webseite:** NCHS Blog

[s110] - https://attachmentparenting.org/blog/tag/dr-sears/
Autor: Dr. Bill Sears **Titel:** Dr. Sears Comments on TIME Magazine's Attachment Parenting Cover Article
von: Attachment Parenting International **Erscheinungsdatum:** May 17, 2012
Webseite: Attachment Parenting International

[s111] - https://forresttalley.com/blog-anxiety-depression-trauma-ptsd-positivepsychology/thriving-as-a-family-morale-and-cohesion
Autor: Forrest Talley **Titel:** Two Keys For Creating A Family That Thrives
Erscheinungsdatum: October 2, 2019 **Webseite:** forresttalley.com

[s112] - https://ride.ri.gov/sites/g/files/xkgbur806/files/Portals/0/Uploads/Documents/Instruction-and-Assessment-World-Class-Standards/Early-Childhood/Growing-Great-Kids-Curriculum-Alignment.pdf
Autor: Great Kids, Inc. **Titel:** Growing Great Kids Curriculum RIELDS Alignment
von: Rhode Island Department of Education and the Rhode Island Department of Health **Erscheinungsdatum:** June 2016
Webseite: ride.ri.gov

[s113] - https://yourparentingmojo.com/captivate-podcast/futurefocused/
Autor: Jen Lumanlan **Titel:** SYPM 008: Fostering Positive Sibling Relationships with Future Focused Parenting
von: Future Focused Parenting **Erscheinungsdatum:** November 9, 2020
Webseite: Your Parenting Mojo

[s114] - https://dreamersnursery.com/sibling-relationships-in-early-childhood/
Titel: The Importance of Sibling Relationships in Early Childhood **von:** The Little Dreamers Nursery
Erscheinungsdatum: September 12, 2023 **Webseite:** dreamersnursery.com

[s115] - https://www.marcus.org/autism-resources/autism-tips-and-resources/promoting-positive-sibling-relationships
Titel: Promoting Positive Sibling Relationships **von:** Marcus Autism Center
Webseite: Marcus Autism Center

[s116] - https://www.goldstarrehab.com/parent-resources/how-to-deal-with-sibling-rivalry-and-autism
Titel: Managing Sibling Rivalry With Autism **von:** Gold Star Rehabilitation
Erscheinungsdatum: July 8, 2024 **Webseite:** Gold Star Rehabilitation

[s117] - https://www.montclair.edu/newscenter/2024/12/13/raising-loving-siblings-expert-parenting-tips-to-stop-fighting-and-build-lifelong-bonds/
Autor: Jon Caspi **Titel:** Raising Loving Siblings: Expert Parenting Tips to Stop Fighting and Build Lifelong Bonds
von: Montclair State University **Erscheinungsdatum:** 2024-12-13
Webseite: Montclair State University **Publisher:** The Guilford Press

[s118] - https://traumatherapistnetwork.com/attachment-styles-trauma-relationships/
Titel: Attachment Styles: How Our Early Experiences Shape Our Relationships **von:** Trauma Therapist Network
Erscheinungsdatum: August 3, 2022 **Webseite:** Trauma Therapist Network

[s119] - https://drsarahbren.com/32-going-back-to-work-after-baby-maintaining-a-healthy-and-secure-attachment-bond/
Autor: Dr. Sarah Bren **Titel:** 32: Going Back to Work After Baby: Maintaining a Healthy and Secure Attachment Bond
von: Upshur Bren Psychology Group **Webseite:** drsarahbren.com

[s120] - https://governorsfoundation.org/gelf-articles/reading-together-fosters-brain-development-and-bonding-attachment/
Titel: Reading Together Fosters Brain Development and Bonding Attachment **von:** Governors Early Literacy Foundation
Webseite: Governors Early Literacy Foundation

[s121] - https://pubmed.ncbi.nlm.nih.gov/33955329/
Autor: Stephanie Tesson, Phyllis N Butow, Kate Marshall, Peter Fonagy, Nadine A Kasparian **Titel:** Parent-child bonding and attachment during pregnancy and early childhood following congenital heart disease diagnosis
von: The University of Sydney, The Sydney Childrens Hospitals Network, University College London, Cincinnati Childrens Hospital **Erscheinungsdatum:** 2022-09
Webseite: PubMed **Publisher:** Health Psychology Review

[s122] - https://www.developmentalscience.com/blog/2017/3/31/what-is-a-secure-attachmentand-why-doesnt-attachment-parenting-get-you-there
Autor: Diana Divecha, Ph.D. **Titel:** What is a Secure Attachment? And Why Doesn't Attachment Parenting Get You There?
von: Developmental Science **Erscheinungsdatum:** April 3, 2017
Webseite: Developmental Science

[s123] - https://www.thoughtsfromatherapist.com/2017/03/15/early-childhood-questions-promote/
Autor: William Bishop, LPC, LMFT, AAMFT Approved Supervisor **Titel:** Early Childhood Questions to Promote Bonding
von: Thoughts from a Therapist **Erscheinungsdatum:** March 15, 2017
Webseite: Thoughts from a Therapist

[s124] - https://davidwillans.medium.com/the-most-important-theory-youve-never-heard-of-as-a-parent-5524164db269
Autor: David Willans **Titel:** The most important theory you've never heard of as a parent
Erscheinungsdatum: Dec 24, 2019 **Webseite:** Medium

[s125] - https://attachmentparenting.org/blog/2017/02/07/how-an-insecure-childhood-attachment-affects-a-marriage-and-what-you-can-do-about-that/
Autor: Rita Brhel **Titel:** How an insecure childhood attachment affects a marriage…and what you can do about that
von: Attachment Parenting International **Erscheinungsdatum:** February 7, 2017
Webseite: Attachment Parenting International

[s126] - https://www.brownhealth.org/sites/default/files/2023-02/HCH-Fine%2BGross-Skills_infographic.pdf
Titel: Fine and Gross Motor Skills Development **von:** Lifespan
Webseite: Brown Health

[s127] - https://www.oxfordhealth.nhs.uk/cit/resources/gross-motor-skills-babies-and-toddlers/
Titel: Gross motor skills (babies and toddlers) **von:** Oxford Health NHS Foundation Trust
Webseite: Oxford Health

[s128] - https://choc.org/wp-content/uploads/2014/11/Rehab-Developmental-Milestones-final.pdf
Autor: CHOC Children's **Titel:** Developmental Milestones: Fine Motor Skills and Visual Motor Skills
von: Children's Hospital of Orange County **Webseite:** www.choc.org

[s129] - https://med.stanford.edu/content/dam/sm/pediatricsclerkship/documents/5-Developmental-Milestones-MedU.pdf
Titel: Developmental Milestones: Birth to 5 years! **von:** Stanford University
Webseite: MedU

[s130] - https://huckleberrycare.com/blog/7-month-old-baby-milestones-development-growth-speech-language-and-more
Autor: Deena Shinn **Titel:** 7 Month Old Baby Milestones: Development, Growth, Speech, Language, and More
von: Huckleberry **Erscheinungsdatum:** Nov 19, 2024
Webseite: Huckleberry Care **Publisher:** Huckleberry

[s131] - https://www.ncbi.nlm.nih.gov/books/NBK557518/
Autor: Sevan S. Misirliyan; Annie R Boehning; Manan Shah **Titel:** Development Milestones
von: StatPearls Publishing **Erscheinungsdatum:** 2024 Jan-
Webseite: NCBI Bookshelf **Publisher:** National Library of Medicine, National Institutes of Health

[s132] - https://pubmed.ncbi.nlm.nih.gov/27354457/
Autor: Akhgar Ghassabian, Rajeshwari Sundaram, Erin Bell, Scott C Bello, Christopher Kus, Edwina Yeung **Titel:** Gross Motor Milestones and Subsequent Development
von: Eunice Kennedy Shriver National Institute of Child Health and Human Development, National Institutes of Health **Erscheinungsdatum:** 2016-07
Webseite: PubMed **Publisher:** American Academy of Pediatrics

[s133] - https://www.nidcd.nih.gov/health/speech-and-language
Titel: Speech and Language Developmental Milestones **von:** National Institutes of Health
Webseite: NIDCD **Publisher:** U.S. Department of Health Human Services

[s134] - https://thechildhoodcollective.com/2021/10/15/help-your-child-self-regulate-with-declarative-language/
Autor: Lori, Mallory, Katie **Titel:** Help Your Child Self-Regulate by Using Declarative Language
von: The Childhood Collective **Erscheinungsdatum:** October 15, 2021
Webseite: The Childhood Collective

[s135] - https://medium.com/tlc-speech-therapy/fun-with-play-dough-to-promote-language-1232920c0b36
Autor: Tracey L Callahan MS CCC-SLP, CBIS, CLC **Titel:** Fun With Play Dough To Promote Language
von: TLC Speech Therapy **Erscheinungsdatum:** Jun 6, 2023
Webseite: Medium

[s136] - https://www.ctoec.org/supporting-child-development/ct-elds/
Titel: Connecticut Early Learning and Development Standards (CT ELDS) **von:** Connecticut Office of Early Childhood
Erscheinungsdatum: November 22, 2024 **Webseite:** CT OEC

[s137] - https://www.virtuallabschool.org/infant-toddler/social-and-emotional-development/lesson-2
Titel: Social-Emotional Development: Infants and Toddlers **von:** Virtual Lab School
Webseite: Virtual Lab School

[s138] - https://helpmegrowmn.org/HMG/DevelopMilestone/SocialEmotionalMilestones/index.html
Titel: Developmental Milestones **von:** Help Me Grow Minnesota
Webseite: Help Me Grow Minnesota

[s139] - https://www.ncbi.nlm.nih.gov/books/NBK534819/
Autor: Fatima Malik; Raman Marwaha **Titel:** Developmental Stages of Social Emotional Development in Children
von: StatPearls Publishing **Erscheinungsdatum:** 2024 Jan
Webseite: NCBI **Publisher:** StatPearls Publishing

[s140] - https://rie.org/tag/social-emotional-development/
Autor: Magda Gerber **Titel:** Reflections Upon My Work with Dr. Pikler
von: Resources for Infant Educarers (RIE) **Webseite:** RIE

[s141] - https://www.cdc.gov/ncbddd/watchmetraining/module2.html
Titel: Module 2: Understanding Children's Developmental Milestones **von:** Centers for Disease Control and Prevention (CDC)
Webseite: CDC

[s142] - https://theparentingpassageway.com/category/discipline/general-support/
Autor: Carrie **Titel:** Doing Gentle Discipline….Even If You Don't Think You Know How
von: The Parenting Passageway **Erscheinungsdatum:** October 29, 2019
Webseite: The Parenting Passageway

[s143] - https://www.parentingforbrain.com/4-baumrind-parenting-styles/
Autor: Pamela Li **Titel:** 4 Types of Parenting Styles
von: Parenting for Brain **Erscheinungsdatum:** Feb 2, 2024
Webseite: Parenting for Brain

[s144] - https://www.youthranch.org/blog/the-protective-factors-parenting-skills
Titel: The Protective Factors - Parenting Skills **von:** Idaho Youth Ranch
Erscheinungsdatum: Aug 14, 2020 **Webseite:** Idaho Youth Ranch Website

[s145] - https://www.developmentalscience.com/blog/2017/3/31/what-is-a-secure-attachmentand-why-doesnt-attachment-parenting-get-you-there
Autor: Diana Divecha, Ph.D. **Titel:** What is a Secure Attachment? And Why Doesn't Attachment Parenting Get You There?
von: Developmental Science **Erscheinungsdatum:** April 3, 2017
Webseite: Developmental Science

[s146] - https://www.ncbi.nlm.nih.gov/books/NBK534819/
Autor: Fatima Malik; Raman Marwaha **Titel:** Developmental Stages of Social Emotional Development in Children
von: StatPearls Publishing **Erscheinungsdatum:** 2024 Jan
Webseite: NCBI **Publisher:** StatPearls Publishing

[s147] - https://www.parentingforbrain.com/4-baumrind-parenting-styles/
Autor: Pamela Li **Titel:** 4 Types of Parenting Styles
von: Parenting for Brain **Erscheinungsdatum:** Feb 2, 2024
Webseite: Parenting for Brain

[s148] - https://thoughtfulparent.com/parenting-tips.html
Autor: Amy Webb, Ph.D. **Titel:** Parenting Tips to Try When Nothing Else Seems to Work
von: Thoughtful Parent **Erscheinungsdatum:** April 12, 2021
Webseite: Thoughtful Parent

[s149] - https://www.developmentalscience.com/blog/2017/3/31/what-is-a-secure-attachmentand-why-doesnt-attachment-parenting-get-you-there
Autor: Diana Divecha, Ph.D. **Titel:** What is a Secure Attachment? And Why Doesn't Attachment Parenting Get You There?
von: Developmental Science **Erscheinungsdatum:** April 3, 2017
Webseite: Developmental Science

[s150] - https://thoughtfulparent.com/stay-at-home-mom-schedule-for-toddlers.html
Titel: What Research Says is the Best Stay-at-Home Mom Schedule for Kids {and moms too!}" → "Quid Investigatio Dicit Est Optimus Domi-Manens Mater Schedula pro Liberis {et matribus quoque!} **von:** Thoughtful Parent
Erscheinungsdatum: January 8, 2024 **Webseite:** Thoughtful Parent

[s151] - https://afineparent.com/positive-parenting-faq/how-to-be-more-present.html
Autor: Melanie Lindsay **Titel:** How to be More Present with Your Kids In Spite of Day-to-Day Busyness
von: A Fine Parent **Webseite:** A Fine Parent

[s152] - https://www.developmentalscience.com/blog/2020/8/12/rifts-and-repairs-in-the-fabric-of-family-life
Autor: Diana Divecha, Ph.D. **Titel:** Rifts and Repairs in the Fabric of Family Life
von: Developmental Science **Erscheinungsdatum:** August 12, 2020
Webseite: Developmental Science

[s153] - https://www.nature.com/articles/s41598-024-70842-4
Autor: Sararat Tuntipuchitanon, Ing-on Kangwanthiti, Ketsupar Jirakran, Pon Trairatvorakul, Weerasak Chonchaiya **Titel:** Online positive parenting programme for promoting parenting competencies and skills: randomised controlled trial
von: Chulalongkorn University **Erscheinungsdatum:** 28 August 2024
Webseite: Nature **Publisher:** Scientific Reports

[s154] - https://www.seattlechildrens.org/health-safety/parenting/toys-and-play-3-to-5-year-olds/
Titel: Toys and Play: 3- to 5-Year-Olds **von:** Seattle Childrens Hospital
Webseite: Seattle Childrens

[s155] - https://www.virtuallabschool.org/fcc/learning-environments/lesson-4
Titel: Learning Environments: Materials **von:** Virtual Lab School
Webseite: Virtual Lab School

[s156] - https://prowellness.childrens.pennstatehealth.org/good-toys-for-young-children-by-age-and-stage/
Titel: Good Toys for Young Children by Age and Stage **von:** Penn State Health
Erscheinungsdatum: November 11, 2021 **Webseite:** Penn State PRO Wellness

[s157] - https://www.playto.com/blog/best-toys-for-daycare
Titel: Best Toys for DayCare **von:** Playto
Erscheinungsdatum: December 4, 2024 **Webseite:** Playto

[s158] - https://mccaedu.org/blog/which-toys-are-best-for-preschoolers/
Titel: Which toys are best for preschoolers? **von:** MCCA
Erscheinungsdatum: January 5, 2023 **Webseite:** mccaedu.org

[s159] - https://efsupit.ro/images/stories/februarie2021/Art%2048.pdf
Autor: PATRIZIA TORTELLA, GUIDO FUMAGALLI **Titel:** Vrban ovtdoor movement edvcation: a play Grovnd to promote physical activity. The case of the "Primo Sport CCXLVI" playGrovnd
von: Free University of Bolzano, University of Verona **Erscheinungsdatum:** February 28, 2021
Webseite: Journal of Physical Education and Sport

[s160] - https://bmcpublichealth.biomedcentral.com/articles/10.1186/s12889-024-17728-2
Autor: Yuxiu He, Lin Zhou, Wei Liang, Qi Liu, Wanxin Liu, Shijian Wang **Titel:** Individual, family, and environmental correlates o f fundamental motor skills among school-aged children: a cross-sectional study in China
von: BMC Public Health **Erscheinungsdatum:** 2024-01-17
Webseite: BMC Public Health **Publisher:** BMC

[s161] - https://www.virtuallabschool.org/infant-toddler/physical-development/lesson-3
Titel: Supporting Physical Development: Environments and Experiences **von:** Virtual Lab School
Webseite: Virtual Lab School

[s162] - https://pmc.ncbi.nlm.nih.gov/articles/PMC6450923/
Autor: Nan Zeng, Susan L Johnson, Richard E Boles, Laura L Bellows **Titel:** Social-ecological correlates of fundamental movement skills in young children
von: Colorado State University, University of Colorado Anschutz Medical Campus **Erscheinungsdatum:** 2019-01-11
Webseite: NCBI **Publisher:** Elsevier B.V.

[s163] - https://fsnep.ucdavis.edu/sites/g/files/dgvnsk2286/files/inline-files/ECE_PA_Toolkit.pdf
Autor: Michele Buran, M.A., Monet Parham-Lee, M.P.H. **Titel:** Physical Activity Toolkit for Preschool-Aged Children
von: California Department of Public Health **Webseite:** fsnep.ucdavis.edu
Publisher: California Department of Public Health

[s164] - https://sportsmedicine-open.springeropen.com/articles/10.1186/s40798-024-00763-z
Autor: Beatrix Algurn, Yiling Tang, Chelsea Pelletier, Patti-Jean Naylor, Guy Faulkner **Titel:** Biopsychosocial and Environmental Correlates of Children's Motor Competence: An Exploratory Study
von: Sports Medicine - Open **Erscheinungsdatum:** 2024-08-26
Webseite: SpringerOpen **Publisher:** Springer

[s165] - https://us.sagepub.com/sites/default/files/upm-binaries/53567_ch_10.pdf
Titel: Play and the Learning Environment **von:** SAGE Publications
Webseite: SAGE Publications **Publisher:** SAGE Publications

[s166] - https://www.nysed.gov/sites/default/files/programs/curriculum-instruction/new-york-physical-education-learning-standards-2020.pdf
Titel: New York State Physical Education Learning Standards (2020) **von:** New York State Education Department
Erscheinungsdatum: 2020 **Webseite:** New York State Education Department

[s167] - https://pubmed.ncbi.nlm.nih.gov/38539397/
Autor: Amanda Campbell, Jill Lassiter, Michael Ertel, Andrea R Taliaferro, Mackenzie L Walker, Ali S Brian **Titel:** Exploring Facilitators and Barriers to Physical Ac tivity for Families of Rural Preschoolers Particip ating in a Motor Skill Program
Erscheinungsdatum: 2024-03-19 **Webseite:** Children (Basel)

[s168] - https://chasingclarks.com/2024/10/15/the-ultimate-playground-why-nature-beats-screens-for-child-development/
Autor: Chasing Clarks **Titel:** The Ultimate Playground: Why Nature Beats Screens for Child Development
Erscheinungsdatum: 2024-10-15 **Webseite:** Chasing Clarks

[s169] - https://aifs.gov.au/resources/policy-and-practice-papers/nature-play-and-child-wellbeing
Autor: Kristel Alla, Mandy Truong **Titel:** Nature play and child wellbeing
von: Australian Institute of Family Studies (AIFS) **Erscheinungsdatum:** August 2024
Webseite: Australian Institute of Family Studies

[s170] - https://natureplayqld.org.au/blog/why-playing-in-the-mud-is-more-than-just-fun
Autor: Hyahno Moser **Titel:** Why playing in the mud is more than just fun
von: Nature Play QLD **Erscheinungsdatum:** 25012018
Webseite: Nature Play QLD

[s171] - https://www.childrenandnature.org/wp-content/uploads/FamilyBonding_En_20141.pdf
Autor: Sara St. Antoine **Titel:** Together in Nature: Pathways to a Stronger, Closer Family
von: Children Nature Network **Erscheinungsdatum:** 2013
Webseite: Children Nature Network

[s172] - https://thesteinerconnection.com/2022/09/29/nature-play-with-toddlers-and-making-charcoal-paint/
Titel: Nature Play with Toddlers and Making Charcoal Paint **von:** The Steiner Connection
Erscheinungsdatum: September 29, 2022 **Webseite:** The Steiner Connection

[s173] - https://governor.maryland.gov/leadership/firstlady/news/Pages/first-lady-dawn-moore-hikes-with-local-students-on-global-day-of-unplugging-to-highlight-nature%E2%80%99s-benefits-to-children%E2%80%99s-me.aspx
Autor: Dawn Moore **Titel:** First Lady Dawn Moore Hikes with Local S tudents on Global Day of Unplugging to H ighlight Nature's Benefits to Children's Mental Health
von: Office of the Governor of Maryland **Erscheinungsdatum:** 322024
Webseite: governor.maryland.gov

[s174] - https://bbmacademy.com/blog/benefits-of-kids-outdoor-exploration-and-learning/
Autor: Big Blue Marble Academy **Titel:** Benefits of Kids Outdoor Exploration and Learning
Webseite: Big Blue Marble Academy

[s175] - https://pmc.ncbi.nlm.nih.gov/articles/PMC11658160/
Autor: Marina Torjinski, Dylan Cliff, Sharon Horwood **Titel:** Associations between nature exposure, screen use, and parent-child relations: a scoping review
von: ARC Centre of Excellence for the Digital Child, Deakin University, University of Wollongong **Erscheinungsdatum:** 2024 Dec 19
Webseite: PMC **Publisher:** BMC

[s176] - https://naturalstart.org/feature-stories/building-movement-help-young-children-connect-nature-and-care-it
Autor: Emilian Geczi **Titel:** Building a Movement to Help Young Children Connect with Nature and Care for It
von: Natural Start Alliance **Erscheinungsdatum:** October 2017
Webseite: Natural Start **Publisher:** North American Association for Environmental Education

[s177] - https://bbmacademy.com/blog/music-and-movement-in-early-childhood-education/
Titel: Music and Movement in Early Childhood Education **von:** Big Blue Marble Academy
Webseite: Big Blue Marble Academy

[s178] - https://creativeworldoflearning.com/the-power-of-music-in-early-childhood-development/
Titel: The Power of Music in Early Childhood Development **von:** Creative World of Learning
Erscheinungsdatum: September 13, 2024 **Webseite:** Creative World of Learning

[s179] - https://ecrp.illinois.edu/v10n1/bolduc.html
Autor: Jonathan Bolduc **Titel:** The Effects of Music Instruction on Emergent Literacy Capacities among Preschool Children: A Literature Review
von: University of Ottawa **Erscheinungsdatum:** 2008
Webseite: Early Childhood Research Practice

[s180] - https://cms.msu.edu/el/programs/children-and-youth/early-childhood.html
Titel: Early Childhood Music Education Programs **von:** Michigan State University
Webseite: Community Music School

[s181] - https://littlescholarsnyc.com/music-activities-and-games-for-toddlers-to-preschoolers/
Titel: Music Activities and Games for Toddlers to Preschoolers **von:** Little Scholars Daycare
Erscheinungsdatum: March 14, 2024 **Webseite:** Little Scholars NYC

[s182] - https://www.celebree.com/from-notes-to-nurturing-the-role-of-music-in-social-emotional-development/
Titel: From Notes to Nurturing: The Role of Music in Social-Emotional Development **von:** Celebree School
Erscheinungsdatum: Mar 20, 2023 **Webseite:** Celebree School

[s183] - https://www.childoftheredwoods.com/articles/musical-montessori-life-with-debora
Autor: Aubrey Hargis **Titel:** Musical Montessori Life with Debora
von: Child of the Redwoods, LLC **Erscheinungsdatum:** Dec 29
Webseite: Child of the Redwoods

[s184] - https://www.myparenttoolkit.com/pages/about
Autor: Miki Maruko **Titel:** About Miki
von: My Parent Toolkit **Webseite:** myparenttoolkit.com

[s185] - https://www.mindfulkidsandfamilies.com/
Autor: Tess (aka Therese) **Titel:** Parent RESET Coaching
von: Mindful Kids and Families **Webseite:** mindfulkidsandfamilies.com

[s186] - https://afineparent.com/positive-parenting-faq/different-parenting-styles.html
Autor: Jennifer Poindexter **Titel:** How to Be a Positive Parent Even if Your Partner is Not on Board
von: A Fine Parent **Erscheinungsdatum:** June 13, 2016
Webseite: A Fine Parent

[s187] - https://www.celebree.com/10-common-parenting-worries-strategies-to-manage-them-through-conscious-discipline-techniques/
Titel: 10 Common Parenting Worries Strategies to Manage Them Through Conscious Discipline Techniques **von:** Celebree School
Erscheinungsdatum: Jul 20, 2023 **Webseite:** Celebree

[s188] - https://www.mindfulkidsandfamilies.com/about-me
Autor: Tess **Titel:** About Me
von: Mindful Kids and Families **Webseite:** mindfulkidsandfamilies.com

[s189] - https://katherine-sellery.medium.com/empowering-parents-strategies-to-nurture-childrens-emotions-and-strengthen-bonds-1a8d6e4ffdfa
Autor: Katherine Sellery **Titel:** Empowering Parents: Strategies to Nurture Children's Emotions and Strengthen Bonds
von: Conscious Parenting Revolution **Erscheinungsdatum:** Sep 20, 2023
Webseite: Medium

[s190] - https://www.cdc.gov/mmwr/preview/mmwrhtml/rr5506a1.htm
Autor: Kay Johnson, MPH, Samuel F. Posner, PhD, Janis Biermann, MS, Jos F. Cordero, MD, Hani K. Atrash, MD, Christopher S. Parker, PhD, Sheree Boulet, DrPH, Michele G. Curtis, MD **Titel:** Recommendations to Improve Preconception Health and Health Care --- United States
von: Centers for Disease Control and Prevention (CDC) **Webseite:** CDC

[s191] - https://www.who.int/news/item/07-11-2016-new-guidelines-on-antenatal-care-for-a-positive-pregnancy-experience
Autor: World Health Organization: WHO **Titel:** New guidelines on antenatal care for a positive pregnancy experience
Erscheinungsdatum: 2016-11-07 **Webseite:** World Health Organization

[s192] - https://www.healthcare.gov/preventive-care-women/
Titel: Preventive care benefits for women **von:** U.S. Department of Health Human Services
Webseite: HealthCare.gov **Publisher:** U.S. Centers for Medicare Medicaid Services

[s193] - https://odphp.health.gov/healthypeople/objectives-and-data/browse-objectives/preventive-care
Titel: Preventive Care **von:** U.S. Department of Health and Human Services
Webseite: Healthy People

[s194] - https://www.womenspreventivehealth.org/wellwomanchart/
Autor: Womens Preventive Services Initiative (WPSI) **Titel:** Well-Woman Chart
Webseite: Womens Preventive Health

[s195] - https://www.medicare.gov/publications/10110-your-guide-to-medicare-preventive-services.pdf
Titel: Your Guide to Medicare Preventive Services **von:** Centers for Medicare Medicaid Services
Erscheinungsdatum: 32024 **Webseite:** Medicare.gov

[s196] - https://www.earlylearningleaders.org/five-ways-your-early-childhood-program-can-support-immunization-by-the-national-center-for-immunization-and-respiratory-diseases-at-the-centers-for-disease-control-and-prevention/
Autor: Ron McGuckin **Titel:** Five Ways Your Early Childhood Program Can Support Immunization
von: Ronald V. McGuckin and Associates **Erscheinungsdatum:** Aug 3, 2016
Webseite: Association for Early Learning Leaders **Publisher:** Centers for Disease Control and Prevention

[s197] - http://www.ontario.ca/page/vaccines-children-school
Titel: Vaccines for children at school **von:** Government of Ontario
Erscheinungsdatum: September 18, 2015 **Webseite:** Ontario.ca
Publisher: Ministry of Health

[s198] - https://msdh.ms.gov/page/14,0,71.html
von: Mississippi State Department of Health **Webseite:** Mississippi State Department of Health

[s199] - https://www.cdc.gov/vaccines/hcp/imz-best-practices/preventing-managing-adverse-reactions.html
Titel: Preventing and Managing Adverse Reactions **von:** Centers for Disease Control and Prevention (CDC)
Erscheinungsdatum: July 25, 2024 **Webseite:** CDC

[s200] - https://bioethics.medicine.uiowa.edu/sites/bioethics.medicine.uiowa.edu/files/2024-05/Benson%20immunization_refusaltovaccinate.pdf
Autor: Tina Tan, MD, FAAP; Ed Rothstein, MD, FAAP **Titel:** Documenting Parental Refusal to Have Their Children Vaccinated
von: American Academy of Pediatrics **Erscheinungsdatum:** 2013
Webseite: American Academy of Pediatrics

[s201] - https://www.firstaidproadelaide.com.au/blog/how-to-put-together-a-medical-cabinet-at-home/
Titel: How to Put Together a Medical Cabinet at Home **von:** First Aid Pro
Webseite: First Aid Pro Adelaide

[s202] - https://www.oregon.gov/oem/Documents/B2WR-Activities-25-27-EN.pdf
Titel: Be 2 Weeks Ready Activities **von:** Oregon Office of Emergency Management
Webseite: Oregon.gov

[s203] - https://www.pickeringsafety.com/blog/10-reasons-to-keep-a-first-aid-kit-in-your-home-and-office/
Titel: Ten Reasons to Keep a First-Aid Kit in Your Home and Office **von:** Pickering Safety
Webseite: Pickeringsafety.com

[s204] - https://dph.illinois.gov/content/dam/soi/en/web/idph/publications/idph/topics-and-services/emergency-preparedness-response/ems/emsc/ems-planning-guide-child-care2024.pdf
Titel: Emergency Preparedness Planning Guide for Child Care Centers and Child Care Homes **von:** Illinois Department of Public Health
Webseite: Illinois Department of Public Health

[s205] - https://dcfs.illinois.gov/safe-kids/safety/preparing-your-children-to-stay-home-alone.html
Titel: Preparing Your Children to Stay Home Alone **von:** Illinois Department of Children Family Services
Webseite: Illinois Department of Children Family Services

[s206] - https://earlychildhood.marylandpublicschools.org/child-care-providers/licensing/resource-documents
Titel: Resource Documents **von:** Maryland State Department of Education
Webseite: marylandpublicschools.org

[s207] - https://www.dfps.texas.gov/adoption_and_foster_care/get_started/requirements.asp
Titel: Requirements for FosterAdopt Families **von:** Texas Department of Family and Protective Services (DFPS)
Webseite: Texas Department of Family and Protective Services

[s208] - https://www.nhs.uk/conditions/baby/caring-for-a-newborn/how-to-change-your-babys-nappy/
Titel: How to change your babys nappy **von:** NHS
Webseite: NHS

[s209] - https://www.cdc.gov/hygiene/pdf/diapering-childcare-508.pdf
Titel: Safe and Healthy Diaper Changing Steps in Childcare Settings **von:** Centers for Disease Control and Prevention (CDC)
Erscheinungsdatum: 12222021 **Webseite:** CDC

[s210] - https://www.naeyc.org/sites/default/files/globally-shared/downloads/PDFs/accreditation/early-learning/clean_table.pdf
Titel: Cleaning, Sanitizing, and Disinfection Frequency Table **von:** National Association for the Education of Young Children
Erscheinungsdatum: July 2018 **Webseite:** naeyc.org

[s211] - https://dhs.ri.gov/sites/g/files/xkgbur426/files/2022-02/218-ricr-70-00-1-child-care-center-and-school-age-program-regulations-for-licensure.pdf
Autor: Department of Human Services **Titel:** Child Care Center and School Age Program Regulations for Licensure
Webseite: Rhode Island Department of Human Services

[s212] - https://www.virtuallabschool.org/infant-toddler/healthy-environments/lesson-3
Titel: Staying Healthy: Diapering and Toileting **von:** Virtual Lab School
Webseite: Virtual Lab School

[s213] - https://www.acecqa.gov.au/sites/default/files/acecqa/files/QualityInformationSheets/QualityArea2/EffectiveToiletingandNappyChangingProcedure.pdf
Titel: Quality Area 2 | Toileting and Nappy Changing Principles and Practices **von:** Australian Childrens Education Care Quality Authority (ACECQA)
Erscheinungsdatum: October 2016 **Webseite:** ACECQA

[s214] - https://www.virtuallabschool.org/fcc/healthy-environments/lesson-3
Titel: Staying Healthy: Diapering and Toileting **von:** Virtual Lab School
Webseite: Virtual Lab School

[s215] - https://cdss.ca.gov/ord/entres/getinfo/pdf/ccc8.pdf
Titel: Child Care Center General Licensing Requirements **von:** California Department of Social Services
Erscheinungsdatum: 1998-11-01 **Webseite:** California Department of Social Services

[s216] - https://www.parents.com/baby/care/newborn/how-to-massage-baby/
Autor: Erica Jackson Curran **Titel:** How to Massage a Baby
von: Parents **Erscheinungsdatum:** August 4, 2023
Webseite: Parents **Publisher:** Dotdash Meredith

[s217] - https://www.nct.org.uk/information/baby-toddler/caring-for-your-baby-or-toddler/baby-massage-tips-and-benefits
Titel: Baby massage: tips and benefits **von:** NCT (National Childbirth Trust)
Webseite: NCT

[s218] - https://medium.com/@evgeditor/exercises-to-tighten-face-skin-facial-yoga-and-massage-techniques-a7026c54356d
Autor: Emily V Gordon **Titel:** Exercises to Tighten Face Skin: Facial Yoga And Massage Techniques
Erscheinungsdatum: Oct 30, 2024 **Webseite:** Medium

[s219] - https://www.vitalityfloatspa.com/blogs
Autor: Kenzie Korman **Titel:** Tired of Toxins? Learn How Can Lymphatic Drainage Massage Help Detoxify Your Body?
von: Vitality Float Spa **Erscheinungsdatum:** April 25, 2024
Webseite: Vitality Float Spa

[s220] - https://www.scmp.com/magazines/style/beauty/wellness/article/3243094/what-lymphatic-drainage-massage-and-should-you-do-it-benefits-include-naturally-enhancing-facial
Autor: The Asian Parent **Titel:** Explainer | What is lymphatic drainage massage, and should you do it? Benefits include naturally enhancing facial features, reducing puffiness and improving circulation and you can even perform it at home
von: South China Morning Post **Erscheinungsdatum:** 2023-11-29T05:00:19+08:00
Webseite: South China Morning Post **Publisher:** South China Morning Post

[s221] - https://dphhs.mt.gov/ecfsd/oralhealth/index
Titel: Oral Health Program **von:** Montana Department of Public Health and Human Services (DPHHS)
Webseite: Montana Department of Public Health and Human Services

[s222] - https://www.pediatricdentalspecialist.com/pediatric-dental-topics/dental-hygiene-for-babies-and-toddlers/
Autor: Stephen P. Girdlestone, DDS **Titel:** Dental Hygiene for Babies and Toddlers
von: Pediatric Dental Specialist **Webseite:** Pediatric Dental Specialist

[s223] - https://www.aapd.org/media/policies_guidelines/bp_perinataloralhealthcare.pdf
Autor: American Academy of Pediatric Dentistry **Titel:** Perinatal and Infant Oral Health Care
Erscheinungsdatum: 2024 **Webseite:** AAPD
Publisher: American Academy of Pediatric Dentistry

[s224] - https://pubmed.ncbi.nlm.nih.gov/15606059/
Autor: Joanna M Douglass, Alan B Douglass, Hugh J Silk **Titel:** A practical guide to infant oral health
Erscheinungsdatum: 2004-12-01 **Webseite:** PubMed
Publisher: Am Fam Physician

[s225] - https://www.who.int/news-room/fact-sheets/detail/oral-health
Autor: World Health Organization: WHO **Titel:** Oral health
Erscheinungsdatum: 6 November 2024 **Webseite:** World Health Organization

[s226] - https://atriumhealth.org/dailydose/2024/05/02/counting-sheep
Autor: Dr. Hebah Pranckun **Titel:** Counting Sheep: The Importance of Good Sleep Habits for Kids and Teens
von: Atrium Health **Erscheinungsdatum:** 2024-05-02
Webseite: Atrium Health

[s227] - https://odphp.health.gov/myhealthfinder/healthy-living/mental-health-and-relationships/get-enough-sleep
Titel: Get Enough Sleep **von:** U.S. Department of Health and Human Services
Erscheinungsdatum: August 6, 2024 **Webseite:** MyHealthfinder

[s228] - https://sleepeducation.org/healthy-sleep/healthy-sleep-habits/
Autor: Jason Wilbanks **Titel:** Healthy Sleep Habits
von: American Academy of Sleep Medicine **Erscheinungsdatum:** 2021-04-02
Webseite: Sleep Education

[s229] - https://www.michiganmedicine.org/health-lab/10-tips-help-your-teen-sleep-better
Titel: 10 Tips to Help Your Teen Sleep Better **von:** Michigan Medicine
Webseite: Michigan Medicine

[s230] - https://www.betterhealth.vic.gov.au/health/healthyliving/teenagers-and-sleep
Titel: Teenagers and sleep **von:** Better Health Channel
Erscheinungsdatum: 2007-10-22 **Webseite:** Better Health Channel
Publisher: Victorian Government

[s231] - https://www.northwestfamilyclinics.com/blog/guide-healthy-sleep-habits-children-tips-common-issues
Titel: Guide to Healthy Sleep Habits for Children: Tips Common Issues **von:** Northwest Family Clinics
Erscheinungsdatum: 2023-11-01 **Webseite:** Northwest Family Clinics

[s232] - https://www.nhs.uk/conditions/baby/weaning-and-feeding/babys-first-solid-foods/
Titel: Your babys first solid foods **von:** NHS
Erscheinungsdatum: 3 October 2022 **Webseite:** NHS

[s233] - https://www.who.int/health-topics/complementary-feeding
Autor: World Health Organization: WHO **Titel:** Complementary feeding
Erscheinungsdatum: 2019-12-20 **Webseite:** World Health Organization
Publisher: World Health Organization: WHO

[s234] - https://www.ncbi.nlm.nih.gov/pmc/articles/PMC9303566/
Autor: Simon C Langley-Evans **Titel:** Complementary feeding: Should baby be leading the way?
Erscheinungsdatum: 2022 Apr **Webseite:** NCBI
Publisher: John Wiley Sons Ltd on behalf of British Dietetic Association

[s235] - https://www.betterhealth.vic.gov.au/health/healthyliving/eating-tips-for-babies
Titel: Eating tips for babies **von:** Better Health Channel
Erscheinungsdatum: 2003-06-19 **Webseite:** Better Health Channel

[s236] - https://www.allergy.org.au/patients/allergy-prevention/ascia-how-to-introduce-solid-foods-to-babies
Titel: How to Introduce Solid Foods to Babies **von:** ASCIA
Erscheinungsdatum: 2024 **Webseite:** Allergy.org.au
Publisher: ASCIA

[s237] - https://pubmed.ncbi.nlm.nih.gov/30585361/
Autor: H Rowan, M Lee, A Brown **Titel:** Differences in dietary composition between infants introduced to complementary foods using Baby-led weaning and traditional spoon feeding
von: Swansea University **Erscheinungsdatum:** 2019-02
Webseite: PubMed **Publisher:** The British Dietetic Association Ltd.

[s238] - https://pubmed.ncbi.nlm.nih.gov/29205569/
Autor: A Brown **Titel:** No difference in self-reported frequency of choking between infants introduced to solid foods using a baby-led weaning or traditional spoon-feeding approach
von: Swansea University **Erscheinungsdatum:** 2017-12-05
Webseite: PubMed **Publisher:** The British Dietetic Association Ltd.

[s239] - https://www.parents.com/baby/feeding/solid-foods/starting-solids-guide/
Autor: Amy Gorin, MS, RDN **Titel:** Babys First Food: How To Introduce Solids
von: Parents **Erscheinungsdatum:** September 13, 2024
Webseite: Parents **Publisher:** Dotdash Meredith

[s240] - https://www.who.int/news-room/fact-sheets/detail/infant-and-young-child-feeding
Autor: World Health Organization: WHO **Titel:** Infant and young child feeding
Erscheinungsdatum: 20 December 2023 **Webseite:** World Health Organization

[s241] - https://healthyeatingresearch.org/tips-for-families/ages-2-8-feeding-recommendations/
Titel: Ages 2-8 Feeding Recommendations **von:** Healthy Eating Research
Webseite: Healthy Eating Research

[s242] - https://www.nih.gov/news-events/nih-research-matters/diets-improve-remain-poor-most-us-children
Autor: Drs. Junxiu Liu and Dariush Mozaffarian **Titel:** Diets improve but remain poor for most U.S. children
von: Tufts University **Erscheinungsdatum:** April 7, 2020
Webseite: NIH **Publisher:** U.S. Department of Health Human Services

[s243] - https://www.who.int/news-room/fact-sheets/detail/healthy-diet
Autor: World Health Organization: WHO **Titel:** Healthy diet
Erscheinungsdatum: 2020-04-29 **Webseite:** World Health Organization
Publisher: World Health Organization: WHO

[s244] - https://pubmed.ncbi.nlm.nih.gov/33492716/
Autor: J A More, J Lanigan, P Emmett **Titel:** The development of food portion sizes suitable for 4-18-year-old children used in a theoretical meal plan meeting energy and nutrient requirements
von: Child-Nutrition.co.uk Ltd **Erscheinungsdatum:** 2021-01-25
Publisher: The British Dietetic Association Ltd

[s245] - https://www.betterhealth.vic.gov.au/health/healthyliving/food-and-your-life-stages
Titel: Food and Your Life Stages **von:** Better Health Channel
Webseite: Better Health Channel

[s246] - https://www.unisa.edu.au/unisanews/2021/july/story3
Autor: Dr Evangeline Mantzioris **Titel:** Do vegan diets make kids shorter and weaker?
von: University of South Australia **Erscheinungsdatum:** July 2021
Webseite: UniSA **Publisher:** University of South Australia

[s247] - https://www.betterhealth.vic.gov.au/health/healthyliving/vegetarian-and-vegan-eating
Titel: Vegetarian and vegan eating **von:** Department of Health, State Government of Victoria, Australia
Erscheinungsdatum: 2024 **Webseite:** Better Health Channel

[s248] - https://healthyeatingresearch.org/tips-for-families/ages-0-2-feeding-recommendations/
Titel: Ages 0-2 Feeding Recommendations **von:** Healthy Eating Research
Webseite: Healthy Eating Research

[s249] - https://pubmed.ncbi.nlm.nih.gov/17635306/
Autor: L Cooke **Titel:** The importance of exposure for healthy eating in childhood: a review
von: Cancer Research UK **Erscheinungsdatum:** 2007-08
Webseite: PubMed **Publisher:** Wiley

[s250] - https://www.uwlax.edu/globalassets/offices-services/urc/jur-online/pdf/2023/teoh.ashley.cst.pdf
Autor: Ashley Teoh Synn Ee **Titel:** Food Makes Family: Examining How Food Creates and Reinforces Family Culture
von: University of Wisconsin-La Crosse **Erscheinungsdatum:** 2023
Webseite: UWL Journal of Undergraduate Research

[s251] - https://pubmed.ncbi.nlm.nih.gov/25346476/
Autor: John B F de Wit, F Marijn Stok, Derek J Smolenski, Denise D T de Ridder, Emely de Vet, Tania Gaspar, Fiona Johnson, Lyliya Nureeva, Aleksandra Luszczynska **Titel:** Food culture in the home environment: family meal practices and values can support healthy eating and self-regulation in young people in four European countries
Erscheinungsdatum: 2015-03 **Webseite:** PubMed
Publisher: The International Association of Applied Psychology

[s252] - https://ohioline.osu.edu/factsheet/hyg-5249
Autor: Joanna Fifner, Michelle Treber **Titel:** Family Mealtime: Routines and Rituals
von: The Ohio State University Extension **Erscheinungsdatum:** 2019-11-12
Webseite: Ohioline **Publisher:** The Ohio State University

[s253] - https://www.familyresiliency.illinois.edu/more-news
Titel: More News **von:** University of Illinois
Erscheinungsdatum: April 2015 - November 2018 **Webseite:** Family Resiliency Center

[s254] - https://healthyeatingresearch.org/tips-for-families/ages-2-8-feeding-recommendations/
Titel: Ages 2-8 Feeding Recommendations **von:** Healthy Eating Research
Webseite: Healthy Eating Research

[s255] - https://www.texaschildrens.org/content/wellness/national-nutrition-month-embracing-personal-preferences-and-cultural-traditions
Autor: Jasmine C. Dailey MPH, RD, LD, CHES **Titel:** National Nutrition Month: Embracing personal preferences and cultural traditions with healthy eating
von: Texas Childrens Hospital **Webseite:** Texas Childrens Hospital

[s256] - https://dinnertonight.tamu.edu/benefits-family-mealtime/
Autor: Maureen Bligh, Andrea Garen, Ashley Rosales **Titel:** Benefits of Family Mealtime
von: Dinner Tonight **Erscheinungsdatum:** May 20, 2016
Webseite: Dinner Tonight

[s257] - https://www.ncbi.nlm.nih.gov/pmc/articles/PMC9540872/
Autor: Vicki McWilliam, Carina Venter, Matthew Greenhawt, Kirsten P Perrett, Mimi L K Tang, Jennifer J Koplin, Rachel L Peters **Titel:** A pragmatic approach to infant feeding for food allergy prevention
von: Murdoch Childrens Research Institute, University of Melbourne, Childrens Hospital Colorado, University of Colorado **Erscheinungsdatum:** 2022 Sep 13
Webseite: NCBI **Publisher:** European Academy of Allergy and Clinical Immunology and John Wiley Sons Ltd.

[s258] - https://healthyeatingresearch.org/wp-content/uploads/2017/02/her_feeding_guidelines_report_021416-1.pdf
Autor: Rafael Prez-Escamilla, PhD; Sofia Segura-Prez, MS, RD; Megan Lott, MPH, RDN **Titel:** Feeding Guidelines for Infants and Young Toddlers: A Responsive Parenting Approach
von: Healthy Eating Research **Erscheinungsdatum:** February 2017
Webseite: Healthy Eating Research **Publisher:** Robert Wood Johnson Foundation

[s259] - https://www.allergy.org.au/hp/papers/infant-feeding-and-allergy-prevention
Autor: ASCIA **Titel:** Infant Feeding and Allergy Prevention
Erscheinungsdatum: November 2020 **Webseite:** ASCIA

[s260] - https://www.betterhealth.vic.gov.au/health/healthyliving/food-and-your-life-stages
Titel: Food and Your Life Stages **von:** Better Health Channel
Webseite: Better Health Channel

[s261] - https://aacijournal.biomedcentral.com/articles/10.1186/s13223-021-00638-y
Autor: Elissa M. Abrams, Wade Watson, Timothy K. Vander Leek, Adelle Atkinson, Marie-Noel Primeau, Marie-Josee Francoeur, Mary McHenry, Elana Lavine, Julia Orkin, Carl Cummings, Becky Blair, Edmond S. Chan **Titel:** Dietary exposures and allergy prevention in high-risk infants
von: Canadian Paediatric Society **Erscheinungsdatum:** 30 April 2022
Webseite: Allergy, Asthma Clinical Immunology **Publisher:** BMC

[s262] - https://pubmed.ncbi.nlm.nih.gov/33710678/
Autor: Susanne Halken, Antonella Muraro, Debra de Silva, Ekaterina Khaleva, Elizabeth Angier, Ste fania Arasi, Hasan Arshad, Henry T Bahnson, Kirsten Beyer, Robert Boyle, George du Toit, M otohiro Ebisawa, Philippe Eigenmann, Kate Grimshaw, Arne Hoest, Carla Jones, Gideon Lack, Kari Nadeau, Liam OMahony, Hania Szajewska, Carina Venter, Valrie Verhasselt, Gary W K Wong, Graham Roberts **Titel:** EAACI guideline: Preventing the development of food allergy in infants and young children (2020 update)
von: European Academy of Allergy and Clinical Immunology **Erscheinungsdatum:** 2021-07
Webseite: PubMed **Publisher:** John Wiley Sons Ltd

[s263] - https://www.aaaai.org/Aaaai/media/Media-Library-PDFs/Allergist%20Resources/Statements%20and%20Practice%20Parameters/A-Consensus-Approach-to-the-Primary-Prevention-of-Food-Allergy-Through-Nutrition-Jan-21-(1).pdf
Autor: David M. Fleischer, M.D., Edmond S. Chan, M.D., Carina Venter, Ph.D., R.D., Jonathan M. Sp ergel, M.D., Ph.D., Elissa M. Abrams, M.D., M.P.H., David Stukus, M.D., Marion Groetch, R. D., Marcus Shaker, M.D., M.S., Matthew G reenhawt, M.D., M.B.A., M.Sc. **Titel:** A Consensus Approach to the Primary Prevention of Food Allergy Through Nutrition
von: American Academy of Allergy, Asthma, and Immunology; American College of Allergy, Asthma, and Immunology; Canadian Society for Allergy and Clinical Immunology **Erscheinungsdatum:** January 2021
Webseite: American Academy of Allergy, Asthma, and Immunology

[s264] - https://pubmed.ncbi.nlm.nih.gov/18166574/
Autor: Frank R Greer, Scott H Sicherer, A Wesley Burks **Titel:** Effects of early nutritional interventions on the development of atopic disease in infants and children: the role of maternal dietary restriction, breastfeeding, timing of introduction of co mplementary foods, and hydrolyzed formulas
von: American Academy of Pediatrics **Erscheinungsdatum:** 2008-01
Webseite: PubMed **Publisher:** Pediatrics

[s265] - https://shilpakapilavai.com/challenging-the-status-quo-in-housework-for-a-balanced-life/
Autor: Shilpa Kapilavai **Titel:** Challenging the Status Quo in Housework for a Balanced Life
Erscheinungsdatum: June 14, 2024 **Webseite:** shilpakapilavai.com

[s266] - https://www.todaysparent.com/family/family-life/the-dirt-on-who-does-what/
Titel: The Dirt on Who Does What **von:** Todays Parent
Webseite: Todays Parent

[s267] - https://web.uri.edu/worklife/homepages/workplaceproblemspages/household_labor/
Titel: How to Negotiate a Fair Division of Household Work **von:** University of Rhode Island
Erscheinungsdatum: 2024 **Webseite:** University of Rhode Island Work-Life Resources

[s268] - https://thinkorblue.com/impacts-of-unequal-division-of-household-labor-on-women/
Titel: The Impacts of Unequal Division of Household Labor on Women **von:** Think or Blue
Erscheinungsdatum: 2023-10-29 **Webseite:** Think or Blue

[s269] - https://behavioralscientist.org/gendered-division-of-labor-served-a-purpose-to-make-progress-dont-erase-it-replace-it/
Autor: Cailin O'Connor **Titel:** Gendered Division of Labor Served a Purpose. To Make Progress, Don't Erase It. Replace It.
von: Behavioral Scientist **Erscheinungsdatum:** December 3, 2019
Webseite: Behavioral Scientist **Publisher:** Oxford University Press

[s270] - https://windingpathcounseling.com/blog/balancing-relationship-responsibilities
Autor: Sarah Tie **Titel:** How to balance responsibilities in your relationsh ip
von: Winding Path Counseling **Webseite:** Winding Path Counseling

[s271] - http://herestheplanbook.com/dividing-household-responsibilities
Autor: Allyson Downey **Titel:** Dividing Household Responsibilities
von: weeSpring **Webseite:** herestheplanbook.com

[s272] - https://zawn.substack.com/p/how-do-we-split-domestic-labor-if
Autor: Zawn Villines **Titel:** How do we split domestic labor if Im a stay-at-home mother?
von: Liberating Motherhood **Erscheinungsdatum:** 2023-08-10
Webseite: Liberating Motherhood **Publisher:** Liberating Motherhood

[s273] - https://thinkorblue.com/fairplay/fair-play-method/
Autor: Eve Rodsky **Titel:** Fair Play Method FAQs
von: Think or Blue **Webseite:** Think or Blue

[s274] - https://www.thelifeiwant.co/blog/2019/9/9/gender-equality-life-i-want
Autor: Eva Dienel **Titel:** Is gender inequality keeping me from the life I want?
Erscheinungsdatum: 2019-09-08 **Webseite:** The Life I Want

[s275] - https://www.kayleehackney.com/elegantbalance/21
Autor: Kaylee Hackney **Titel:** Working Mom Guilt
Erscheinungsdatum: Sep 1 **Webseite:** Elegant Balance

[s276] - https://www.ncbi.nlm.nih.gov/pmc/articles/PMC7505827/
Autor: Heejung Chung, Tanja van der Lippe **Titel:** Flexible Working, WorkLife Balance, and Gender Equality: Introduction
Erscheinungsdatum: 2018-10-31 **Webseite:** NCBI
Publisher: Springer

[s277] - https://eige.europa.eu/sites/default/files/documents/return-to-the-labour-market-after-parental-leave.pdf
Autor: European Institute for Gender Equality **Titel:** Return to the labour market after parental leave: A gender analysis
Erscheinungsdatum: 2024 **Webseite:** EIGE
Publisher: Publications Office of the European Union

[s278] - https://www.nuemblog.com/blog/new-mom-and-new-resident
Autor: Courtney Premer-Barragan, MD, PhD **Titel:** Becoming a New Mom and New Resident
von: NUEM **Webseite:** NUEM Blog

[s279] - https://www.whenequality.org/blog/navigating-my-career-and-work-life-balance
Titel: Navigating my career and work-life balance **von:** WHEN Equality
Erscheinungsdatum: Dec 04, 2023 **Webseite:** WHEN Equality

[s280] - https://www.bc.edu/content/dam/files/centers/cwf/research/fatherhood/BCCWF%20The%20New%20Dad%20(2013).pdf
Autor: Brad Harrington, Fred Van Deusen, Jennifer Sabatini Fraone **Titel:** The New Dad: A Work (and Life) in Progress
von: Boston College Center for Work Family **Erscheinungsdatum:** 2013
Webseite: TheNewDad.org **Publisher:** Boston College

[s281] - https://auanews.net/issues/articles/2022/april-2022/finding-the-work-life-balance-as-a-dual-physician-family
Autor: Jeffrey Campbell, MD, MPH, FRCSC **Titel:** Finding the Work-Life Balance as a Dual-Physician Family
von: AUA (American Urological Association) **Erscheinungsdatum:** 2022-04-01
Webseite: AUANews

[s282] - https://meridian.allenpress.com/atej/article/13/3/248/60949/Work-Life-Balance-in-Higher-Education-for-Women
Autor: Stephanie M. Mazerolle, PhD, ATC, FNATA; Jessica L. Barrett, PhD, ATC **Titel:** Work-Life Balance in Higher Education for Women: Perspectives of Athletic Training Faculty
von: University of Connecticut **Erscheinungsdatum:** July 01, 2018
Webseite: Athletic Training Education Journal

[s283] - http://www.calmerparenting.co.uk/free-resources-united-front-2022.html
Titel: Becoming a 'Calmer, Easier, Happier' United Front **von:** Calmer Parenting
Webseite: Calmer Parenting

[s284] - https://medium.com/@DrSherylZiegler/the-only-marriage-advice-for-blended-families-youll-ever-need-c29ffa65ead4
Autor: Dr Sheryl Ziegler **Titel:** The Only Marriage Advice For Blended Families You'll Ever Need
Erscheinungsdatum: Oct 10, 2017 **Webseite:** Medium

[s285] - https://firstthings.org/my-spouse-and-i-disagree-about-parenting/
Autor: Reggie Madison **Titel:** My Spouse and I Disagree About Parenting
von: First Things **Erscheinungsdatum:** July 8, 2020
Webseite: First Things

[s286] - https://lucindajkinsinger.com/how-my-plain-mennonite-heritage-impacts-my-parenting/
Autor: Lucinda J Kinsinger **Titel:** How my Plain Mennonite Heritage Impacts my Parenting
Erscheinungsdatum: November 26, 2022 **Webseite:** Lucinda J Kinsinger

[s287] - https://www.kdholmeslpc.com/whitney/whats-your-parenting-philosophy
Autor: Whitney Storey, MS, LPC **Titel:** The No-Contact Movement: Whats your parenting philosophy?
von: K.D. Holmes Counseling **Erscheinungsdatum:** Sep 24, 2024
Webseite: K.D. Holmes Counseling

[s288] - https://news.unl.edu/article/study-explores-effects-of-intergenerational-family-dynamics-on-child-well-being
Autor: Chuck Green **Titel:** Study explores effects of intergenerational family dynamics on child well-being
von: University of NebraskaLincoln **Erscheinungsdatum:** November 22, 2024
Webseite: Nebraska Today **Publisher:** University Communication

[s289] - https://abcquality.org/blog/what-are-ways-to-better-the-parent-grandparent-relationship/
Titel: What are Ways to Better the Parent-Grandparent Relationship? **von:** ABC Quality
Erscheinungsdatum: Jun 28, 2022 **Webseite:** abcquality.org
Publisher: South Carolina Department of Social Services

[s290] - https://www.parents.com/parenting/dynamics/grandparents/uninvolved-grandparents/
Autor: Jaycee Dunn **Titel:** What to Do About Uninvolved Grandparents
von: Parents **Erscheinungsdatum:** October 30, 2024
Webseite: Parents **Publisher:** Dotdash Meredith

[s291] - https://littleexplorers.education/blog/the-role-of-grandparents-in-early-childhood-education.php
Titel: The Role of Grandparents in Early Childhood Education **von:** Little Explorers Early Learning Centre Pty Ltd
Webseite: Little Explorers Education

[s292] - https://www.ndsu.edu/agriculture/extension/publications/when-grandparents-become-parents-their-grandchildren
Autor: Divya Saxena, M.S., Family Science Associate; Sean Brotherson, Ph.D., Family Science Specialist **Titel:** When Grandparents Become Parents to Their Grandchildren
von: North Dakota State University **Erscheinungsdatum:** March 2021
Webseite: North Dakota State University Extension

[s293] - https://pmc.ncbi.nlm.nih.gov/articles/PMC3652435/
Autor: James N Kirby, Matthew R Sanders **Titel:** Using Consumer Input to Tailor Evidence-Based Parenting Interventions to the Needs of Grandparents
von: University of Queensland **Erscheinungsdatum:** 2012-08-01
Webseite: PMC **Publisher:** Springer Science+Business Media, LLC

[s294] - https://www.cga.ct.gov/2012/rpt/2012-R-0391.htm
Autor: Nicole Dube, Associate Analyst **Titel:** Grandparents Raising Grandchildren
von: Connecticut General Assembly **Erscheinungsdatum:** August 30, 2012
Webseite: Connecticut General Assembly

[s295] - https://www.developmentalscience.com/blog/2017/3/31/what-is-a-secure-attachmentand-why-doesnt-attachment-parenting-get-you-there
Autor: Diana Divecha, Ph.D. **Titel:** What is a Secure Attachment? And Why Doesn't Attachment Parenting Get You There?
von: Developmental Science **Erscheinungsdatum:** April 3, 2017
Webseite: Developmental Science

[s296] - https://momwell.com/blog/how-to-communicate-your-needs-as-a-mom
Autor: Mara Glatzel **Titel:** How to Communicate Your Needs as a Mom: Why Being Selfless is Unsustainable in Motherhood
von: Momwell **Erscheinungsdatum:** May 10, 2023
Webseite: Momwell

[s297] - https://www.courts.michigan.gov/49422a/siteassets/court-administration/standardsguidelines/foc/pt_gdlns.pdf
Autor: State Court Administrative Office **Titel:** Michigan Parenting Time Guideline
Erscheinungsdatum: February 2021 **Webseite:** Michigan Courts

[s298] - https://montessoriparenting.org/surviving-the-strong-willed-stubborn-child/
Autor: Michaela Tuckova **Titel:** Surviving the Strong-Willed, Stubborn Child
von: Montessori Parenting **Webseite:** montessoriparenting.org

[s299] - https://psychiatryresource.com/articles/conveying-love-in-parenting
Autor: Len Lantz, MD **Titel:** Conveying Love in Parenting
von: Psychiatry Resource **Erscheinungsdatum:** 2023-02-27
Webseite: Psychiatry Resource

[s300] - https://www.drrachelglik.com/blog-posts/2022/10/30/the-parent-adult-child-dynamic-sources-of-tension-and-healing-the-distance
Autor: Rachel Glik **Titel:** The Parent-Adult Child Dynamic: Sources of Tension and Healing the Distance
Erscheinungsdatum: 2022-10-30 **Webseite:** Dr. Rachel Glik

[s301] - https://www.raisingmediators.com/blog/child-development-milestones-for-6-12-year-old-children-understanding-skill-abilities-in-constructive-conflict-resolution
Autor: Sandra V. Sandy **Titel:** Child Development Milestones for 6 to 12-Year-Old Children - Understanding Skill Abilities in Constructive Conflict Resolution
von: Raising Mediators **Erscheinungsdatum:** 192017
Webseite: Raising Mediators **Publisher:** John Wiley and Sons, Inc.

[s302] - https://www.developmentalscience.com/blog/2014/04/30/what-happens-to-children-when-parents-fight
Autor: Diana Divecha, Ph.D. **Titel:** What Happens to Children When Parents Fight
von: Developmental Science **Erscheinungsdatum:** April 30, 2014
Webseite: Developmental Science

[s303] - https://cyc-net.org/cyc-online/cyconline-feb2010-ing.html
Autor: Carol Ing and Peter Gabor **Titel:** Teaching conflict resolution skills to families
Erscheinungsdatum: February 2010 **Webseite:** CYC-Net

[s304] - https://www.psypost.org/new-research-highlights-impact-of-fathers-conflict-resolution-on-kids-socioemotional-growth/
Autor: Eric W. Dolan **Titel:** New research highlights impact of fathers' conflic t resolution on kids' socioemotional growth
von: PsyPost **Erscheinungsdatum:** 2024-01-05
Webseite: PsyPost **Publisher:** PsyPost

[s305] - https://www.novapsy.com/post/our-favorite-child-parent-conflict-resolution-strategies
Titel: Our Favorite Child-Parent Conflict Resolution Strategies **von:** Northern Virginia Psychiatric Group
Webseite: NovaPsy

[s306] - https://benstich.com/mediators-conflict-fact-fiction/
Autor: Ben Stich **Titel:** Mediators Can Help HIGH Conflict: Fact or Fiction?
von: Ben Stich, Mediator, LICSW, M.Ed **Erscheinungsdatum:** 2023-02-01
Webseite: benstich.com

[s307] - https://www.raisingmediators.com/blog/understanding-our-childrens-development-in-relation-to-conflict-resolution-through-sandra-v-sandys-article
Autor: Dr. Sandy V. Sandra **Titel:** Understanding our Children's Development in Relation to Conflict Resolution through Sandra V. Sandys Article
von: Raising Mediators **Erscheinungsdatum:** 1222016
Webseite: Raising Mediators

[s308] - https://capmh.biomedcentral.com/articles/10.1186/s13034-016-0139-y
Autor: Rikuya Hosokawa, Toshiki Katsura **Titel:** Marital relationship, parenting practices, and soc ial skills development in preschool children
Erscheinungsdatum: 07 January 2017 **Webseite:** Child and Adolescent Psychiatry and Mental Health
Publisher: BMC

[s309] - https://parents.au.reachout.com/family-relationships/family-conflict/a-teenagers-story-about-family-conflict
Autor: ReachOut Content Team **Titel:** A teenagers story about family conflict
von: ReachOut Australia **Erscheinungsdatum:** 2023-11-24
Webseite: ReachOut.com

[s310] - https://extension.colostate.edu/topic-areas/family-home-consumer/10-tips-for-successful-family-meetings/
Autor: R.J. Fetsch, B. Jacobson **Titel:** 10 Tips for Successful Family Meetings
von: Colorado State University Extension **Erscheinungsdatum:** 1213
Webseite: Colorado State University Extension

[s311] - https://extension.psu.edu/programs/betterkidcare/early-care/tip-pages/all/family-child-conferences-connecting-with-families-part-1
Autor: Amy Schulting, M.Ed., M.A. **Titel:** Familychild conferences: Connecting with families (Part 1)
von: Penn State Extension **Webseite:** Better Kid Care

[s312] - https://www.courts.michigan.gov/49422a/siteassets/court-administration/standardsguidelines/foc/pt_gdlns.pdf
Autor: State Court Administrative Office **Titel:** Michigan Parenting Time Guideline
Erscheinungsdatum: February 2021 **Webseite:** Michigan Courts

[s313] - https://files.eric.ed.gov/fulltext/EJ1156936.pdf
Autor: Masa Djurisic, Mila Bunijevac **Titel:** Parental Involvement as a Important Factor for Successful Education
Erscheinungsdatum: 2017 **Webseite:** c e p s Journal

[s314] - https://www.dss.virginia.gov/files/division/dfs/fe/intro_page/manual/effective_03_2020/2_Family_Engagement.pdf
Autor: Virginia Department of Social Services **Titel:** Child and Family Services Manual: Family Engagement
Erscheinungsdatum: March 2020

[s315] - https://ascensioncounseling.com/parenting-puzzles-crafting-family-harmony-together
Autor: Noelle Zamudio **Titel:** Parenting Puzzles: Crafting Family Harmony Together
von: Ascension Counseling **Erscheinungsdatum:** November 14, 2024
Webseite: ascensioncounseling.com

[s316] - https://www.uwlax.edu/globalassets/offices-services/urc/jur-online/pdf/2023/teoh.ashley.cst.pdf
Autor: Ashley Teoh Synn Ee **Titel:** Food Makes Family: Examining How Food Cr eates and Reinforces Family Culture
von: University of Wisconsin-La Crosse **Erscheinungsdatum:** 2023
Webseite: UWL Journal of Undergraduate Research

[s317] - https://www.catholiccharitiesaz.org/blog-categories/early-education/creating-family-rituals
Autor: Mary Cannon **Titel:** Creating Family Rituals
von: Catholic Charities Community Services Arizona **Erscheinungsdatum:** 2017-02-09
Webseite: Catholic Charities Arizona

[s318] - https://bpar.org/five-family-rituals-build-connections/
Autor: Jennifer Eckert, LICSW
Titel: Five Routines and Rituals to Build Family Connections
von: Boston Post Adoption Resources
Erscheinungsdatum: September 29, 2016
Webseite: Boston Post Adoption Resources

[s319] - https://medium.com/@DrSherylZiegler/the-only-marriage-advice-for-blended-families-youll-ever-need-c29ffa65ead4
Autor: Dr Sheryl Ziegler
Titel: The Only Marriage Advice For Blended Families You'll Ever Need
Erscheinungsdatum: Oct 10, 2017
Webseite: Medium

[s320] - https://makingmommas.com/bonding-with-the-fam/
Autor: Shannon
Titel: Bonding With The Fam: Build Better Relat ionships Today!
von: Making Mommas
Erscheinungsdatum: December 18, 2024
Webseite: Making Mommas

[s321] - https://forresttalley.com/blog-anxiety-depression-trauma-ptsd-positivepsychology/thriving-as-a-family-morale-and-cohesion
Autor: Forrest Talley
Titel: Two Keys For Creating A Family That Thrives
Erscheinungsdatum: October 2, 2019
Webseite: forresttalley.com

[s322] - https://thearkgroup.org/what-are-some-ways-to-build-strong-family-bonds/
Titel: What Are Some Ways to Build Strong Family Bonds?
von: The ARKGroup
Webseite: thearkgroup.org

[s323] - https://sagefamily.com/what-is-gentle-parenting/
Autor: Rachel Rainbolt
Titel: What is Gentle Parenting?
von: Sage Family
Webseite: sagefamily.com

[s324] - https://intuitiveparentingdc.com/responsive-parenting
Autor: Kim
Titel: Responsive Parenting
von: Intuitive Parenting
Webseite: Intuitive Parenting DC

[s325] - https://www.attachmentparenting.org/apifaqs/discipline/AP
Titel: Effective Discipline
von: Attachment Parenting International
Webseite: Attachment Parenting International

[s326] - https://www.speechkids.com/blog/the-myth-of-gentle-parenting
Autor: Gabriele Nicolet
Titel: The Myth of Gentle Parenting
von: Speech Kids
Erscheinungsdatum: April 9, 2024
Webseite: Speech Kids

[s327] - https://newsinhealth.nih.gov/2018/07/positive-parenting
Autor: Dr. Keith Crnic, Dr. Carol Metzler, Dr. John Bates
Titel: Positive Parenting: Building Healthy Rel ationships With Your Kids
von: National Institutes of Health
Erscheinungsdatum: July 2018
Webseite: NIH News in Health
Publisher: U.S. Department of Health and Human Services

[s328] - https://nursing.osu.edu/sites/default/files/2024-05/OCWO_ParentalBurnout_3674200_Report_2024Update_FINAL_2.pdf
Autor: Kate Gawlik, DNP, APRN-CNP, FAANP, FNAP, FAAN; Bernadette Mazurek Melnyk, PhD, A PRN-CNP, FAANP, FNAP, FAAN
Titel: The Power of Positive Parenting: Evidence to Help Parents and Their Children Thrive
von: The Ohio State University College of Nursing
Erscheinungsdatum: May 2024
Webseite: nursing.osu.edu

[s329] - https://alleo.ai/blog/busy-parents/managing-burnout/how-busy-parents-can-prevent-burnout-through-entertainment/
Titel: 7 Proven Techniques for Busy Parents to Prevent Burnout Through Entertainment
von: Alleo.ai
Erscheinungsdatum: December 22, 2024
Webseite: Alleo.ai

[s330] - https://www.acf.hhs.gov/trauma-toolkit/secondary-traumatic-stress
Titel: Secondary Traumatic Stress
von: U.S. Department of Health Human Services
Webseite: acf.hhs.gov

[s331] - https://health.cornell.edu/about/news/study-breaks-stress-busters
Titel: Study Breaks Stress-Busters
von: Cornell University
Webseite: Cornell Health

[s332] - https://www.nhs.uk/mental-health/children-and-young-adults/advice-for-parents/anxiety-in-children/
Titel: Anxiety in Children
von: NHS
Erscheinungsdatum: 2023-01-09
Webseite: NHS

[s333] - https://www.destinationsforteens.com/destinations-blog/take-care-yourself-care-tips-parents
Titel: Take Care of Yourself: Self-Care Tips for Parents
von: Destination for Teens
Erscheinungsdatum: November 16, 2024
Webseite: Destinations for Teens

[s334] - https://www.goldstarrehab.com/parent-resources/autism-parenting-parental-stress-relief
Titel: Autism Parenting Stress Relief Solutions
von: Goldstar Rehabilitation
Erscheinungsdatum: July 8, 2024
Webseite: Goldstar Rehabilitation

[s335] - https://www.tajucoaching.com/blog/stress-management-techniques-for-parents-taking-care-of-well-being
Autor: Team Taju Coaching
Titel: Effective Stress Management Techniques for Parents: Taking Care of Your Well-being
von: Taju Coaching
Erscheinungsdatum: March 31, 2024
Webseite: Taju Coaching

[s336] - https://www.destinationsforteens.com/destinations-blog/mental-health-tips-for-parents
Titel: Mental Health Tips for Parents
von: Destination for Teens
Erscheinungsdatum: November 18, 2024
Webseite: Destinations for Teens

[s337] - https://www.integratedautismconsulting.com/blog/coping-and-self-care-strategies-for-parents-of-children-with-autism-spectrum-disorders/
Titel: Coping and Self-Care Strategies for Parents of Children with Autism Spectrum Disorders
von: Integrated Autism Consulting
Erscheinungsdatum: January 4, 2022
Webseite: Integrated Autism Consulting

[s338] - https://www.dhs.wisconsin.gov/mch/mch-social-connections-report.pdf
Autor: Yanna de Koter, BA and Sophia Garbarino, BA
Titel: The State of Social Connectedness in Wisconsin
von: Wisconsin Department of Health Services
Erscheinungsdatum: October 2024
Webseite: Wisconsin Department of Health Services

[s339] - https://www.who.int/news/item/30-03-2022-who-urges-quality-care-for-women-and-newborns-in-critical-first-weeks-after-childbirth
Autor: World Health Organization: WHO
Titel: WHO urges quality care for women and new borns in critical first weeks after childbirth
Erscheinungsdatum: 30 March 2022
Webseite: World Health Organization

[s340] - https://www.betterhealth.vic.gov.au/health/healthyliving/self-care-support-for-parents-caregiver-14
Titel: Self-care support for parents and caregivers of yo ung children
von: Department of Health, State Government of Victoria
Erscheinungsdatum: 2024
Webseite: Better Health Channel

[s341] - https://link.springer.com/article/10.1007/s00737-023-01330-3
Autor: Lauren K. White, Sara L. Kornfield, Megan M. Himes, Markolline Forkpa, Rebecca Waller, Wanjiku F. M. Njoroge, Ran Barzilay, Barbara H. Chaiyachati, Heather H. Burris, Andrea F. Duncan, Jakob Seidlitz, Julia Parish-Morris, Michal A. Elovitz, Raquel E. Gur **Titel:** The impact of postpartum social support on postpartum mental health outcomes during the COVID-19 pandemic
von: Springer **Erscheinungsdatum:** 2023-06-03
Webseite: SpringerLink **Publisher:** Springer

[s342] - https://bmcpsychiatry.biomedcentral.com/articles/10.1186/s12888-023-04532-2
Autor: Katherine Adlington, Cristina Vasquez, Eiluned Pearce, Claire A. Wilson, Rebecca Nowland, Billie Lever Taylor, Sarah Spring, Sonia Johnson **Titel:** 'Just snap out of it' the experience of loneliness in women with perinatal depression: a Meta-synthesis of qualitative studies
von: BMC Psychiatry **Erscheinungsdatum:** 28 February 2023
Webseite: BMC Psychiatry

[s343] - https://hellolunajoy.com/blog/what-does-postpartum-depression-feel-like
Autor: Guest User **Titel:** What Does Postpartum Depression Feel Like
von: LunaJoy **Erscheinungsdatum:** Aug 26
Webseite: hellolunajoy.com

[s344] - https://www.asterobgyn.com/blog/navigating-the-postpartum-period-building-your-support-system-plan
Autor: Jeannette Grullon, MHA **Titel:** Navigating the Postpartum Period: Building Your Support System Plan
von: Aster OBGYN **Erscheinungsdatum:** December 3, 2023
Webseite: Aster OBGYN

[s345] - https://perinatalsupport.org/for-parents/
Titel: Resources for Parents **von:** Perinatal Support Washington
Webseite: Perinatal Support Washington

[s346] - https://publichealth.harriscountytx.gov/Divisions-Offices/Divisions/Community-Health-Wellness-Division/Maternal-Child-Health
Titel: Maternal Child Health Program **von:** Harris County Public Health
Webseite: Harris County Public Health

[s347] - https://parentsthrive.org/resource-category/mental-health-counseling-and-support/
Autor: Parents Thrive Colorado **Titel:** Mental Health Counseling and Support Resources
Webseite: Parents Thrive Colorado

[s348] - https://www.robinsoncounselingandwellness.com/blog
Autor: Laura Bedard **Titel:** The Importance of Mental Health Care During Pregnancy
von: Robinson Counseling and Wellness **Erscheinungsdatum:** 12102024
Webseite: robinsoncounselingandwellness.com

[s349] - https://hellolunajoy.com/blog/how-to-support-postpartum-mental-health-tips-for-family-amp-friends
Autor: Guest User **Titel:** How to Support Postpartum Mental Health: Tips for Family Friends
von: LunaJoy **Erscheinungsdatum:** May 1
Webseite: LunaJoy

[s350] - https://www.destinationsforteens.com/destinations-blog/mental-health-tips-for-parents
Titel: Mental Health Tips for Parents **von:** Destination for Teens
Erscheinungsdatum: November 18, 2024 **Webseite:** Destinations for Teens

[s351] - https://medauth2.mdedge.com/content/surgeon-generals-advisory-parental-mental-health-implications-pediatric-practice
Autor: Misty C. Richards, MD, MS **Titel:** The Surgeon General's Advisory on Parental Mental Health: Implications for Pediatric Practice
von: MDedge **Erscheinungsdatum:** 2024-09-11
Webseite: MDedge

[s352] - https://www.edparenting.com/support-groups
Titel: Support Groups **von:** ED Parenting
Webseite: edparenting.com

[s353] - https://www.tosapediatrics.com/parent-mental-health-services
Autor: Maggie Eckert **Titel:** Mental Health Therapy for Parents: Your Well-Being Matters
von: Tosa Pediatrics **Webseite:** Tosa Pediatrics

[s354] - https://www.chesapeakefamily.com/four-reasons-to-hire-a-financial-planner/
Autor: Donna **Titel:** Four Reasons to Hire a Financial Planner
von: Chesapeake Family **Erscheinungsdatum:** September 19, 2019
Webseite: Chesapeake Family

[s355] - https://incomelaboratory.com/understanding-life-cycle-financial-planning/
Titel: Financial Advisors Guide to Life-Cycle Financial Planning **von:** Income Laboratory, Inc.
Erscheinungsdatum: October 25, 2024 **Webseite:** Income Laboratory

[s356] - https://www.investopedia.com/terms/f/financial_plan.asp
Autor: Liz Manning **Titel:** Financial Planning: What It Is and How to Make a Plan
von: Investopedia **Erscheinungsdatum:** August 29, 2024
Webseite: Investopedia

[s357] - https://wealthfactory.com/articles/financial-education-for-children-and-generational-wealth/
Titel: Financial Education for Children: Building Generational Wealth **von:** Wealth Factory
Webseite: Wealth Factory

[s358] - https://collegemoneytips.com/best-way-to-save-money-for-college/
Autor: Melissa Brock **Titel:** Financial Independence: How Parents Can Start Investing Early
von: College Money Tips **Erscheinungsdatum:** Jul 18, 2024
Webseite: College Money Tips

[s359] - https://digital-dev.lib.calpoly.edu/edtech-news/kid-net-worth-an-insightful-guide-to-understanding-child-wealth.html
Titel: Kid Net Worth: An Insightful Guide To Understanding Child Wealth **von:** Cal Poly Digital Dev
Erscheinungsdatum: Dec 31, 2024 **Webseite:** Cal Poly Digital Dev

[s360] - https://www.pearsonbollmanlaw.com/blogs/5692/high-school-graduation-a-good-time-for-financial-planning/
Autor: Pearson Bollman Law **Titel:** High School Graduation: A Good Time for Financial Planning
von: Pearson Bollman Law **Erscheinungsdatum:** May 9, 2024
Webseite: pearsonbollmanlaw.com

[s361] - https://www.investopedia.com/strategies-for-wealth-preservation-8604652
Autor: Nafeesah Allen **Titel:** Strategies for Wealth Preservation: Safeguarding Your Financial Future
von: Investopedia **Erscheinungsdatum:** July 17, 2024
Webseite: Investopedia **Publisher:** Dotdash Meredith

[s362] - https://www.elderlawfirm.com/6-steps-to-protecting-your-assets-from-nursing-home-care-costs/
Autor: Dennis Toman **Titel:** 6 Steps To Protecting Your Assets From Nursing Home Care Costs
von: The Elderlaw Firm **Webseite:** Elderlaw Firm

[s363] - https://portal.ct.gov/ott/debt-management/ct-baby-bonds
Titel: CT Baby Bonds **von:** Connecticut Office of the Treasurer
Webseite: CT.gov

[s364] - https://www.queensu.ca/registrar/tuition-fees/expenses-budgets
Titel: Tuition Fees - Expenses Budgets **von:** Queens University
Erscheinungsdatum: 2020-10-02 **Webseite:** Queens University Registrar

[s365] - https://wayne.edu/financial-aid/resources/wsmart/budget
Titel: Smart budgeting and saving **von:** Wayne State University
Webseite: wayne.edu

[s366] - https://studentaid.unc.edu/off-campus-living-financial-aid/
Titel: Off-Campus Living Financial Aid **von:** The University of North Carolina at Chapel Hill
Webseite: studentaid.unc.edu

[s367] - https://www.consumerfinance.gov/an-essential-guide-to-building-an-emergency-fund/
Titel: An Essential Guide to Building an Emergency Fund **von:** Consumer Financial Protection Bureau
Webseite: Consumer Financial Protection Bureau

[s368] - https://www.investopedia.com/ask/answers/022916/what-502030-budget-rule.asp
Autor: Eric Whiteside **Titel:** The 503020 Budget Rule Explained With Examples
von: Investopedia **Erscheinungsdatum:** August 22, 2024
Webseite: Investopedia **Publisher:** Dotdash Meredith

[s369] - https://www.sfa.ufl.edu/budgeting-tips/
Titel: Budgeting Tips for Students **von:** University of Florida
Webseite: Student Financial Aid and Scholarships

[s370] - https://admission.universityofcalifornia.edu/tuition-financial-aid/how-aid-works.html
Titel: How Aid Works **von:** University of California
Webseite: University of California Admissions

[s371] - https://financialaid.washu.edu/app/uploads/2024/03/WUADM_24FinancialInfoforParents.pdf
Autor: Michael Runiewicz **Titel:** Financial Information For Parents Families 20242025
von: Washington University in St. Louis **Webseite:** financialaid.wustl.edu

[s372] - https://www.parents.com/baby/childcare/daycare/i-send-my-child-to-daycare-and-couldnt-be-happier/
Autor: Lindsey J. Palmer **Titel:** Sending My Daughter to Daycare Was One of the Best Parenting Decisions I Ever Made
von: Parents **Erscheinungsdatum:** September 12, 2024
Webseite: Parents

[s373] - https://bbmacademy.com/blog/balancing-childcare-and-life-for-working-parents/
Titel: Balancing Childcare and Life for Working Parents **von:** Big Blue Marble Academy
Webseite: bbmacademy.com

[s374] - https://justaskyourmom.com/a-day-in-the-life-of-a-day-care/
Autor: justaskyourmompodcast **Titel:** A Day in the Life of a Day Care
Erscheinungsdatum: Feb 26, 2024 **Webseite:** justaskyourmom.com

[s375] - https://www.quora.com/Is-there-a-better-alternative-to-day-care-with-both-parents-working
Titel: Is there a better alternative to day care with both parents working? **von:** Quora
Webseite: Quora

[s376] - https://www.taraschwegler.com/blog/having-a-plan-for-when-the-new-job-and-the-sick-child-collide
Autor: Tara Schwegler **Titel:** Getting Real About Sick Children and Work
Erscheinungsdatum: Apr 7 **Webseite:** taraschwegler.com

[s377] - https://www.inclusivv.co/blog/11-challenges-working-parents-face-and-how-organizations-can-help
Autor: Emily Bissel **Titel:** 11 Challenges Working Parents Face and How Organizations Can Help
von: Inclusivv **Webseite:** Inclusivv

[s378] - https://www.fertifa.com/post/supporting-working-parents-5-steps-every-hr-team-should-take
Titel: How to support working parents: Five steps every HR team should take **von:** Fertifa
Webseite: Fertifa

[s379] - http://www.gocrayon.com/resources/mela-lush-entrepreneurship-parental-leave
Autor: Stephanie Pow **Titel:** How I did it: Mela Lush on becoming a founder on parental leave
von: Crayon **Erscheinungsdatum:** 2023-08-28
Webseite: Go Crayon

[s380] - https://www.gildcollective.com/blog/2018/5/26/through-the-lens-of-motherhood-returning-to-work
Autor: Rachel Bauer **Titel:** Through the Lens of Motherhood: Returning to Work
von: Gild Collective **Erscheinungsdatum:** May 27, 2018
Webseite: Gild Collective

[s381] - https://www.quora.com/What-problems-do-women-face-at-work-after-maternity-leave
Titel: What problems do women face at work after maternity leave? **von:** Quora
Webseite: Quora

[s382] - https://getfrankli.com/knowledge-centre/practical-policies-support-working-parents-team-retention
Titel: 11 Practical Ways to Support Working Parents on Your Team **von:** Frankli
Webseite: Frankli

[s383] - https://www.bc.edu/content/dam/files/centers/cwf/research/publications3/executivebriefingseries-2/ExecutiveBriefing_Work-LifeinSweden.pdf
Autor: Karin Anell, Linda Haas **Titel:** Work-Life in Sweden
von: Boston College Center for Work Family **Webseite:** Boston College

[s384] - https://huckleberrycare.com/blog/authoritative-vs-authoritarian-parenting-styles
Autor: Camila Martelo **Titel:** Authoritative vs Authoritarian Parenting Styles
von: Huckleberry **Erscheinungsdatum:** 2023-10-25
Webseite: Huckleberry Care **Publisher:** Huckleberry

[s385] - http://www.drcarlamessenger.com/moving-forward-blog/2021/6/29/the-missing-boundaries-of-modern-parenting
Autor: Carla Messenger **Titel:** The Missing Boundaries of Modern Parenting
Erscheinungsdatum: June 29, 2021 **Webseite:** Dr. Carla Messenger

[s386] - https://www.sharedparenting.org/sharedparentingnews/co-parenting-and-discipline
Autor: Teresa Harlow **Titel:** Co-Parenting and Discipline
von: Shared Parenting **Erscheinungsdatum:** Sep 28
Webseite: Shared Parenting News

[s387] - https://upshurbren.com/is-positive-parenting-too-permissive/
Titel: Is Positive Parenting Too Permissive? **von:** Upshur Bren Psychology Group
Webseite: Upshur Bren Psychology Group

[s388] - https://thepeacefulparent.com/2024/03/20/kids-limits-rules-enforce/
Autor: Lisa Smith **Titel:** Ep #167: Limits and Rules: Why They Matter and How to Peacefully Enforce Them
von: The Peaceful Parent **Erscheinungsdatum:** 2024-03-20
Webseite: The Peaceful Parent

[s389] - https://thepeacefulparent.com/2023/05/24/parenting-without-punishment-setting-limits/
Autor: Lisa Smith **Titel:** Parenting Without Punishment: Setting Limits
von: The Peaceful Parent **Erscheinungsdatum:** 2023-05-24
Webseite: The Peaceful Parent

[s390] - https://positiveparentingconnection.net/how-to-discipline-a-child-that-breaks-the-rules-and-doesnt-listen/
Autor: Ariadne Brill **Titel:** How To Discipline A Child That Breaks The Rules And Doesn't Listen
von: Positive Parenting Connection **Erscheinungsdatum:** August 15, 2017
Webseite: Positive Parenting Connection

[s391] - https://witsendparenting.com/when-to-give-consequences-to-kids/
Titel: When to Give Consequences to Kids **von:** Wits End Parenting
Webseite: Wits End Parenting

[s392] - https://blog.paolabailey.com/childhood-emotional-neglect-the-long-lasting-impact-of-what-wasnt-there-9fc9f20dcebf
Autor: Paola Bailey, Psy.D. **Titel:** Childhood emotional neglect, the long-lasting impact of what wasn't there (part 1 of 2)
Erscheinungsdatum: Apr 18, 2018 **Webseite:** Paola Baileys Blog

[s393] - https://ectacenter.org/eco/pages/childdevelopment.asp
Titel: Child Development Resources **von:** ECTA Center
Webseite: ECTA Center **Publisher:** University of North Carolina at Chapel Hill

[s394] - https://pubmed.ncbi.nlm.nih.gov/37422497/
Autor: Tsuguhiko Kato, Mai Fujii, Kumiko Kanatani, Fusako Niwa, Kyoko Hirabayashi, Takeo Nakayama, Shoji Itakura **Titel:** Paternal involvement in infant care and developmental milestone outcomes at age 3 years: the Japan Environment and Childrens Study (JECS)
von: Japan Environment and Childrens Study (JECS) **Erscheinungsdatum:** 2023 Jul 8
Webseite: https:pubmed.ncbi.nlm.nih.gov37422497 **Publisher:** International Pediatric Research Foundation, Inc.

[s395] - https://yourparentingmojo.com/sharing/
Autor: Jen Lumanlan **Titel:** An age-by-age guide to teaching your child to share
Erscheinungsdatum: July 25, 2018 **Webseite:** Your Parenting Mojo

[s396] - https://www.cdc.gov/ncbddd/watchmetraining/module2.html
Titel: Module 2: Understanding Children's Developmental Milestones **von:** Centers for Disease Control and Prevention (CDC)
Webseite: CDC

[s397] - https://www.cdc.gov/ncbddd/watchmetraining/module4.html
Titel: Module 4: How to Talk with Parents about their Child's Development **von:** Centers for Disease Control and Prevention
Webseite: CDC

[s398] - https://helpmegrowmn.org/HMG/HelpfulRes/ResourcesProf/DiscussDevelopConcernParent/index.html
Titel: Discussing Developmental Concerns with Parents **von:** Help Me Grow Minnesota
Webseite: Help Me Grow Minnesota

[s399] - https://www.lernerchilddevelopment.com/why-is-my-child-in-charge
Titel: Why Is My Child In Charge? **von:** Lerner Child Development
Erscheinungsdatum: September 2021 **Webseite:** lernerchilddevelopment.com
Publisher: Rowman Littlefield

[s400] - https://www.foothillsacademy.org/community/articles/self-regulation-difficulties
Autor: Cynthia Yoo, B.A., M.A., Registered Provisional Psychologist **Titel:** How to Support Self-Regulation Difficulties in Children
von: Foothills Academy **Webseite:** Foothills Academy

[s401] - https://www.strategicparenting.com/reviews/
Autor: Marko Juhant **Titel:** Parenting Reviews
von: Strategic Parenting **Webseite:** strategicparenting.com

[s402] - https://www.atlaspsychologycollective.com/blog/highly-sensitive-child-parenting-strategies
Autor: Dr. Amy Nasamran **Titel:** Highly Sensitive Child Parenting Strategies
von: Atlas Psychology Collective **Erscheinungsdatum:** Mar 1
Webseite: Atlas Psychology Collective

[s403] - https://www.nhs.uk/mental-health/children-and-young-adults/advice-for-parents/anxiety-in-children/
Titel: Anxiety in Children **von:** NHS
Erscheinungsdatum: 2023-01-09 **Webseite:** NHS

[s404] - https://witsendparenting.com/connection-before-correction-but-you-also-need-to-teach-emotional-regulation/
Titel: Connection Before Correction: But you also need to teach emotional regulation! **von:** Wits End Parenting
Webseite: Wits End Parenting

[s405] - https://montessoriparenting.org/surviving-the-strong-willed-stubborn-child/
Autor: Michaela Tuckova **Titel:** Surviving the Strong-Willed, Stubborn Child
von: Montessori Parenting **Webseite:** montessoriparenting.org

[s406] - https://www.greatlakesdfs.com/blog/co-parenting-success
Autor: Leah Hadley **Titel:** My Key to Successful Co-Parenting Is Not Putting My Children First
von: Great Lakes Divorce Financial Solutions, LLC **Webseite:** Great Lakes Divorce Financial Solutions

[s407] - https://elevates.marylandpublicschools.org/coaching-a-brave-new-world-for-pts-and-ots-in-early-intervention/
Autor: MSDE DEISES **Titel:** Coaching: A Brave New World for PTs and OTs in Early Intervention
von: Maryland State Department of Education **Erscheinungsdatum:** July 5, 2017
Webseite: marylandpublicschools.org

[s408] - https://www.nhs.uk/conditions/baby/babys-development/behaviour/dealing-with-child-behaviour-problems/
Titel: Dealing with child behaviour problems **von:** NHS
Erscheinungsdatum: 2 August 2023 **Webseite:** NHS

[s409] - https://www.foothillsacademy.org/community/articles/self-regulation-difficulties
Autor: Cynthia Yoo, B.A., M.A., Registered Provisional Psychologist **Titel:** How to Support Self-Regulation Difficulties in Children
von: Foothills Academy **Webseite:** Foothills Academy

[s410] - https://www.betterhelp.com/advice/parenting/parenting-tips-on-how-to-handle-difficult-behaviors-without-negatively-affecting-your-children/
Autor: BetterHelp Editorial Team **Titel:** Parenting Strategies For Difficult Behaviors: Strategic And Science-Backed Parenting
von: BetterHelp **Erscheinungsdatum:** 2024-10-17
Webseite: BetterHelp

[s411] - https://www.nhs.uk/mental-health/children-and-young-adults/advice-for-parents/cope-with-your-teenager/
Titel: Coping with your teenager **von:** NHS
Erscheinungsdatum: 4 April 2023 **Webseite:** NHS

[s412] - https://www.babyhearing.org/parenting/disciplining-deaf-hard-of-hearing-children
Titel: Disciplining a Child who is Deaf or Hard of Hearing **von:** Boys Town National Research Hospital
Webseite: babyhearing.org

[s413] - https://parentingtranslator.substack.com/p/the-time-out-controversy
Autor: Dr. Cara Goodwin, PhD **Titel:** The Time-Out Controversy
von: Parenting Translator **Erscheinungsdatum:** 2023-04-06
Webseite: Parenting Translator **Publisher:** Parenting Translator

[s414] - https://www.parents.com/the-best-advice-for-raising-difficult-kids-8759064
Autor: Gail OConnor **Titel:** The Best Advice Real Parents Have for Raising Difficult Kids
von: Parents **Erscheinungsdatum:** December 12, 2024
Webseite: Parents

[s415] - https://mariadroste.org/family-children/co-parenting-former-spouse-mental-illness/
Autor: Chris Lewis, Ed.S., LPC **Titel:** Co-Parenting with a Former Spouse with Mental Illness
von: Maria Droste Counseling Center **Erscheinungsdatum:** Oct 10, 2013
Webseite: mariadroste.org

[s416] - https://www.ncbi.nlm.nih.gov/books/NBK534819/
Autor: Fatima Malik; Raman Marwaha **Titel:** Developmental Stages of Social Emotional Development in Children
von: StatPearls Publishing **Erscheinungsdatum:** 2024 Jan
Webseite: NCBI **Publisher:** StatPearls Publishing

[s417] - https://www.developmentalscience.com/blog/2017/3/31/what-is-a-secure-attachmentand-why-doesnt-attachment-parenting-get-you-there
Autor: Diana Divecha, Ph.D. **Titel:** What is a Secure Attachment? And Why Doesn't Attachment Parenting Get You There?
von: Developmental Science **Erscheinungsdatum:** April 3, 2017
Webseite: Developmental Science

[s418] - https://yourparentingmojo.com/sharing/
Autor: Jen Lumanlan **Titel:** An age-by-age guide to teaching your child to share
von: Your Parenting Mojo **Erscheinungsdatum:** July 25, 2018
Webseite: Your Parenting Mojo

[s419] - https://www.ctoec.org/supporting-child-development/ct-elds/
Titel: Connecticut Early Learning and Development Standards (CT ELDS) **von:** Connecticut Office of Early Childhood
Erscheinungsdatum: November 22, 2024 **Webseite:** CT OEC

[s420] - https://www.virtuallabschool.org/st/abuse-1
Titel: Preventing Abuse: Appropriate Expectations Responses to Behavior **von:** Virtual Lab School
Webseite: Virtual Lab School

[s421] - https://www.naeyc.org/sites/default/files/globally-shared/downloads/PDFs/resources/position-statements/PSDAP.pdf
Autor: National Association for the Education of Young Children **Titel:** Developmentally Appropriate Practice in Early Childhood Programs Serving Children from Birth through Age 8
Erscheinungsdatum: 2009 **Webseite:** naeyc.org

Bild-Quellen

Informationen zu allen folgenden Bildern

Keines der Bilder wurden verändert, nur die Auflösung wurde angepasst.
Alle Bilder haben weiterhin die ursprängliche Lizenz.
Trotz sorgfältiger Prüfung kann die Richtigkeit und die Zuordnung der Bilder nicht garantiert werden.
Alle verwendeten Bilder wurden gemäß ihrer jeweiligen Lizenzbestimmungen verwendet.
Bei der eBook Version wurden die Bilder zu nummerierten Collagen zusammengestellt.
Alle Bilder wurden final abgerufen und geprüft am 2025-01-03.

Verwendete Lizenzen

CC0	http://creativecommons.org/publicdomain/zero/1.0/deed.en
CC BY 2.0	https://creativecommons.org/licenses/by/2.0

Bildnachweise

[i1] - 001_001_001_image_fertilitaetsabsicht.jpeg
https://upload.wikimedia.org/wikipedia/commons/e/e7/Family_planning_project_in_India.jpg
Date: 2014-08-10 **von:** Shadie85
Künstler: Unknown authorUnknown author **License:** CC0 (http:creativecommons.orgpublicdomainzero1.0deed.en)

[i2] - 001_001_002_image_folsaeure.jpeg
https://upload.wikimedia.org/wikipedia/commons/a/a0/Folic-acid-from-xtal-3D-bs-17.png
Date: 2022-07-24 **von:** Benjah-bmm27
Künstler: Ben Mills **License:** Public domain

[i3] - 001_001_002_image_neuralrohrdefekten.jpeg
https://upload.wikimedia.org/wikipedia/commons/1/1b/Anencephaly_front.jpg
Date: 2002-01-13 **von:** Dead3y3
Künstler: Ed Uthman, MD **License:** Public domain

[i4] - 001_001_004_image_praenatale_versorgung.jpeg
https://upload.wikimedia.org/wikipedia/commons/e/e2/Miss_Hazel_Jamison%2C_R.N.%2C_employed_by_company%2C_weighs_baby_of_Aubrey_Cook%2C_miner%2C_who_lives_outside_company_housing..._-_NARA_-_540950.jpg
Date: 22 August 1946 styledisplay: none;>date QS:P571,+1946-08-22T00:00:00Z11 **von:** US National Archives bot
Künstler: Russell Lee **License:** Public domain

[i5] - 001_002_001_image_hyperpigmentierung.jpeg
https://upload.wikimedia.org/wikipedia/commons/4/46/Fox_Plate_VII.jpg
Date: 1905 **von:** Ted Shackelford
Künstler: George Henry Fox, A.M., M.D. **License:** Public domain

[i6] - 001_002_002_image_huelsenfruechte.jpeg
https://upload.wikimedia.org/wikipedia/commons/e/e7/Various_legumes.jpg
Date: 2013-12-13 **von:** FarnhamJ
Künstler: Keith Weller, Agricultural Research Service, USDA **License:** Public domain

[i7] - 001_002_003_image_vaetervorbereitungskurse.jpeg
https://upload.wikimedia.org/wikipedia/commons/f/ff/US_Navy_091027-N-7214P-077_Expectant_fathers_are_instructed_on_diaper_changing_during_a_Boot_Camp_for_New_Dads_class.jpg
Date: Taken **von:** BotMultichillT
Künstler: U.S. Navy photo by Mass Communication Specialist 1st Class Anastasia Puscian **License:** Public domain

[i8] - 001_002_004_image_schnuller.jpeg
https://upload.wikimedia.org/wikipedia/commons/d/d3/Forgotten_pacifier_on_a_table_in_R%C3%B6e_g%C3%A5rd_cafe.jpg
Date: 2019-07-10 **von:** W.carter
License: CC0 (http:creativecommons.orgpublicdomainzero1.0deed.en)

[i9] - 001_002_004_image_spucktuch.jpeg
https://upload.wikimedia.org/wikipedia/commons/5/50/Bib.jpg
Date: 2014 **von:** TobiasMoMu
Künstler: classfn value> David Ring **License:** CC0 (http:creativecommons.orgpublicdomainzero1.0deed.en)

[i10] - 001_002_004_image_wickeltuch.jpeg
https://upload.wikimedia.org/wikipedia/commons/0/0b/Wrap-style_baby_carrier.jpg
Date: 2007-01-09 **von:** Babymaker76
License: Public domain

[i11] - 001_003_002_image_wochenbett.jpeg
https://upload.wikimedia.org/wikipedia/commons/f/ff/USMC-091029-M-6037K-001.jpg
Date: Taken **von:** Slick-o-bot
License: Public domain

[i12] - 002_001_001_image_bindung.jpeg
https://upload.wikimedia.org/wikipedia/commons/5/53/Mother-child-bonding-secure-attachment.jpg
Date: 2014-06-23 **von:** Abbottr
Künstler: Bill Gaultiere **License:** CC0 (http:creativecommons.orgpublicdomainzero1.0deed.en)

[i13] - 002_001_001_image_babymassage.jpeg
https://upload.wikimedia.org/wikipedia/commons/4/40/US_Navy_100423-N-0641S-143_Mara_MacDonald_demonstrates_different_massage_techniques_to_a_group_of_new_mothers_and_their_babies_in_an_infant_massage_class.jpg
Date: 2010-04-23 **von:** BotMultichillT
Künstler: U.S. Navy photo by Mass Communication Specialist 1st Class Jason Swink **License:** Public domain

[i14] - 002_001_003_image_familienmahlzeit.jpeg
https://upload.wikimedia.org/wikipedia/commons/f/fa/Family_eating_meal.jpg
Date: 1995-03 **von:** Fae
Künstler: National Cancer Institute **License:** Public domain

[i15] - 002_002_003_image_blickkontakt.jpeg
https://upload.wikimedia.org/wikipedia/commons/f/fc/Color_contact_lens_eye_chocola.jpg
Date: 2009-10-13 **von:** Cassiopeia sweet
License: Public domain

[i16] - 002_002_003_image_empathie.jpeg
https://upload.wikimedia.org/wikipedia/commons/d/dc/A_young_girl_pictured_with_her_friends%2C_Nigeria_%2838758526845%29.jpg
Date: 2017-02-28 **von:** Animalparty
Künstler: USAID in Africa **License:** Public domain

[i17] - 002_003_001_image_puppe.jpeg
https://upload.wikimedia.org/wikipedia/commons/d/d7/Mother-and-Child_Doll_MET_DT258529.jpg
Date: 187080 **von:** Pharos
License: CC0 (http:creativecommons.orgpublicdomainzero1.0deed.en)

[i18] - 002_003_001_image_rassel.jpeg
https://upload.wikimedia.org/wikipedia/commons/9/9b/Rattle_%28PSF%29.png
Date: 2020-04-16 **von:** Encik Tekateki
Künstler: Pearson Scott Foresman **License:** Public domain

[i19] - 002_003_001_image_brettspiel.jpeg
https://upload.wikimedia.org/wikipedia/commons/9/97/US_Navy_110713-N-NT881-124_Personnel_Specialist_2nd_Class_James_Vail%2C_left%2C_and_Boatswain%27s_Mate_2nd_Class_Nathaniel_Eaton_play_board_games_with_ch.jpg
Date: Taken **von:** BotMultichillT
Künstler: U.S. Navy photo by Chief Mass Communication Specialist Steve Carlson **License:** Public domain

[i20] - 002_003_001_image_knete.jpeg
https://upload.wikimedia.org/wikipedia/commons/c/cf/Animacion-con-plastilina-y-clay-animation-pelicula-Kuzmich-153.jpg
Date: 2009 **von:** Zyz~commonswiki
Künstler: Sviridov, Max **License:** Public domain

[i21] - 002_003_001_image_holzspielzeug.jpeg
https://upload.wikimedia.org/wikipedia/commons/c/cc/Wooden_toy_birds.jpg
Date: 2015-10-17 **von:** Krzys Pe
Künstler: GasparRocha **License:** CC0 (http:creativecommons.orgpublicdomainzero1.0deed.en)

[i22] - 002_003_002_image_krabbeltunnel.jpeg
https://upload.wikimedia.org/wikipedia/commons/f/f0/Minneapolis_playground_%28Unsplash%29.jpg
Date: Taken **von:** Fae
Künstler: madeinminnesota **License:** CC0 (http:creativecommons.orgpublicdomainzero1.0deed.en)

[i23] - 002_003_002_image_bewegungsinseln.jpeg
https://upload.wikimedia.org/wikipedia/commons/1/1b/Debris_Removal--St._Paul_-_DPLA_-_da4b12894e88ef787efb936c8aae7ad8.jpg
Date: 2020-11-26 **von:** DPLA bot
License: Public domain

[i24] - 002_003_002_image_oeffentliche_spielplaetze.jpeg
https://upload.wikimedia.org/wikipedia/commons/4/4a/Hotel_Playground_Yachthafenresidenz_Hohe_D%C3%BCne_Rostock_2.jpg
Date: 2008-09-11 **von:** Beauwell
License: CC0 (http:creativecommons.orgpublicdomainzero1.0deed.en)

[i25] - 002_003_002_image_bewegungsparcours.jpeg
https://upload.wikimedia.org/wikipedia/commons/e/e1/US_Navy_030804-N-9005E-001_Aircrew_Survival_Equipmentman_Airman_Jeff_Martin%2C_a_Naval_Station_bike_patrolman%2C_guides_a_5_years_old_through_an_obstacle_course.jpg
Date: 2003-08-04 **von:** BotMultichillT
Künstler: U.S. Navy photo by Journalist 2nd Class Travis D. Eisele. **License:** Public domain

[i26] - 002_003_002_image_kletterwand.jpeg
https://upload.wikimedia.org/wikipedia/commons/e/eb/Rock_climbing_wall.jpg
Date: 2007-07-13 **von:** Matthewedwards
Künstler: Unknown authorUnknown author **License:** Public domain

[i27] - 002_003_003_image_naturerfahrungen.jpeg
https://upload.wikimedia.org/wikipedia/commons/5/57/Caterpillars_on_Pi%C3%B1on_Asters_%2836956929840%29.jpg
Date: 2017-09-18 **von:** Ltn12345
Künstler: Great Sand Dunes National Park and Preserve **License:** Public domain

[i28] - 003_001_002_image_impfkalender.jpeg
https://upload.wikimedia.org/wikipedia/commons/1/15/CDC_immunization_schedule_-_2009.png
Date: 2016-11-18 **von:** OgreBot
Künstler: CDC **License:** Public domain

[i29] - 003_002_001_image_wickeltisch.jpeg
https://upload.wikimedia.org/wikipedia/commons/b/b0/Reportage_van_het_werk_van_de_Stichting_Oorlogs_Pleegkinderen_op_het_gebied_van%2C_Bestanddeelnr_900-9075.jpg
Date: 1945-10 **von:** Mr.Nostalgic
Künstler: Charles Breijer Anefo **License:** CC0 (http:creativecommons.orgpublicdomainzero1.0deed.en)

[i30] - 003_002_001_image_stoffwindeln.jpeg
https://upload.wikimedia.org/wikipedia/commons/e/e8/Diaper.jpg
Date: 2014 **von:** TobiasMoMu
Künstler: classfn value> David Ring **License:** CC0 (http:creativecommons.orgpublicdomainzero1.0deed.en)

[i31] - 003_002_002_image_koerperkontakt.jpeg
https://upload.wikimedia.org/wikipedia/commons/a/aa/WBAMC_conducts_first_SSC_after_C-section_160321-A-ZZ999-053.jpg
Date: Taken **von:** Fae
Künstler: SSC **License:** Public domain

[i32] - 003_002_003_image_zahnbuerste.jpeg
https://upload.wikimedia.org/wikipedia/commons/6/66/Toothbrush_x3_20050716_002.jpg
Date: 2005-07-16 **von:** Bergsten
License: Public domain

[i33] - 003_002_003_image_zahnarzt.jpeg
https://upload.wikimedia.org/wikipedia/commons/7/76/Dentist-gd569d444b_1920.jpg
Date: 2014-08-28 **von:** Mdaniels5757
Künstler: Michal Jarmoluk **License:** CC0 (http:creativecommons.orgpublicdomainzero1.0deed.en)

[i34] - 003_003_001_image_babyled_weaning.jpeg
https://upload.wikimedia.org/wikipedia/commons/e/ed/Starting_solids_-_homemade_baby_food_in_a_bowl.jpg
Date: 2024-03-07 **von:** MAKY.OREL
License: CC0 (http:creativecommons.orgpublicdomainzero1.0deed.en)

[i35] - 003_003_002_image_gemuese.jpeg
https://upload.wikimedia.org/wikipedia/commons/2/20/Fresh_Vegetables_in_Indonesia_Restaurant.jpg
Date: 2023-11-28 **von:** Bajinra
License: CC0 (http:creativecommons.orgpublicdomainzero1.0deed.en)

[i36] - 003_003_002_image_obst.jpeg
https://upload.wikimedia.org/wikipedia/commons/0/02/1950s_Afghanistan_-_Fresh_fruit_bazaar.jpg
Date: 1950s **von:** Sandstein
Künstler: Unknown authorUnknown author **License:** Public domain

[i37] - 003_003_002_image_mageres_fleisch.jpeg
https://upload.wikimedia.org/wikipedia/commons/a/ae/FoodMeat.jpg
Date: December **von:** Doodledoo
Künstler: classfn value> Unknown photographer **License:** Public domain

[i38] - 003_003_002_image_milchprodukte.jpeg
https://upload.wikimedia.org/wikipedia/commons/e/e7/1970_-_Lehigh_Valley_Dairy_-_Products_-_Allentown_PA.jpg
Date: 1970 **von:** Atwngirl
Künstler: Self Scanned **License:** Public domain

[i39] - 003_003_002_image_snack.jpeg
https://upload.wikimedia.org/wikipedia/commons/b/b9/Healthy_Nutritious_Snacks.jpg
Date: 2015-02-12 **von:** Suzetter8
Künstler: Chuck Feder **License:** CC BY 2.0 (https:creativecommons.orglicensesby2.0)

[i40] - 003_003_002_image_vollkornprodukte.jpeg
https://upload.wikimedia.org/wikipedia/commons/f/f5/QuinoaGrains.jpg
Date: 2008-04-09 **von:** Ben pcc
Künstler: User:Ben_pcc **License:** Public domain

[i41] - 003_003_002_image_bohnen.jpeg
https://upload.wikimedia.org/wikipedia/commons/f/f1/Small_red_beans_2.jpg
Date: 2024-11-27 **von:** Bean appreciator
License: CC0 (http:creativecommons.orgpublicdomainzero1.0deed.en)

[i42] - 003_003_002_image_linsen.jpeg
https://upload.wikimedia.org/wikipedia/commons/0/00/Lentils_%28food%29_cz.jpg
Date: 12.4. **von:** 01x07x2022000
License: CC0 (http:creativecommons.orgpublicdomainzero1.0deed.en)

[i43] - 003_003_002_image_nuesse.jpeg
https://upload.wikimedia.org/wikipedia/commons/9/95/Cashew_nuts_with_skins.jpg
Date: 2024-06-19 **von:** Fumikas Sagisavas
License: CC0 (http:creativecommons.orgpublicdomainzero1.0deed.en)

[i44] - 003_003_003_image_tischdecken.jpeg
https://upload.wikimedia.org/wikipedia/commons/4/4b/Giorgia_Fantin_Borghi_wedding.jpg
Date: Taken **von:** Giorgia Fantin Borghi
Künstler: Fotografo: Devid Rotasperti **License:** CC0 (http:creativecommons.orgpublicdomainzero1.0deed.en)

[i45] - 003_003_003_image_kraeuter.jpeg
https://upload.wikimedia.org/wikipedia/commons/1/15/Potted_culinary_herbs.jpg
Date: 2018-07-12 **von:** Roman Riabenko
License: CC0 (http:creativecommons.orgpublicdomainzero1.0deed.en)

[i46] - 003_003_003_image_essumgebung.jpeg
https://upload.wikimedia.org/wikipedia/commons/f/f7/Riverside%27s_Glenwood_Hotel_dining_room%2C_ca.1910_%28CHS-4034%29.jpg
Date: circa **von:** Fae
Künstler: Pierce, C.C. (Charles C.), 1861-1946 **License:** Public domain

[i47] - 004_001_002_image_workfamily_guilt.jpeg
https://upload.wikimedia.org/wikipedia/commons/1/18/Unsung_Pathfinders_help_balance_family_life%2C_mission_needs_with_critical_child_care_%287613465%29.jpg
Date: Taken **von:** OptimusPrimeBot
Künstler: Eugene Oliver **License:** Public domain

[i48] - 004_001_004_image_familienleben.jpeg
https://upload.wikimedia.org/wikipedia/commons/3/3c/Queen_Victoria_surrounded_by_her_family_-_Coburg%2C_1894_%281_of_2%29.jpg
Date: Taken **von:** LucaLindholm
Künstler: Eduard Uhlenhuth **License:** Public domain

[i49] - 004_001_004_image_grosseltern.jpeg
https://upload.wikimedia.org/wikipedia/commons/d/d4/Grandparents-1969824.jpg
Date: 2016-11-19 **von:** Speravir
Künstler: sylviebliss **License:** CC0 (http:creativecommons.orgpublicdomainzero1.0deed.en)

[i50] - 004_001_004_image_enkelkinder.jpeg
https://upload.wikimedia.org/wikipedia/commons/9/95/Coloured-family.jpg
Date: 7 November 2006 **von:** Hohum
Künstler: Henry M. Trotter **License:** Public domain

[i51] - 004_001_004_image_familientreffen.jpeg
https://upload.wikimedia.org/wikipedia/commons/9/99/Duchatel_Fran%C3%A7ois_-_Family_gathering.jpg

Date:	between	**von:**	Fouquiher
Künstler:	Franois Duchatel	**License:**	Public domain

[i52] - 004_001_005_image_familienrituale.jpeg
https://upload.wikimedia.org/wikipedia/commons/a/aa/Tradisi_Mitoni.jpg

Date:	2024-03-03	**von:**	Deprilsalucky
License:	CC0 (http:creativecommons.orgpublicdomainzero1.0deed.en)		

[i53] - 004_002_003_image_elternlehrergespraech.jpeg
https://upload.wikimedia.org/wikipedia/commons/f/f4/Taos_County%2C_New_Mexico._Meeting_of_regional_county_teachers._-_NARA_-_521896.jpg

Date:	December	**von:**	US National Archives bot
Künstler:	NARA record: 5307166	**License:**	Public domain

[i54] - 004_002_004_image_einzelzeit.jpeg
https://upload.wikimedia.org/wikipedia/commons/9/9c/Holy_family_Sassoferrato_Cond%C3%A9_Chantilly.jpg

Date:	between	**von:**	Jebulon
Künstler:	Giovanni Battista Salvi da Sassoferrato	**License:**	CC0 (http:creativecommons.orgpublicdomainzero1.0deed.en)

[i55] - 004_003_001_image_meditation.jpeg
https://upload.wikimedia.org/wikipedia/commons/a/ab/Twin_Hearts_Meditation.png

Date:	2021-02-08	**von:**	Isneuu
License:	CC0 (http:creativecommons.orgpublicdomainzero1.0deed.en)		

[i56] - 004_003_001_image_tagebuch.jpeg
https://upload.wikimedia.org/wikipedia/commons/d/da/A_journal_writing_book.jpg

Date:	2017-10-14	**von:**	Contributor2020
Künstler:	David Schwarzenberg	**License:**	CC0 (http:creativecommons.orgpublicdomainzero1.0deed.en)

[i57] - 004_003_003_image_elternkindgruppen.jpeg
https://upload.wikimedia.org/wikipedia/commons/e/e3/Mrs._Bush_and_Missouri_Governor_John_Ashcroft_attend_a_Parents_as_Teachers_parent-child_group_at_the..._-_NARA_-_186437.jpg

Date:	16 October 1991 styledisplay: none;>date QS:P571,+1991-10-16T00:00:00Z11	**von:**	Materialscientist
Künstler:	classfn value> Unknown authorUnknown author or not provided	**License:**	Public domain

[i58] - 004_003_003_image_elterngruppen.jpeg
https://upload.wikimedia.org/wikipedia/commons/e/ea/Photograph_of_a_group_of_high_school_students_meeting_with_a_guidance_counselor%2C_Sylvania%2C_Georgia%2C_1951_-_DPLA_-_fee04b6291e73d07edf175ee45fe6582.jpeg

Date:	1951	**von:**	DPLA bot
License:	Public domain		

[i59] - 004_003_003_image_babysittingkreis.jpeg
https://upload.wikimedia.org/wikipedia/commons/1/1a/Care_taking_the_baby.jpg

Date:	2024-01-26	**von:**	VitalZoneDubai
License:	CC0 (http:creativecommons.orgpublicdomainzero1.0deed.en)		

[i60] - 005_002_001_image_kindertagesstaette.jpeg
https://upload.wikimedia.org/wikipedia/commons/5/53/Laulupuu_daycare%2C_Laukaa.jpg

Date:	2 October 2023	**von:**	Gebinam
License:	CC0 (http:creativecommons.orgpublicdomainzero1.0deed.en)		

[i61] - 005_002_001_image_coop_kinderbetreuung.jpeg
https://upload.wikimedia.org/wikipedia/commons/a/ae/StateLibQld_1_103881_Childcare_worker_posing_with_children_from_the_Paddington_Kindergarten.jpg

Date:	circa	**von:**	SLQbot
License:	Public domain		

[i62] - 005_002_001_image_tagesmutter.jpeg
https://upload.wikimedia.org/wikipedia/commons/d/d8/USMC-13550.jpg

Date:	2005-03-18	**von:**	Slick-o-bot
License:	Public domain		

[i63] - 006_001_002_image_motorischen_angeboten.jpeg
https://upload.wikimedia.org/wikipedia/commons/b/b4/More_than_just_a_read_160331-F-SN009-096.jpg

Date:	Taken	**von:**	Fae
Künstler:	Senior Airman Meagan Schutter	**License:**	Public domain

[i64] - 006_001_002_image_musik.jpeg
https://upload.wikimedia.org/wikipedia/commons/e/ef/US_Navy_100507-N-6046S-077_A_child_dances_and_enjoys_music_from_the_Memphis-based_band%2C_The_Distraxshuns%2C_at_a_free_Morale_Warfare_and_Recreation_sponsored_concert_at_Naval_Support_Activity_Mid-South.jpg

Date:	Taken	**von:**	BotMultichillT
Künstler:	U.S. Navy photo by Mass Communication Specialist 2nd Class Ronda Spaulding	**License:**	Public domain

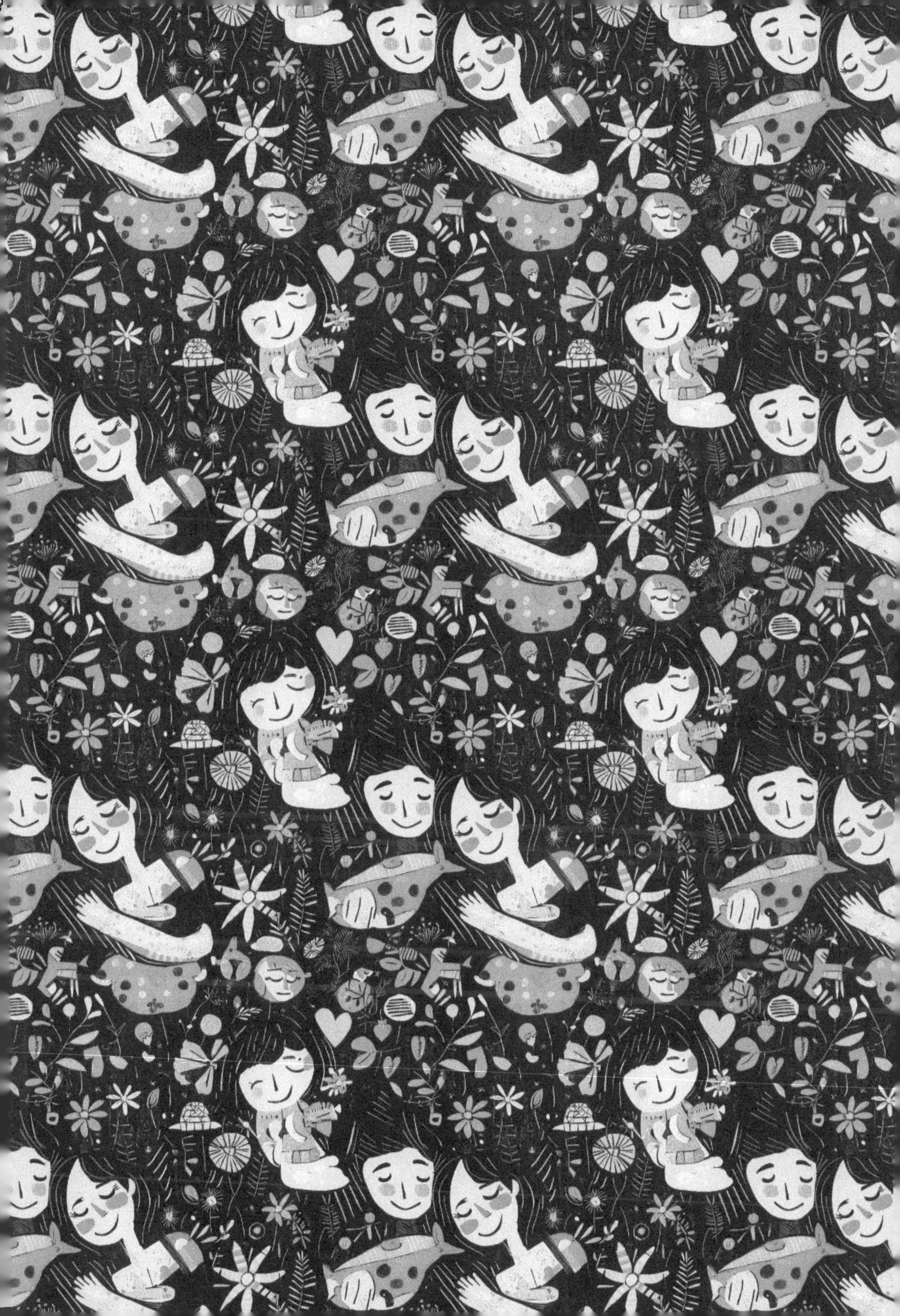

FSC
www.fsc.org
MIX
Papier | Fördert
gute Waldnutzung
FSC® C083411

Kolibri 360 GmbH
Ferdinand-Jühlke-Straße 7
99095 Erfurt, Deutschland
produktsicherheit@kolibri360.de